FARMACOGNOSIA PURA

Revisão técnica:

Cristiane Bernardes de Oliveira
Graduada em Farmácia
Especialista em Fitoterapia e em Homeopatia
Mestre e Doutora em Ciências Farmacêuticas
Pós-Doutora em Produtos Naturais

Lucimar Filot da Silva Brum
Graduada em Farmácia
Mestre em Farmácia
Doutora em Bioquímica

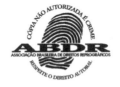

O48f Oliveira, Letícia Freire de.
Farmacognosia pura / Letícia Freire de Oliveira, João Fhilype Andrade Souto Maior, Roger Remy Dresch ; [revisão técnica: Cristiane Bernardes de Oliveira, Lucimar Filot da Silva Brum]. – Porto Alegre: SAGAH, 2018.

ISBN 978-85-9502-751-0

1. Farmacognosia. 2. Farmácia. I. Souto Maior, João Fhilype Andrade. II. Dresch, Roger Remy. III.Título.

CDU 615.015

Catalogação na publicação: Karin Lorien Menoncin – CRB 10/2147

FARMACOGNOSIA PURA

Letícia Freire de Oliveira
Graduada em Farmácia
Mestre em Ciência e Tecnologia de Alimentos

João Fhilype Andrade Souto Maior
Graduado em Farmácia
Mestre em Ciências Farmacêuticas e em Nanotecnologia Farmacêutica

Roger Remy Dresch
Graduado em Farmácia
Doutor em Ciências Farmacêuticas
Pós-doutor em Ciências Farmacêuticas

Porto Alegre,
2018

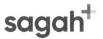

© Grupo A Educação S.A., 2018

Gerente editorial: *Arysinha Affonso*

Colaboraram nesta edição:
Editora responsável: *Dieimi Deitos*
Assistente editorial: *Yasmin Lima dos Santos*
Preparação de originais: *Bárbara Minto*
Capa: *Paola Manica | Brand&Book*
Editoração: *Ledur Serviços Editoriais Ltda*

Importante

Os *links* para *sites* da *web* fornecidos neste livro foram todos testados, e seu funcionamento foi comprovado no momento da publicação do material. No entanto, a rede é extremamente dinâmica; suas páginas estão constantemente mudando de local e conteúdo. Assim, os editores declaram não ter qualquer responsabilidade sobre qualidade, precisão ou integralidade das informações referidas em tais *links*.

Reservados todos os direitos de publicação ao GRUPO A EDUCAÇÃO S.A.
(Sagah é um selo editorial do GRUPO A EDUCAÇÃO S.A.)

Rua Ernesto Alves, 150 – Floresta
90220-190 Porto Alegre RS
Fone: (51) 3027-7000

SAC 0800 703-3444 – www.grupoa.com.br

É proibida a duplicação ou reprodução deste volume, no todo ou em parte, sob quaisquer formas ou por quaisquer meios (eletrônico, mecânico, gravação, fotocópia, distribuição na Web e outros), sem permissão expressa da Editora.

IMPRESSO NO BRASIL
PRINTED IN BRAZIL

APRESENTAÇÃO

A recente evolução das tecnologias digitais e a consolidação da internet modificaram tanto as relações na sociedade quanto as noções de espaço e tempo. Se antes levávamos dias ou até semanas para saber de acontecimentos e eventos distantes, hoje temos a informação de maneira quase instantânea. Essa realidade possibilita a ampliação do conhecimento. No entanto, é necessário pensar cada vez mais em formas de aproximar os estudantes de conteúdos relevantes e de qualidade. Assim, para atender às necessidades tanto dos alunos de graduação quanto das instituições de ensino, desenvolvemos livros que buscam essa aproximação por meio de uma linguagem dialógica e de uma abordagem didática e funcional, e que apresentam os principais conceitos dos temas propostos em cada capítulo de maneira simples e concisa.

Nestes livros, foram desenvolvidas seções de discussão para reflexão, de maneira a complementar o aprendizado do aluno, além de exemplos e dicas que facilitam o entendimento sobre o tema a ser estudado.

Ao iniciar um capítulo, você, leitor, será apresentado aos objetivos de aprendizagem e às habilidades a serem desenvolvidas no capítulo, seguidos da introdução e dos conceitos básicos para que você possa dar continuidade à leitura.

Ao longo do livro, você vai encontrar hipertextos que lhe auxiliarão no processo de compreensão do tema. Esses hipertextos estão classificados como:

Saiba mais

Traz dicas e informações extras sobre o assunto tratado na seção.

Fique atento

Alerta sobre alguma informação não explicitada no texto ou acrescenta dados sobre determinado assunto.

Exemplo

Mostra um exemplo sobre o tema estudado, para que você possa compreendê-lo de maneira mais eficaz.

Link

Indica, por meio de *links* e códigos QR*, informações complementares que você encontra na *web*.

https://sagah.maisaedu.com.br/

Todas essas facilidades vão contribuir para um ambiente de aprendizagem dinâmico e produtivo, conectando alunos e professores no processo do conhecimento.

Bons estudos!

---

* Atenção: para que seu celular leia os códigos, ele precisa estar equipado com câmera e com um aplicativo de leitura de códigos QR. Existem inúmeros aplicativos gratuitos para esse fim, disponíveis na Google Play, na App Store e em outras lojas de aplicativos. Certifique-se de que o seu celular atende a essas especificações antes de utilizar os códigos.

PREFÁCIO

A Farmacognosia é o ramo mais antigo das ciências farmacêuticas e tem por objetivo o estudo dos princípios ativos naturais, sejam eles de origem animal ou vegetal.

É uma ciência multidisciplinar que contempla o estudo das propriedades físicas, químicas e biológicas dos fármacos, ou dos fármacos potenciais de origem natural, assim como busca novos fármacos a partir de fontes naturais. Em nosso país, que possui uma das floras mais variadas do mundo, riquíssima em plantas medicinais, a oportunidade para o exercício da Farmacognosia é imensa.

Neste livro serão abordados os métodos de extração, identificação e doseamento dos principais compostos ativos de origem vegetal, bem como as suas respectivas ações fisiológicas e aplicações farmacológicas.

SUMÁRIO

Unidade 1

Introdução à Farmacognosia 13
Roger Remy Dresch

Conceitos e história da Farmacognosia 14
Objetivos e aplicabilidade da Farmacognosia 18
Etapas envolvidas no estudo farmacognóstico de um material vegetal 22

Coleta, preparo e conservação de produtos naturais 31
João Fhilype Andrade Souto Maior

Coleta do material vegetal 32
Preparação do material vegetal 34
Conservação do material vegetal 41

Métodos de extração 47
João Fhilype Andrade Souto Maior

Informações gerais sobre métodos de extração 48
Métodos de extração a frio 52
Extração a quente (sistemas abertos) 55
Extração a quente (sistemas fechados) 56

Métodos de análises fitoquímicas 63
João Fhilype Andrade Souto Maior

Aspectos gerais 64
O material vegetal 64
Fracionamento dos extratos 65
Reações químicas de caracterização 69
Isolamento e purificação de metabólitos 71

Unidade 2

Aspectos gerais do metabolismo primário e secundário 79
João Fhilype Andrade Souto Maior

Origens e funções dos metabólitos 80
Metabolismos basal e especial 83
Principais rotas biossintéticas de metabólitos especiais 88

Alcaloides 95
João Fhilype Andrade Souto Maior
História 95
Métodos de extração e fracionamento 106
Análise química 109

Polissacarídeos, resinas e lignanas 113
Roger Remy Dresch
Classificação e tipos de polissacarídeos 113
Propriedades e aplicações clínicas dos polissacarídeos 121
Produtos resinosos e lignoides 127

Cumarinas 137
Roger Remy Dresch
Estrutura química das cumarinas: núcleo fundamental e substituições 137
Métodos de extração e identificação das cumarinas 146
Biossíntese, propriedades fisiológicas e farmacológicas das cumarinas 148

Flavonoides 161
Letícia Freire de Oliveira
Biossíntese, estrutura química e classificação dos flavonoides 161
Extração, isolamento, purificação e identificação dos flavonoides 167
Propriedades biológicas e farmacológicas dos flavonoides 170

Unidade 3

Taninos 179
Letícia Freire de Oliveira
Estrutura química, classificação dos taninos e biossíntese 179
Métodos de extração e identificação dos taninos 186
Propriedades farmacológicas dos taninos 190

Óleos essenciais, terpenos e esteroides 199
Letícia Freire de Oliveira
Biossíntese, classificação e propriedades fisiológicas 200
Métodos de extração, tratamento e conservação 206
Propriedades farmacológicas e aplicações dos óleos essenciais,
    terpenos e esteroides 210

Saponinas 219
Letícia Freire de Oliveira
Conceito, classificação e características químicas das saponinas 219
Métodos de detecção, identificação, extração e purificação 226
Propriedades biológicas e farmacológicas das saponinas 229

Unidade 4

Heterosídeos cardiotônicos... 237
Letícia Freire de Oliveira
Conceito, estruturas químicas e biossíntese dos
heterosídeos cardiotônicos... 237
Propriedades físico-químicas, extração e análise.. 244
Propriedades farmacológicas dos heterosídeos cardiotônicos...................................... 245

Antraquinonas... 253
Letícia Freire de Oliveira
Conceito, classificação e biossíntese das antraquinonas.. 253
Métodos de extração, doseamento e identificação 259
Propriedades fisiológicas e farmacológicas das antraquinonas.......................................261

Heterosídeos cianogenéticos 267
Letícia Freire de Oliveira
Conceito e classificação dos heterosídeos cianogenéticos.. 268
Métodos de extração e identificação dos heterosídeos cianogenéticos........... 273
Propriedades fisiológicas e farmacológicas dos
heterosídeos cianogenéticos... 273

Da planta ao medicamento: produtos naturais
e o desenvolvimento de fármacos... 285
Letícia Freire de Oliveira
A importância dos produtos naturais como fonte para
o desenvolvimento de fármacos... 286
Substâncias ativas de produtos naturais como protótipos de fármacos........... 290
Etapas de desenvolvimento de medicamentos a partir
de plantas medicinais.. 298

UNIDADE **1**

Introdução à Farmacognosia

Objetivos de aprendizagem

Ao final deste texto, você deve apresentar os seguintes aprendizados:

- Reconhecer os conceitos e a história da Farmacognosia.
- Identificar os objetivos e a aplicabilidade da Farmacognosia.
- Descrever as etapas envolvidas no estudo farmacognóstico de um material vegetal.

Introdução

O conhecimento da Farmacognosia é essencial para compreendermos como muitos produtos que utilizamos chegam até o mercado consumidor com qualidade e segurança. Cerca da metade dos medicamentos comercializados pela indústria farmacêutica, por exemplo, são resultado de princípios ativos extraídos de produtos naturais (como ácido valeriânico, morfina, vincristina, hipericina, hiperforina) ou derivados desses por modificação molecular (como hidromorfona — um análogo semissintético da morfina), o que ressalta a importância da Farmacognosia nesse contexto. Além disso, as farmácias de manipulação empregam, na fabricação de seus medicamentos, muitos derivados de plantas, especialmente na forma de extratos, como extratos fluidos, secos ou líquidos.

Neste capítulo, você vai estudar os conceitos e o histórico da Farmacognosia e os objetivos e a aplicabilidade dessa área do conhecimento, além de conhecer as diferentes etapas envolvidas no estudo da Farmacognosia de uma planta.

Conceitos e história da Farmacognosia

O uso de plantas medicinais é tão antigo quanto a própria existência da raça humana. Os primeiros registros de uso foram encontrados em civilizações antigas, com destaque para os sumérios, em torno de 2600 a.C., em placas de argila (SAAD et al., 2016; SOUZA; MELLO; LOPES, 2011). Outros exemplos de registros antigos foram encontrados na Índia, na China e no Egito. Da Índia, remonta o mais antigo já descrito, com cerca de 3000 a.C., no livro sagrado dos Vedas. Na China, por outro lado, foi compilado um livro com 365 drogas, por volta de 2500 a.C., no qual estão sistematizadas as bases da Medicina chinesa, chamado *Pen Tsao*. Já no Egito, em torno de 500 d.C., foi escrito o Papiro de Ebers, que continha a citação e a descrição do uso de plantas medicinais e de procedimentos médicos, com registro de cerca de 700 substâncias medicamentosas, muitas ainda presentes nas farmacopeias ocidentais (SAAD et al., 2016).

Por sua vez, na América pré-colombiana, as práticas curativas eram muito associadas a rituais xamânicos, nos quais o curador empregava plantas psicoativas com o objetivo de entrar em contato com o mundo espiritual, fonte das indicações de cura. O uso das plantas pelos indígenas americanos data de mais de 10 mil anos, com destaque para a erva-mate, o cacau e o milho.

Além disso, na Grécia Antiga, havia Homero, por volta de 900 a.C., o qual chamava o medicamento de *Pharmakon*, sendo que, quando este provinha do reino vegetal, era chamado de *Pharmaka*, mas o efeito das plantas ainda era muito associado a questões sobrenaturais. Em torno de 500 a.C., Pitágoras trouxe o conceito da Medicina humoral para explicar a atuação das substâncias químicas no organismo, o que influenciou, em seguida, Hipócrates, considerado o *pai da Medicina*, que inaugurou a medicina racional-naturalista com a descrição dos sintomas, o período de ocorrência, as condições de vida e outros aspectos relacionados às enfermidades, inclusive o campo emocional, encontrados na obra *Corpus Hippocraticum* (SAAD et al., 2016).

Outros pesquisadores gregos mais recentes também podem ser citados, como Plínio, Teofrastus e Galeno. Plínio escreveu, no século I d.C., uma compilação sobre plantas medicinais de acordo com as obras de inúmeros autores gregos, a qual foi intitulada *História natural*. Um século mais tarde, Galeno revitalizou a doutrina humoral de Pitágoras, além de elaborar conceitos e instituir princípios para definir a qualidade das drogas. Para ele, uma droga necessitava ser pura e mais poderosa que a doença. Além disso, ele afirmava também a necessidade de observar atentamente a evolução da doença e do tratamento. Galeno pesquisou muito as plantas medicinais, ficando famoso pelas suas fórmulas galênicas, contendo misturas complexas de espécies vegetais a partir dos antigos conhecimentos gregos e egípcios. Teofrastus, por sua vez, discípulo de Aristóteles, em torno de 350 d.C. foi o primeiro a sistematizar as plantas medicinais com forte influência na botânica antiga, sendo seu o registro da utilização da papoula (*Papaver somniferum*), de onde se extrai a morfina (ARGENTA et al., 2011; SAAD et al., 2016).

Por outro lado, no Império Romano, pode ser destacado Dioscórides, em 50 d.C., sendo este um médico do exército que utilizava, estudava e registrava o uso popular das plantas medicinais, culminando na obra *Matéria médica*, contendo cerca de 500 drogas vegetais, com descrição, inclusive da terapêutica destas, a qual foi a primeira grande autoridade em plantas medicinais. Após a queda do Império Romano, houve um profundo controle da Igreja Católica sobre o conhecimento das plantas medicinais, centralizado em seus mosteiros, com muitas pessoas sendo queimadas em praça pública por serem consideradas bruxas pelo fato de utilizarem ervas medicinais. Além disso, como poucos tinham acesso às obras escritas, grande parte do conhecimento da Antiguidade Clássica foi perdida (SAAD et al., 2016).

Durante a Renascença, com as Grandes Navegações, foi intensificado o intercâmbio de plantas medicinais entre os continentes, com a introdução das espécies originárias das Américas, podendo ser citado o maracujá e o guaraná, espécies nativas do Brasil. Nesse período, destaca-se Paracelso, que interpretou o efeito das plantas medicinais sob outro ângulo, afirmando que nelas havia componentes terapeuticamente ativos e passíveis de serem extraídos por processos químicos. Graças a isso, ele foi considerado o inventor da Química Medicinal. Além disso, Paracelso também questionou a Medicina humoral defendida por Hipócrates e Galeno, dizendo que o corpo humano adoecia devido a influências externas e que tais enfermidades deveriam ser combatidas mediante emprego de drogas de origem vegetal e mineral de ação específica. Isso abriu caminho para séculos mais tarde ser comprovada a existência de microrganismos patogênicos (SAAD et al., 2016).

No Brasil, a primeira obra sobre o uso de espécies vegetais como remédio foi realizada por Gabriel Soares de Souza, autor do Tratado Descritivo do Brasil, de 1587, no qual são descritos os preparados empregados pelos indígenas. A cultura dos ameríndios passou a ser a medicina utilizada no Brasil da época. Mais tarde, a vinda da Família Real Portuguesa para o Rio de Janeiro, em 1808, trouxe concomitantemente um avanço no registro e no cultivo de espécies vegetais, inclusive exóticas, além da inauguração do Jardim Botânico no mesmo ano por determinação de D. João VI. Nesse período de colonização, a maior parte dos dados disponíveis sobre o uso de plantas nativas era mediante compilação dos padres jesuítas, os quais tinham contato direto com os indígenas, incorporando, inclusive, espécies brasileiras nos remédios originários da Europa. Você deve saber que o Compêndio Oficial utilizado no Brasil relativo a informações sobre plantas medicinais até o início do século XX foi a Farmacopeia Portuguesa, por ausência de um documento brasileiro nesse sentido, o que foi superado somente em 1926, com a primeira edição da Farmacopeia Brasileira (ARGENTA et al., 2011; SAAD et al., 2016; SIMÕES et al., 2017).

Após a Segunda Guerra Mundial, a indústria farmacêutica se expandiu intensamente e as plantas medicinais foram empregadas como insumo para o isolamento e posterior síntese de moléculas, quando se tem o conceito de fitofármaco, com destaque para a digoxina e digitoxina (para tratamento da insuficiência cardíaca congestiva e para certas arritmias), encontradas na dedaleira (*Digitalis purpurea*), e para a morfina (com propriedade analgésica) presente na papoula. Todavia, esse processo ocasionou uma queda no uso medicinal das plantas medicinais, com resgate de sua importância como estratégia terapêutica a partir da década de 1970, em muito devido aos vários efeitos colaterais gerados pelo consumo de medicamentos sintéticos.

Atualmente, há uma tendência mundial de defesa, estímulo e inserção da Fitoterapia nos programas de atenção primária à saúde (APS), principalmente após a Conferência Internacional sobre Cuidados Primários de Saúde realizada em Alma-Ata, em 1978. A partir daí, a Organização Mundial da Saúde (OMS) reconheceu oficialmente o uso de plantas medicinais e medicamentos fitoterápicos como práticas de saúde passíveis de serem incorporadas nos respectivos sistemas de saúde dos países ao redor do mundo, tendo como referência os sistemas médicos complexos, alguns associados à Medicina tradicional, e que já empregam as plantas medicinais na terapêutica, além de levar em consideração o aspecto integral do indivíduo em todas as dimensões do ser (WORLD HEALTH ORGANIZATION, 2002).

Segundo a OMS, cerca de 80% da população mundial depende da Medicina tradicional para as suas necessidades primárias de cuidado à saúde, o que inclui a Fitoterapia (WORLD HEALTH ORGANIZATION; WORLD CONSERVATION UNION; WORLD WIDE FUND FOR NATURE, 1986). Seguindo nessa tendência mundial, os brasileiros estão buscando tratamentos a partir de plantas medicinais e medicamentos fitoterápicos no Sistema Único de Saúde (SUS), pois somente entre 2013 e 2015 houve um crescimento de 161% nessa demanda (MACIEL, 2016). O Ministério da Saúde afirma que, no Brasil, cerca de 82% da população emprega produtos à base de plantas medicinais nos seus cuidados com a saúde, seja pelo conhecimento tradicional, pela Medicina popular ou nos sistemas públicos de saúde (BRASIL, 2012).

Fique atento

É fundamental que você faça a distinção entre as definições de remédios e medicamentos.

Partindo desse raciocínio, remédios são os cuidados ou recursos terapêuticos utilizados para curar ou aliviar a dor, o desconforto e ou a enfermidade (SCHENKEL, 1991), enquanto os medicamentos são produtos farmacêuticos com finalidade profilática, curativa, paliativa ou para fins de diagnóstico (BRASIL, 1998). Portanto, preparações caseiras são consideradas como remédios e não medicamentos.

No que se refere especificamente à Farmacognosia, de acordo com a Sociedade Brasileira de Farmacognosia, esse termo foi empregado pela primeira vez pelo médico austríaco Schmidt, em 1811, mas apenas em 1815 essa palavra foi introduzida no meio científico. Essa expressão deriva do grego e significa *pharmakon* (fármaco) e *gnosis* (conhecimento). Nesse sentido, objetiva o estudo dos princípios ativos naturais, sejam de origem vegetal ou não (SOCIEDADE BRASILEIRA DE Farmacognosia, 2009). É importante que você esteja atualizado quanto aos conceitos da Farmacognosia, visto que frequentemente ocorrem distorções quanto a definições básicas dessa área de conhecimento.

Segundo a Política Nacional de Medicamentos, fármaco é a substância química que consiste no princípio ativo do medicamento (BRASIL, 1998), enquanto Fitoterapia é uma palavra de origem grega que significa *phyton* (vegetal) e *therapeia* (tratamento), sendo esta definida como a ciência que estuda a utilização das plantas medicinais, ou de suas partes, em suas diferentes formas farmacêuticas, sem a utilização de substâncias ativas isoladas, cuja finalidade é terapêutica, seja para prevenir, atenuar ou para curar uma patologia (BRASIL, 2006; FETROW; AVILA, 2000; CARVALHO, 2016). Assim, pode-se concluir que a Fitoterapia engloba os conceitos de planta medicinal, derivado vegetal e fitoterápico.

A publicação da Resolução n°. 26, de 13 de maio de 2014, pela ANVISA (Agência Nacional de Vigilância Sanitária) trouxe novos conceitos na área da Fitoterapia, como o conceito de chá medicinal (BRASIL, 2014). Conforme entendimento dessa agência reguladora, a droga vegetal passa a ser considerada como sinônimo de chá medicinal, contudo, não há consenso na área farmacêutica quanto a essa definição. Profissionais da área afirmam que chá medicinal e droga vegetal são aspectos distintos.

Link

É importante que você conheça os principais conceitos relacionados à Farmacognosia, consultando a Resolução nº. 26, de 13 de maio de 2014, pelo link a seguir.

https://goo.gl/2evhQu

No meio farmacêutico, muitos descrevem a droga vegetal como sendo um produto derivado de um conjunto de etapas de processamento, desde a planta medicinal *in natura* até a embalagem final, englobando os setores industrial e magistral. Para eles, o chá medicinal representa o produto dispensado na farmácia ao consumidor, resgatando a questão do preparo do chá em um momento posterior à dispensação. Esse aspecto resgata a ancestralidade e o uso tradicional de plantas medicinais anterior ao modelo biomédico vigente em nosso sistema de saúde.

Objetivos e aplicabilidade da Farmacognosia

A Farmacognosia é uma das maiores áreas do conhecimento farmacêutico, visto ser de caráter multi e interdisciplinar, envolvendo vários ramos da ciência no estudo dos fármacos, como Botânica, Etnobotânica, Etnobiologia, Etnomedicina, Etnofarmacologia, Etnofarmácia, Fitofarmacologia, Microbiologia, Fitoterapia, Farmacologia, Física, Química, Bioquímica, Biologia, Farmácia clínica, Agronomia, entre outros (SOCIEDADE BRASILEIRA DE Farmacognosia, 2009; CARVALHO, 2016).

A disciplina de Farmacognosia passou a ser obrigatória nas Faculdades de Farmácia do Brasil a partir de 1920 e é considerada o ramo mais antigo das Ciências Farmacêuticas. Essa disciplina pode ser dividida, basicamente, em duas vertentes, considerando o estudo das propriedades dos fármacos: os fármacos já existentes na natureza e a busca de novos fármacos partindo destes (SOCIEDADE BRASILEIRA DE Farmacognosia, 2009).

A Farmacognosia estuda compostos químicos não apenas de origem vegetal, mas também de fungos, bactérias e organismos marinhos (SOCIEDADE BRASILEIRA DE Farmacognosia, 2009). Esses últimos apresentam grande diversidade estrutural em seus constituintes químicos quando comparados aos dos organismos terrestres, dificultando, inclusive, os processos de síntese de fármacos em muitos casos. Por outro lado, tal complexidade estrutural propiciou a descoberta de novos fármacos, muitos com várias propriedades biológicas importantes, com destaque para as ações antimicrobiana e antitumoral.

A Farmacognosia objetiva isolar e caracterizar as matérias-primas e as substâncias químicas do ponto de vista farmacobotânico (análises macro e microscópicas) e farmacoquímico (testes histoquímicos, prospecção fitoquímica, emprego de métodos cromatográficos e métodos espectroscópicos). Os próximos passos fogem do escopo da Farmacognosia e consistem em realizar estudos farmacológicos para a comprovação da eficácia e da segurança e, por fim, proceder com as técnicas farmacotécnicas e tecnológicas que permitem transformar o material de pesquisa em um fitoterápico ou fitomedicamento.

A Farmacognosia também pode se beneficiar como ciência a partir da publicação da Lei nº. 13.123, de 20 de maio de 2015, a qual dispõe sobre o acesso ao patrimônio genético, sobre a proteção e o acesso ao conhecimento tradicional associado e sobre a repartição de benefícios para a conservação e o uso sustentável da biodiversidade (BRASIL, 2015). Nesse sentido, a partir de trocas de conhecimentos em uma interface popular-científica, é possível auxiliar as comunidades tradicionais a utilizar o seu conhecimento para o desenvolvimento de novos produtos no próprio local onde vivem.

Nesse sentido, várias possibilidades surgem para essas comunidades, tais como: preservação ambiental, sustentabilidade, aumento de renda, geração de trabalho, melhores condições de vida e de saúde, uso de seus subprodutos ou de partes desprezadas das plantas, aumento do valor agregado de seus produtos, etc. Por outro lado, para a Farmacognosia, é possível pesquisar subprodutos ou partes de plantas potencialmente ricas em compostos com alta relevância biológica e farmacológica e, dependendo das circunstâncias, levar à elaboração de um produto industrial, desde que se cumpram as determinações desse marco regulatório, com repartição dos benefícios entre ambas as partes e proteção do material genético.

O século XVIII marcou o início do desenvolvimento da química medicinal, mas foi no século seguinte (XIX) que muitos compostos químicos importantes na Medicina foram isolados, entre eles, a salicilina e a cafeína. A salicilina foi isolada a partir da casca do salgueiro (*Salix alba*), com propriedade febrífuga. Mediante modificações moleculares sucessivas da salicilina, foi sintetizado o ácido acetilsalicílico, em 1897, o qual é considerado o primeiro fármaco sintético desenvolvido, tendo efeito analgésico, antipirético e anti-inflamatório. Esse fármaco foi introduzido no mercado farmacêutico como Aspirin® em 1899, na Alemanha, pela indústria Bayer (SAAD et al., 2016; SNEADER, 2000).

O uso de plantas na medicina convencional, conforme o modelo biomédico vigente, é amplo, seja para a produção de fitofármacos (codeína, pilocarpina, morfina, quinina, etc.) ou de fitoterápicos (*Ginkgo biloba*, *Hypericum perforatum*, *Passiflora* sp., etc.), com base no tratamento de um sintoma ou uma patologia específica e não na busca da causa das doenças. O *Ginkgo biloba*, por exemplo, conhecido como *ginkgo*, é considerado um fóssil vivo, visto que resistiu a inúmeros períodos geológicos do planeta. Essa planta apresenta, em sua composição química, flavonoides e diterpenos, os quais são responsáveis pela sua atividade antioxidante, neuroprotetora e com ação na microcirculação cerebral, sendo empregada, por essa razão, para melhorar a memória e a capacidade de aprendizado. Já o *Hypericum perforatum*, conhecido como erva-de-são-joão ou hipérico, é uma planta medicinal indicada para o tratamento de estados depressivos leves a moderados, sendo que a hiperforina e a hipericina são as principais substâncias responsáveis por esse efeito terapêutico (BRASIL, 2016; SAAD et al., 2016).

Por outro lado, no Brasil e no mundo, houve um grande aumento das pesquisas com espécies vegetais nas últimas décadas, buscando-se a comprovação de sua eficácia e segurança, com uma revalorização do extrato bruto da planta medicinal, visto que está ocorrendo um retorno à Medicina tradicional, com o reconhecimento, em especial, da Medicina indígena, da Medicina Tradicional Chinesa e da Medicina Ayurvédica. Cabe ressaltar que formulações dessas práticas médicas estão sendo estudadas para a comprovação científica do uso tradicional, mediante ensaios clínicos e pré-clínicos. Dessa maneira, pode-se levantar a hipótese do surgimento de um novo paradigma na pesquisa e no desenvolvimento do medicamento fitoterápico advindo de plantas medicinais com saber tradicional associado, no qual a substância isolada segue espaço para o conceito de sinergismo, próprio do fitocomplexo (SAAD et al., 2016).

Exemplo

Para facilitar a compreensão de *fitocomplexo*, pode-se dar o exemplo de escolher entre usar um suco de limão ou uma vitamina C comprada em uma farmácia. O suco de limão contém todas as substâncias químicas presentes no fruto, além da vitamina C, as quais agem em sinergia, potencializando, inclusive, a ação uma da outra para desencadearem o efeito fisiológico no organismo.

Tal fato não ocorre quando se ingere uma vitamina C sintética, que, além de não ser um produto natural, não apresenta o fitocomplexo em si. Portanto, o efeito físico não será o mesmo.

Entre algumas das plantas medicinais utilizadas pelos índios americanos e que atualmente são muito empregadas na medicina, destacam-se a quina e o maracujá. A quina (*Cinchona* sp.) foi o primeiro medicamento eficaz para a cura da malária. Os primeiros europeus a ter conhecimento das propriedades da quina foram os jesuítas, devido ao seu contato com os indígenas da América do Sul. Mediante estudos químicos dessa planta medicinal, descobriu-se que a quinina é o principal componente responsável pela atividade antimalárica da quina. Atualmente, também há uma bebida no mercado brasileiro com quinina em sua composição: a água tônica, cujo sabor é amargo. Por sua vez, o maracujá (*Passiflora* sp.) é uma planta medicinal muito utilizada pela população brasileira na forma de sucos a partir da polpa do fruto ou como medicamento a partir do extrato seco de suas folhas, com propriedades ansiolítica e sedativa (depressora do sistema nervoso central — SNC) comprovadas, auxiliando no combate à ansiedade e à insônia.

Você com certeza já ouviu falar da cafeína, uma substância amplamente conhecida e presente no café (*Coffea arabica*), cujo grão é beneficiado e transformado em uma bebida mundialmente apreciada, também chamada de *café*. Nesse sentido, a erva-mate (*Ilex paraguariensis*), o café, o chá-da-índia (*Camellia sinensis*) e o guaraná (*Paullinia cupana*) têm inúmeros compostos químicos, entre eles, a cafeína, a teofilina e a teobromina, as quais fazem parte do grupo químico das metilxantinas. As metilxantinas são substâncias estimulantes do SNC, inibem o sono e diminuem a sensação de fadiga, além de aumentar a pressão sanguínea arterial e a frequência cardíaca. De todas as plantas medicinais supracitadas, a cafeína é o composto químico majoritário.

Comercialmente, a cafeína é encontrada em diversos medicamentos, sendo, por exemplo, frequentemente utilizada em associações para tratamento de dores de cabeça. Para que fosse possível o isolamento dessa substância, muitos estudos foram realizados, empregando os princípios e as técnicas da Farmacognosia, mesmo que muitas vezes não se refira a esse termo de forma direta.

Contudo, entre a erva-mate, o café, o chá-da-índia e o guaraná, a espécie vegetal que contém mais teofilina é o chá-da-índia. Você sabia que a teofilina tem uma ação mais potente do que a cafeína em estimular o SNC e aumentar a frequência cardíaca? Além disso, a teofilina é um fármaco utilizado como insumo pela indústria farmacêutica na produção de medicamentos, visto que tem efeito terapêutico no alívio/prevenção da asma brônquica e no tratamento do broncoespasmo causado por bronquite crônica. Portanto, se você fizer uso do chá preto e de análogos, como o chá verde, e notar batimento cardíaco irregular, pode ser que tal sintoma seja relacionado à teofilina.

Ao contrário do chá-da-índia, a erva-mate e o guaraná são espécies vegetais nativas do Brasil. A erva-mate tem propriedades terapêuticas comprovadas, como atividade antioxidante, estimulante do SNC, digestiva e no trato da fadiga muscular. No sul do Brasil, é feita uma bebida quente à base de erva-mate, chamada de chimarrão, a qual é muito apreciada, tanto individualmente quanto em grupos, seja entre amigos, familiares ou no próprio ambiente de trabalho. Já o guaraná apresenta mais cafeína que o próprio café, tendo ação estimulante no SNC, atividade relaxante nos brônquios e nos músculos, anticoagulante, antifebril e antidiarreica. Além disso, os brasileiros usam muito o guaraná como uma bebida estimulante na forma de refrigerante (LORENZI; MATOS, 2008).

Etapas envolvidas no estudo farmacognóstico de um material vegetal

Conforme os autores Brasil (2010), Carvalho (2016), Corrêa Júnior (2013), Simões et al. (2007), Simões et al. (2017) e World Health Organization (1998), as diferentes etapas envolvidas no estudo farmacognóstico de uma planta serão descritas abaixo.

Tipo de material vegetal. Há dois tipos de material vegetal: as plantas silvestres e as espécies cultivadas. Ao coletar as primeiras diretamente da natureza, é possível acarretar a extinção de algumas espécies vegetais, como é o caso da marcela, da espinheira-santa e de espécies de carqueja no estado do Rio Grande do Sul, por exemplo. Devido a isso, é recomendado o cultivo quando as espécies são colhidas diretamente em hortos e jardins de plantas medicinais destinados a esse fim.

Critérios para a escolha do vegetal. Há inúmeros critérios para a escolha do material vegetal:

- Etnofarmacologia — ciência que estuda os produtos utilizados medicinalmente, especialmente os remédios populares, por diferentes grupos étnicos ou culturais.
- Quimiotaxonomia — estudo comparativo dos compostos químicos que ocorrem nos organismos.
- Procura de novos compostos ativos para as plantas que ainda têm pouco estudo científico quanto à sua composição química.

- Comprovação científica do uso popular e tradicional de uma planta medicinal.
- Realização de outros estudos de atividade biológica na mesma espécie vegetal.
- Observação de campo — consiste na análise do comportamento de animais e insetos frente a alguma planta, visto que as espécies que são preservadas do ataque de herbívoros e de insetos provavelmente devem ter compostos tóxicos que poderiam, por exemplo, ter ação antitumoral.
- Ocorrência e facilidade de acesso.

Época da colheita do material e fatores que influenciam na composição química. Quanto aos fatores que influenciam na composição química de uma planta, podem ser citados os fatores climáticos (altitude, temperatura, latitude, hora da colheita, idade do vegetal, época da colheita, longitude, umidade, presença de luz/sombra), os fatores ambientais (poluição, proximidade a lavouras e estradas, presença de lixo, toxinas, radioatividade, pesticidas) e os fatores edáficos (solo poroso, pH do solo, teor de umidade do solo, composição do solo e fertilidade).

As plantas medicinais podem ter um período do ano em que seus compostos químicos (metabólitos secundários) apresentam maior teor, sendo importante a colheita nessa fase do ano. A determinação do momento ideal de colheita depende também do ponto de maior produção de biomassa por parte do vegetal. A hora da colheita é outro fator muito importante e varia conforme a parte da planta a ser utilizada. É recomendado fazer a colheita após a secagem do orvalho para evitar contaminação fúngica. Além disso, deve-se evitar a colheita após um período prolongado de chuvas em virtude do aumento da umidade e do menor teor de princípios ativos no vegetal. Por exemplo, quando se busca extrair óleos essenciais, o ideal é fazer a colheita do material vegetal no início da floração, no período da manhã e com tempo encoberto. Outros exemplos estão descritos no Quadro 1.

Método de colheita e parte da planta utilizada. A colheita pode ser manual ou mecânica, dependendo das características da parte da planta medicinal a ser colhida, para não se perder a qualidade do material vegetal. No caso da colheita manual, recomenda-se o uso de caixas plásticas. Deve-se tomar cuidado para evitar o esmagamento do material vegetal e, assim, diminuir a perda de princípios ativos, especialmente no caso de plantas produtoras de óleos essenciais. Para os casos em que é realizada mais de uma colheita no mesmo vegetal, é importante evitar causar ferimentos, o que irá comprometer a produção futura de princípios ativos.

O material colhido não deve ser comprimido ou esmagado, evitando também processos de degradação química dos compostos de interesse, os quais são responsáveis pelo efeito terapêutico. Após a colheita, o material vegetal deve ser transportado imediatamente para o local de beneficiamento. Deve-se saber qual parte da planta medicinal tem as substâncias de interesse, caso contrário, será necessária a investigação de todas as partes da planta separadamente quanto à sua composição química. Caso ocorra essa situação, o emprego popular e os dados quimiotaxonômicos poderão auxiliar na seleção de partes específicas do material vegetal quanto à análise química.

Amostragem e ensaios de pureza. Os procedimentos de amostragem levam em consideração o grau de divisão da droga e a quantidade de droga disponível. O ideal é proceder com a técnica de amostragem por quarteamento segundo a Farmacopeia Brasileira. Nos ensaios de pureza, é realizada a determinação de substâncias estranhas. Salvo indicação em contrário, a porcentagem de elementos estranhos não deve ser superior a 2%. Substâncias estranhas são consideradas outras partes da planta, outros organismos, porções ou produtos de organismos não pertencentes à planta ou impurezas orgânicas ou inorgânicas.

Preparação do material vegetal. Nessa etapa, vários procedimentos devem ser realizados, tais como:

- **Seleção** — eliminação de insetos, cogumelos, partes doentes, fungos, líquens, bactérias, pedra, terra, areia, vidro, madeira, plástico, restos de embalagem, papel, metal, cinzas, outros vegetais, grama, penas, excretas de animais, outras partes do vegetal sem interesse (p. ex., cascas, folhas). Essa operação de pré-limpeza tem o objetivo de aumentar a eficiência da secagem e melhorar a qualidade do material que será processado.
- **Lavagem** — para raízes, rizomas e tubérculos.
- **Preparo do material vegetal** — uso de técnicas manuais ou mecânicas de diminuição das porções do vegetal, tais como picar, rasurar, fatiar, etc.
- **Estabilização** — ocorre a desnaturação proteica, mas evita ataque de enzimas aos princípios ativos vegetais durante a secagem. Pode ser feita pelo uso de calor ou com banhos de álcool no material vegetal *in natura*.
- **Secagem** — processo que evita reações de hidrólise, fermentação e proliferação bacteriana no material vegetal. O teor de umidade inicial do material recém-colhido varia de 60 a 80%, ao passo que, após a secagem, esse teor oscila de 6 a 14%, conforme a droga vegetal, mediante descrição na Farmacopeia Brasileira.

O tempo de secagem depende do fluxo do ar, da temperatura e da umidade relativa do ar. É importante ressaltar que a temperatura de secagem é muito importante e varia conforme a parte da espécie vegetal a ser processada, segundo a estabilidade química dos compostos químicos da planta medicinal.

O processo de secagem pode ser classificado como natural ou artificial. A secagem artificial pode empregar fluxo de ar frio ou aquecido, com auxílio de estufas (menor escala), secadores (maior escala), ventiladores, liofilização ou outros sistemas fechados, enquanto a natural se dá por corrente de ar natural, de preferência sem a exposição aos raios solares. A secagem natural pode levar de dias a semanas, dependendo das condições climáticas e da parte do vegetal a ser seco. Além disso, requer uma área de secagem que equivale de 10 a 20% da área total cultivada da planta medicinal.

Cabe ressaltar que a secagem com aquecimento de ar é o método mais recomendado para a secagem de plantas medicinais, pois proporciona um produto seco de melhor qualidade. Nesse caso, o ar pode ser aquecido mediante fontes de calor alimentadas com lenha, combustível (gás ou biodiesel) ou eletricidade ou por meio de energias limpas (solar e eólica). No caso do uso de lenha, é fundamental que o material vegetal não seja contaminado com fumaça:

- **Moagem** — manual ou mecânica com o uso de moinhos.
- **Embalagem** — a embalagem empregada depende do tipo de material vegetal, da quantidade, do modo de transporte, da distância e do objetivo final de uso do material. As embalagens mais empregadas são vidro âmbar, fardos, sacos de papel e caixas de papelão, mas o mais recomendado é o uso de papel *craft* associado à camada de polietileno atóxico, o que aumenta o prazo de validade do material seco para dois anos. É importante considerar que jamais se reaproveite o material de embalagem
- **Armazenamento** — o armazenamento deve ser pelo período mais curto possível para evitar a degradação dos princípios ativos do material seco. O armazenamento deve ser feito sob controle de umidade e temperatura, em local seco, escuro e arejado, ao abrigo de insetos, roedores, poeira e outras sujidades que comprometam a qualidade da droga vegetal

Identificação e análise botânica do material. Nesse item, há muitos pontos a considerar. É necessário que a planta passe por um processo de exsicata e que ela seja depositada em um herbário, sendo a segurança em relação à identificação botânica por profissional habilitado o objetivo principal.

Também deve ser realizada uma análise macroscópica a olho nu ou com auxílio de lupa (análise da forma, aspecto, tamanho, cor, características de superfície e de fratura, textura, granulação da droga vegetal, brilho), microscópica (corte do material vegetal com emprego de lâmina de barbear, bisturi ou micrótono), histoquímica e sensorial ou organoléptica (odor e sabor) do material vegetal, cuja finalidade é comprovar a autenticidade da planta.

Na análise microscópica, o material é observado a olho nu, por lupa, com auxílio de microscópio óptico, microscópio eletrônico de varredura, microscópio eletrônico de transmissão ou por microscopia de fluorescência.

A identificação botânica de uma planta se faz por comparação com amostra autêntica, por comparação com descrição farmacopeica ou por comparação com literatura especializada.

Análise química do vegetal: Para tal, inicialmente, deve-se proceder com a extração do material vegetal (Quadro 1). Depois da extração, a análise química pode ser feita por:

- Isolamento dos compostos químicos por técnicas cromatográficas.
- Análise por *screening* fitoquímico do material vegetal — reações químicas de caracterização por coloração e precipitação, consistindo em uma análise qualitativa, sendo reações específicas ou inespecíficas.
- Elucidação estrutural por métodos espectroscópicos, espectrométricos e cromatográficos.
- Análise de propriedades biológicas — atividade hemolítica, hemaglutinação, ictiotoxicidade, índice de amargor.
- Atividade físico-química — atividade afrogência (formação de espuma, clássica para saponinas).

Análise físico-química do vegetal: índice de intumescimento, determinação de cinzas, umidade e substâncias voláteis, óleos voláteis, teor de pesticidas e agrotóxicos, teor de metais pesados, determinação de óleos fixos, viscosidade (plantas com mucilagem) e densidade (algumas plantas flutuam em água).

Análise microbiológica do vegetal: principalmente para microrganismos patogênicos, mesófilos, aeróbios viáveis totais e fungos. A contaminação microbiana pode levar à produção de endotoxinas e micotoxinas, além da transformação dos constituintes botânicos em compostos mais tóxicos pelos microrganismos.

Doseamento: por cromatografia gasosa, cromatografia líquida, espectrofotometria de absorção no ultravioleta e visível, espectrometria de massas, dosagem do teor de óleos voláteis, métodos gravimétricos e volumétricos.

Quadro 1. Período ideal para a colheita do material vegetal

Parte da planta medicinal	Período de colheita
Raízes e rizomas	Outono, quando o solo é úmido, o que facilita a colheita
Flores	Logo após a abertura da flor, em tempo seco, no período da manhã, quando a floração atinge 70% da plantação
Sementes e frutos	No ponto de maturação, em tempo seco, no período da manhã
Cascas e caules	Primavera ou outono em tempo úmido
Folhas	No período do ano que houver maior teor de ativos

Fonte: Adaptado de Corrêa Júnior et al. (2013).

Exercícios

1. Considerando que um fitofármaco é utilizado como ativo em medicamentos com propriedade profilática, paliativa ou curativa, assinale a alternativa correta quanto à origem do fitofármaco.
a) Substância isolada.
b) Substância semissintética.
c) Substância sintética.
d) Substância tanto isolada quanto sintética.
e) Substância tanto isolada quanto semissintética.

2. Quanto à sua característica funcional, os fitofármacos podem ser considerados:
a) apenas como marcadores farmacológicos.
b) apenas como marcadores fitoquímicos.
c) como marcadores fitoquímicos e marcadores farmacológicos.
d) não são considerados marcadores.
e) apenas como princípios ativos naturais sem característica funcional definida.

3. A Etnobotânica é um dos vários ramos da ciência que entra no escopo da Farmacognosia. Em relação ao conceito básico de Etnobotânica, assinale a alternativa correta.

a) Estudo científico da forma como as plantas são tratadas ou utilizadas por diferentes culturas humanas.

b) Ciência que estuda ou compara a medicina tradicional praticada por vários grupos étnicos.

c) Ciência que estuda os produtos utilizados medicinalmente, especialmente os remédios populares, por diferentes grupos étnicos ou culturais.

d) Ciência que estuda cientificamente as relações que existem entre povos e plantas.

e) Método para a prospecção de plantas medicinais com o qual se levanta a nosologia de um grupo humano, os recursos vegetais indicados para os agravos levantados, os remédios preparados para tratá-los e ainda a relação entre usuários e remédios usados.

4. Uma racionalidade médica (ou sistema médico complexo) é um conjunto integrado e estruturado de práticas de saúde e saberes composto por seis dimensões interligadas: uma morfologia humana (anatomia), uma dinâmica vital (fisiologia), um sistema de diagnose, um sistema terapêutico, uma doutrina médica (explicativa do que é a doença ou o adoecimento, sua origem ou causa e sua evolução ou cura) e uma cosmologia (que integra o homem e a natureza em uma perspectiva de macro e microuniversos e que postula a integralidade do sujeito humano como constituída de dimensões psicobiológicas, sociais e espirituais). Considerando que todas as racionalidades médicas podem empregar produtos de origem vegetal, marque a alternativa correta que indica exemplos de racionalidades médicas.

a) Medicina tradicional chinesa, Unani, Medicina ayurvédica, homeopatia.

b) Medicina antroposófica, Medicina tradicional chinesa, Unani, fitoterapia.

c) Naturopatia, fitoterapia, Medicina antroposófica, Medicina tradicional chinesa.

d) Medicina tradicional chinesa, acupuntura, Medicina ayurvédica, homeopatia.

e) Medicina antroposófica, Medicina tradicional chinesa, acupuntura, Medicina ayurvédica.

5. Considerando que consumimos produtos de origem vegetal, qual é a etapa fundamental que comprometeria todo o processo de estudo farmacognóstico de uma planta?

a) Critério para a escolha do vegetal.

b) Preparação do material vegetal.

c) Análise físico-química do vegetal.

d) Análise química do vegetal.

e) Identificação botânica.

Referências

ARGENTA, S. C. et al. Plantas Medicinais: cultura popular versus ciência. *Revista Eletrônica de Extensão da URI*, v. 7, n. 12, p. 51-60, maio 2011.

BRASIL. Agência Nacional de Vigilância Sanitária. *Farmacopeias virtuais*. 5. ed. Brasília, DF: ANVISA, 2010. v. 1 e 2. Disponível em: <http://portal.anvisa.gov.br/farmacopeias-virtuais>. Acesso em: 19 out. 2018.

BRASIL. Agência Nacional de Vigilância Sanitária. *Memento fitoterápico*: farmacopeia brasileira. Brasília, DF: ANVISA, 2016. Disponível em: <http://portal.anvisa.gov.br/documents/33832/2909630/Memento+Fitoterapico/a80ec477-bb36-4ae0-b1d2-e2461217e06b>. Acesso em: 19 out. 2018.

BRASIL. Agência Nacional de Vigilância Sanitária. *Resolução da Diretoria Colegiada - RDC nº. 26, de 13 de maio de 2014*. Dispõe sobre o registro de medicamentos fitoterápicos e o registro e a notificação de produtos tradicionais fitoterápicos. Brasília, DF, 2014. Disponível em: <http://bvsms.saude.gov.br/bvs/saudelegis/anvisa/2014/rdc0026_13_05_2014.pdf>. Acesso em: 19 out. 2018.

BRASIL. *Lei nº. 13.123, de 20 de maio de 2015*. Regulamenta o inciso II do § 1º e o § 4º do art. 225 da Constituição Federal, o Artigo 1, a alínea j do Artigo 8, a alínea c do Artigo 10, o Artigo 15 e os § 3º e 4º do Artigo 16 da Convenção sobre Diversidade Biológica, promulgada pelo Decreto nº 2.519, de 16 de março de 1998; dispõe sobre o acesso ao patrimônio genético, sobre a proteção e o acesso ao conhecimento tradicional associado e sobre a repartição de benefícios para conservação e uso sustentável da biodiversidade; revoga a Medida Provisória nº. 2.186-16, de 23 de agosto de 2001; e dá outras providências. Brasília, DF, 2015. Disponível em: <http://www.planalto.gov.br/ccivil_03/_Ato2015-2018/2015/Lei/L13123.htm>. Acesso em: 19 out. 2018.

BRASIL. Ministério da Saúde. *Portaria nº. 3.916, de 30 de outubro de 1998*. Aprova a Política Nacional de Medicamentos. Brasília, DF, 1998. Disponível em: <http://bvsms.saude.gov.br/bvs/saudelegis/gm/1998/prt3916_30_10_1998.html>. Acesso em: 19 out. 2018.

BRASIL. Ministério da Saúde. Secretaria de Atenção à Saúde. Departamento de Atenção Básica. *Práticas integrativas e complementares: plantas medicinais e fitoterapia na Atenção Básica*. Brasília: Ministério da Saúde, 2012. (Série A. Normas e Manuais Técnicos. Cadernos de Atenção Básica, n. 31). Disponível em: <http://189.28.128.100/dab/docs/publicacoes/geral/miolo_CAP_31.pdf>. Acesso em: 19 out. 2018.

BRASIL. Ministério da Saúde. Secretaria de Ciência, Tecnologia e Insumos Estratégicos. Departamento de Assistência Farmacêutica. *Política Nacional de Plantas Medicinais e Fitoterápicos*. Brasília, DF: Ministério da Saúde, 2006. Disponível em: <http://bvsms.saude.gov.br/bvs/publicacoes/politica_nacional_fitoterapicos.pdf>. Acesso em: 19 out. 2018.

CARVALHO, J. C. T. *Formulário médico-farmacêutico de fitoterapia*. 4. ed. São Paulo: Pharmabooks, 2016.

CORRÊA JÚNIOR, C. et al. *Cultivo agroecológico de plantas medicinais, aromáticas e condimentares*. Curitiba: Emater, 2013.

FETROW, C. W.; AVILA, J. R. *Manual de medicina alternativa para o profissional*. Rio de Janeiro: Guanabara Koogan, 2000.

LORENZI, H.; MATOS, F. J. A. *Plantas medicinais no Brasil*: nativas e exóticas. 2. ed. Nova Odessa: Plantarum, 2008.

MACIEL, V. *Uso de fitoterápicos e plantas medicinais cresce no SUS*. 2016. Disponível em: <http://portalms.saude.gov.br/noticias/agencia-saude/24205-uso-de-fitoterapicos-e-plantas-medicinais-cresce-no-sus>. Acesso em: 19 out. 2018.

SAAD, G. A. et al. *Fitoterapia contemporânea*: tradição e ciência na prática clínica. 2. ed. Rio de Janeiro: Guanabara Koogan, 2016.

SCHENKEL, E. P. (Org.). *Cuidados com os medicamentos*. Porto Alegre: Sagra; DC Luzzatto; UFRGS, 1991.

SIMÕES, C. M. O. et al. (Org.). *Farmacognosia*: da planta ao medicamento. 6. ed. Porto Alegre: UFRGS; Florianópolis: UFSC, 2007.

SIMÕES, C. M. O. et al. (Org.). *Farmacognosia*: do produto natural ao medicamento. Porto Alegre: Artmed, 2017.

SNEADER, W. The discovery of aspirin: a reappraisal. *British Medical Journal*, v. 321, p. 1591-1594, 2000.

SOCIEDADE BRASILEIRA DE Farmacognosia (SBF). *O que é Farmacognosia?* 2009. Disponível em: <http://www.sbfgnosia.org.br/Farmacognosia.html>. Acesso em: 19 out. 2018.

SOUZA, G. H. B.; MELLO, J. C. P.; LOPES, N. P. (Org.). *Farmacognosia*: coletânea científica. Ouro Preto: UFOP, 2011.

WORLD HEALTH ORGANIZATION (WHO). *Quality control methods for medicinal plant materials*. Geneva: WHO, 1998. Disponível em: http://apps.who.int/iris/bitstream/handle/10665/41986/9241545100.pdf;jsessionid=A33FA74B9BCDBB63817F953335717A59?sequence=1. Acesso em: 19 out. 2018.

WORLD HEALTH ORGANIZATION (WHO). *Tradicional Medicine Strategy 2002-2005*. Geneva: WHO, 2002. Disponível em: <http://www.wpro.who.int/health_technology/book_who_traditional_medicine_strategy_2002_2005.pdf>. Acesso em: 19 out. 2018.

WORLD HEALTH ORGANIZATION (WHO); WORLD CONSERVATION UNION (IUCN); WORLD WIDE FUND FOR NATURE (WWF). *Guidelines on the conservation of medicinal plants*. Switzerland, 1986. Disponível em: <http://apps.who.int/medicinedocs/documents/s7150e/s7150e.pdf>. Acesso em: 19 out. 2018.

Coleta, preparo e conservação de produtos naturais

Objetivos de aprendizagem

Ao final deste texto, você deve apresentar os seguintes aprendizados:

- Descrever o processo de coleta de material vegetal.
- Identificar técnicas de preparo de material vegetal.
- Explicar métodos de conservação.

Introdução

O Brasil possui uma das maiores biodiversidades do planeta, compreendendo quase um terço de toda a floral mundial. Contudo, o grande potencial econômico e social desses recursos naturais, ainda, são pouco desenvolvidos no país, principalmente, com relação à expansão das inovações no setor farmacêutico, seja como fonte de novas matérias-primas, novas substâncias químicas ou precursores de moléculas terapeuticamente ativas. Por outro lado, nos últimos anos, o mercado farmacêutico tem observado um considerável aumento no consumo de fitoterápicos por parte da população, que está cada vez mais preocupada com a própria saúde e bem informada sobre os riscos dos medicamentos alopáticos, que fazem parte da conhecida medicina tradicional.

Neste capítulo, você irá estudar o procedimento para coleta de material vegetal, além de conhecer as técnicas para o seu preparo e as especificações dos respectivos métodos de conservação.

Coleta do material vegetal

Antes de iniciar qualquer processo de coleta de material vegetal (matéria-prima) para a produção de um fitoterápico, é recomendado fazer uma boa consulta bibliográfica na literatura científica e popular sobre o material que se deseja utilizar, investigando, principalmente, as suas propriedades físico-químicas, farmacológicas, correta identificação botânica, bem como a época e o horário mais indicado para realizar a coleta (SIMÕES et al., 2017; KLEIN et al., 2009). Em seguida, para a obtenção de matérias-primas vegetais de uso farmacêutico, também, é importante determinar alguns critérios de qualidade relacionados às técnicas de plantio e manejo da espécie vegetal, já que fatores edafoclimáticos do material podem alterar bastante a sua composição química e o teor dos princípios ativos de interesse terapêutico (KLEIN et al., 2009).

Portanto, independentemente do local onde a coleta do material vegetal será realizada, seja em uma reserva natural ou em uma extensa área de cultivo, é necessário estabelecer a melhor época do ano e o melhor horário para que coleta seja feita, o que, em geral, varia de acordo com as particularidades de cada espécie vegetal. Afinal, uma coleta realizada fora de época ou em horário inadequado pode comprometer de modo irreparável a matéria-prima vegetal e o produto fitoterápico final (RIO DE JANEIRO, 2011).

Destaca-se que as informações disponíveis na literatura, em relação à época e ao horário de coleta, costuma variar, mas, de modo geral, se pode adotar três regras fundamentais:

- coletar as partes de plantas adultas com aspecto saudável e durante seu pleno desenvolvimento vegetativo;
- coletar quando o clima estiver seco, de preferência, pela manhã (após a evaporação do orvalho) ou no final da tarde para evitar evaporação de alguns constituintes químicos do vegetal;
- não coletar após períodos de chuvas, já que a umidade pode reduzir o teor dos constituintes ativos do vegetal. Além disso, a umidade pode prejudicar o processo de secagem e favorecer o desenvolvimento de microrganismos (fungos e bactérias).

Observe no Quadro 1 algumas informações sobre o momento ideal para a coleta de certas partes do vegetal para fins terapêuticos:

Quadro 1. Momento ideal para a coleta de certas partes do vegetal

Parte do vegetal	Época de coleta
Planta inteira	Durante a floração.
Sementes	Antes de cair espontaneamente.
Folhas	Antes do florescimento.
Flores	No início da floração.
Frutos	Durante a maturação.
Raízes e tubérculos	Planta adulta: inverno ou primavera.
Casca e entrecasca	Antes da floração: primavera.

Vale lembrar que a obtenção de uma matéria-prima padronizada é, extremamente, recomendável porque além de garantir qualidade e eficácia ao fitoterápico, adiciona maior valor tecnológico do que outros medicamentos que contêm, apenas, o material vegetal em pó, como por exemplo, as cápsulas.

Neste sentido, para assegurar a integridade química dos princípios ativos e os efeitos terapêuticos desejados, como dos cuidados já mencionados, existem algumas especificações importantes recomendadas pela Organização Mundial da Saúde (OMS), que podem ser observadas durante a coleta de materiais de origem vegetal, tais como:

- nome botânico completo;
- dados sobre a coleta;
- especificação da parte utilizada;
- caracteres macro e microscópicos;
- testes de identificação da droga;
- dosagem dos constituintes ativos ou marcadores;
- método para determinação de pesticidas e limites aceitáveis;
- teste-limite para metais tóxicos e limites para substâncias adulterantes;
- testes para detectar contaminação microbiana (MONTEIRO; BRANDELLI, 2017).

> **Fique atento**
>
> Medicamento fitoterápico, de acordo com a Agência Nacional de Vigilância Sanitária (Anvisa), pode ser definido como o medicamento obtido empregando-se, exclusivamente, matérias-primas ativas vegetais. É caracterizado pelo conhecimento da eficácia e dos riscos de seu uso, assim como pela reprodutibilidade e constância de sua qualidade. Sua eficácia e segurança são validadas por intermédio de levantamentos etnofarmacológicos de utilização, documentação tecnocientífica em publicações ou ensaios clínicos fase 3. Não se considera medicamento fitoterápico aquele que, na sua composição, inclua substâncias ativas isoladas, de qualquer origem, nem as associações destas com extratos vegetais.

Preparação do material vegetal

Após a correta coleta do material vegetal de interesse, é possível iniciar os processos de tratamento que têm como finalidade torná-lo adequado para a produção do medicamento fitoterápico desejado. Na sequência, acompanhe os processos preliminares de tratamento.

Identificação botânica

Depois da coleta do material, é de fundamental importância realizar a sua correta identificação botânica, já que a utilização equivocada de uma determinada planta pode levar ao uso de um produto sem o princípio ativo desejado ou mesmo causar intoxicações indesejadas.

Em geral, a identificação botânica pode ser feita por meio de uma análise macroscópica (a olho nu ou por meio de microscópio), em que um botânico responsável compara os caracteres morfoanatômicos do material vegetal com ilustrações presentes em farmacopeias ou, até mesmo, alguma hexicata disponível. Além disso, informações sensoriais (coloração, forma, textura e odor) do material vegetal, também, ajudam a fortalecer a sua correta identificação. Vale salientar que a análise macroscópica, igualmente, permite reconhecer a presença de espécies vegetais não desejadas ou identificar outras partes do vegetal que não sejam permitidas ou de interesse terapêutico.

Limpeza

Consiste na retirada de corpos estranhos ou diferentes contaminantes que, por ventura, estejam acumulados ao material vegetal. Assim, após a coleta, é comum observar a presença de sujeira (terra, pedaços de outros vegetais, insetos, fluídos, excrementos de animais, etc.) oriunda do próprio ambiente ou que aparece durante o transporte do material vegetal até o seu local de tratamento (SIMÕES et al., 2017).

Neste caso, recomenda-se lavar o material com água ou etanol (imersão ou aspersão) sem provocar qualquer alteração irreversível da estrutura ou a retirada acidental (lixiviação) de alguma substância química de interesse terapêutico (SIMÕES et al., 2017). Inclusive, na maioria dos casos, utilizar jato de ar pode ser o mais apropriado, já que evita a presença de umidade no material vegetal, o que pode provocar a sua degradação.

Além da limpeza, caso seja necessário, é possível realizar a descontaminação de fungos ou bactérias tanto por desinfecção, como por esterilização. Para isso, o material pode ser exposto a vapores de etanol (acima de 60%) ou água sob pressão (autoclave) (SIMÕES et al., 2017). É importante evitar o emprego de radiações ou a exposição a vapores de formol ou óxido de etileno devido ao risco de contaminação da matéria-prima com resíduos tóxicos (SIMÕES et al., 2017).

Seleção

Este processo consiste em retirar partes ou algum componente que não seja de interesse. No caso de material de origem vegetal, é recomendado retirar partes da planta que não possuam a substância química desejada, evitando, assim, a presença de impurezas na matéria-prima final.

Estabilização

É recomendado para todo material que, facilmente, possa sofrer decomposição (vegetal, animal e microrganismos) depois que for coletado. Normalmente, a decomposição de um material orgânico pode alterar, de modo significativo, a sua composição química, devido, principalmente, à presença de umidade e a ação de alguma substância endógena (enzima) ou algum elemento exógeno (bactérias ou fungos). Deste modo, a estabilização busca inativar possíveis enzimas ou reduzir ao máximo a umidade, já que a água favorece a proliferação microbiana e as reações enzimáticas (SIMÕES et al., 2017). Os processos de estabilização mais conhecidos são:

- **Criopreservação:** o material é mantido em ambientes refrigerados, com controle da temperatura e umidade, como é o caso das câmaras frias, congeladores e recipientes com gases, por exemplo, o nitrogênio líquido.
- **Termoestabilização**: emprega-se o calor (seco ou úmido) por meio de vapor de água ou etanol, sob pressão normal ou elevada, promovendo a perda de água e a desnaturação proteica, o que inviabiliza a crescimento microbiano e a atividade de enzimas. No entanto, este processo deve ser evitado, quando o material for sensível ao calor.
- **Uperização:** também, conhecido como ultrapasteurização, do inglês, *Ultra High Temperature* (UHT), é realizado por injeção do vapor e seu rápido resfriamento, ideal para a esterilização contínua de materiais orgânicos líquidos.

Trituração

Consiste em reduzir o material vegetal em fragmentos menores ou em pó. A finalidade é deixar o material pronto para as próximas etapas de tratamento (secagem, extração ou mistura). Para isto, são usados moinhos capazes de fragmentar o material desejado, seja por impacto, atrito, corte ou pressão. O tipo de fragmentação vai depender das características do material vegetal, como a textura ou a estabilidade dos seus constituintes, já que esse processo, na maioria das vezes, gera calor. Assim, em alguns casos, a fragmentação deve ser feita sob refrigeração (criomoagem) para se evitar a destruição térmica, química ou física dos seus componentes (enzimas, proteínas, óleos e outros) (SIMÕES et al., 2017).

Seleção granulométrica

A granulometria da matéria-prima de origem vegetal é de fundamental importância durante o desenvolvimento de um medicamento fitoterápico, já que a dimensão das partículas é capaz de influenciar, de modo significativo, não apenas, as propriedades farmacocinéticas e farmacodinâmicas do produto final, como também, o desempenho de alguns processos durante a produção dele (processo de extração, encapsulação ou compressão de pós) (SIMÕES et al., 2017).

Após os processos preliminares descritos, a matéria-prima vegetal poderá ser usada como fitoterápico (chá e capsulas), mas, se for necessário, o seu tratamento pode prosseguir por meio de métodos farmacotécnicos um pouco mais elaborados, como a prensagem, extração, purificação e concentração.

Prensagem

Método que consiste na aplicação de pressão (prensa hidráulica) a frio, em temperatura ambiente ou mais elevada, para extrair substância líquida ou oleosa da matéria-prima vegetal de interesse. O azeite de oliva e óleo de semente de uva são exemplos conhecidos de produtos vegetais obtidos por prensagem.

Extração

Geralmente, este processo consiste na dissolução do material vegetal em um solvente orgânico ou em uma mistura de solventes (etanol, acetona, etc.) para a retirada de alguns constituintes químicos de interesse terapêutico. Portanto, a escolha do solvente extrator depende das características físico-químicas (polaridade e solubilidade) dos constituintes a serem extraídos e da finalidade do produto final (uso humano ou veterinário). Alguns parâmetros como pH, temperatura, pressão, tempo e contato do solvente com o material vegetal podem ser controlados para se obter melhores resultados. Além disso, é possível realizar uma extração mais seletiva partindo de um extrato bruto por meio de matrizes sólidas sintéticas (gel de sílica, resina de troca iônica, polímeros, etc.) que adsorvem, de modo seletivo, os constituintes de interesse durante a *eluição* de um solvente orgânico (SIMÕES et al., 2017).

Acompanhe na Figura 1 as etapas para o alcance dos princípios ativos de origem vegetal.

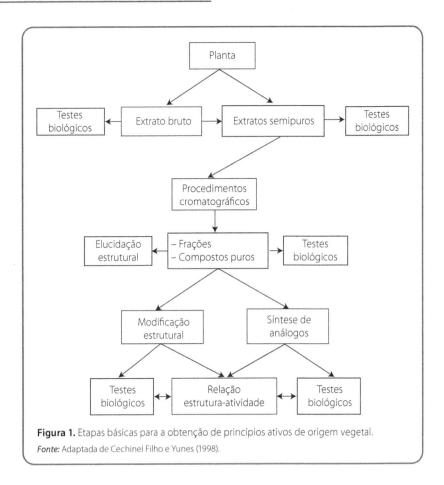

Figura 1. Etapas básicas para a obtenção de princípios ativos de origem vegetal.
Fonte: Adaptada de Cechinel Filho e Yunes (1998).

Os métodos extrativos podem ser classificados, de acordo com a sua eficiência, em:

- Extração parcial: sem esgotamento dos constituintes da matéria-prima, como exemplo, a maceração.
- Extração exaustiva: com esgotamento dos constituintes da matéria-prima, como exemplos, a percolação e a turbo-extração.
- Maceração: a extração do material vegetal se faz em recipiente fechado, com temperatura ambiente, durante algumas horas ou dias, sob agitação ocasional e sem renovação do solvente extrator. No entanto, para melhorar a eficiência desta extração, é possível variar alguns fatores, como por exemplo, digestão, infusão, decocção (aquecimento do sistema),

maceração dinâmica (agitação mecânica constante) e remaceração (renovação do líquido extrator) (SIMÕES et al., 2017).

- Turbo-extração: consiste na extração do material vegetal com a simultânea redução das suas partículas, o que facilita a dissolução das substâncias ativas de interesse para o solvente extrator. Por este motivo, é considerado um processo rápido e, como dito, causa o esgotamento do material. Por outro lado, a posterior filtração da solução extrativa resultante se torna difícil (devido ao reduzido tamanho das partículas) e a geração de calor (pode atingir velocidade de até 20.000 rpm), durante o processo, restringe o seu emprego apenas em certos tipos de materiais. Lembre-se de que este método é indicado, principalmente, para materiais resistentes ou fibrosos, como caules, raízes ou rizomas (SIMÕES et al., 2017).

- Percolação: neste processo, o material vegetal, previamente, triturado e intumescido é colocado em um recipiente (percolador de vidro, aço ou PVC) onde fica em contato com o solvente extrator por 24 horas (maceração). Após esse período, o solvente passa através do material empacotado no recipiente, carregando consigo os componentes químicos de interesse. Cabe ressaltar que a extração por *Soxhlet,* também, é considerada um tipo de percolação cíclica, conduzida sob temperatura elevada e com reaproveitamento do solvente. Em geral, a eficiência do processo depende do tamanho de partícula do material vegetal, do empacotamento do material, a dimensão do percolador (cônico ou cilíndrico) e da velocidade do fluxo (SIMÕES et al., 2017).

- Extração por ultrassom: aqui, as ondas eletromagnéticas de alta potência (frequência superior a 20 kHz) provocam uma formação de cavidade acústica que desorganiza a estrutura das células do material vegetal, facilitando o contato dos seus componentes químicos com o solvente orgânico extrator. Este método permite uma considerável economia de energia, solvente e temperaturas moderadas, o que favorece seu uso para extração de substâncias termossensíveis (SIMÕES et al., 2017).

- Extração por micro-ondas: as micro-ondas energéticas promovem o aquecimento do material vegetal e do solvente orgânico, facilitando a extração das suas substâncias químicas. Este processo, também, permite economia de solvente e de tempo (SIMÕES et al., 2017).

- Extração por fluido supercrítico: é mais recomendado para a extração de substâncias voláteis que acontecem por meio de um gás inerte (CO_2), que sob condições críticas de temperatura e pressão, age como um fluido solvente sobre as células vegetais. Este processo permite maior eficiência de extração controlando a temperatura ou a pressão do gás. Porém, além do risco da pressão elevada, como desvantagem se tem a limitada polaridade dos fluidos extratores e o custo elevado do equipamento (SIMÕES et al., 2017).

Purificação

Deve ser realizada sempre e quando as soluções extrativas, obtidas por meio dos processos descritos, apresentem algum elemento ou artefatos indesejáveis. Esta purificação pode ser obtida por meio da sedimentação, decantação, centrifugação ou filtração. Em geral, esses processos dependem do tamanho das partículas e da viscosidade do sistema. O uso de pressão pode melhorar a eficiência e a rapidez do procedimento (SIMÕES et al., 2017).

Concentração

Na maioria das vezes, a concentração de uma solução extrativa não é suficiente para se obter um efeito terapêutico desejado ou para realizar ensaios de controle de qualidade. Além disso, algumas soluções extrativas podem ter sido adquiridas por meio de algum solvente tóxico. Nestes casos, é necessário remover parcial ou totalmente o solvente extrator (ou um deles, no caso de misturas) para se conseguir uma concentração adequada dos seus constituintes químicos ou apenas remover o solvente tóxico, incompatível com excipientes farmacêuticos (SIMÕES et al., 2017). Assim, existem três métodos básicos de concentração:

- Evaporação simples: obtida por meio de aquecimento em banho-maria, podendo ser usada, também, pressão reduzida.
- Liofilização: acontece em temperatura abaixo do ponto de congelamento da água e sob vácuo (pressão negativa), promovendo a remoção total do líquido por sublimação. Recomenda-se este método para concentrar soluções aquosas cujos extratos secos podem ser, novamente, diluídos em água.
- Nebulização: método que permite a concentração de extratos com até 40% de álcool, fornecendo um extrato seco constituído por partículas esféricas, com boa capacidade de escoamento. Deve-se evitar a concentração de extratos contendo substâncias termossensíveis, já que este processo necessita de calor.

Conservação do material vegetal

Secagem

Logo após a colheita do material vegetal, inicia-se um processo de degradação enzimática que, também, causa a degradação de alguns constituintes químicos de interesse terapêutico. Por isso, a secagem que consiste na eliminação da fase líquida até valores mínimos é um ótimo método de conservação da matéria-prima de origem vegetal, já que inibe a atividade enzimática e preserva tanto os princípios ativos, como a cor e o aroma do material. Lembrando que a secagem do material vegetal pode ser realizada de forma natural ou artificial (SIMÕES et al., 2017; RIO DE JANEIRO, 2011).

Secagem natural: é um procedimento mais lento, deve ser realizado ao abrigo da luz solar (na sombra) e em local ventilado, protegido da poeira, de insetos e outros animais. Após a colheita e limpeza do material, ele precisa ser distribuído de modo a permitir a circulação do ar.

De acordo com o Manual de Cultivo de Plantas Medicinais (RIO DE JANEIRO, 2011), durante a secagem natural, é importante observar os seguintes cuidados para conseguir o máximo de aproveitamento e manter a qualidade da matéria-prima:

- evitar a exposição do material à radiação solar;
- separar material de espécies diferentes, principalmente, as aromáticas;
- secar separadamente as partes do vegetal, ramos, folhas e outros;
- eliminar partes que não estejam sadias ou estragadas;
- pedaços maiores podem ser divididos ou triturados;
- raízes e tubérculos devem ser fatiados.

Secagem artificial: este processo costuma ser mais rápido devido à utilização de calor (temperatura entre 35 a 45°C) e circulação de ar no equipamento de secagem. Lembre-se de que o uso de temperaturas maiores que 45°C pode danificar, de forma irreversível, os constituintes químicos de interesse terapêutico presentes no material vegetal. Entre os métodos de secagem artificiais mais conhecidos podem ser citados a evaporação por aspersão ou *spray drying* e a evaporação laminar ou evaporador rotatório (SIMÕES et al., 2017; RIO DE JANEIRO, 2011).

Para folhas e flores, o teor de umidade deve ficar em torno de 5 a 10%. Para cascas e raízes, ele deve ser entre 12 e 20%. Já, para os extratos vegetais, o teor de umidade e a concentração residual de solvente costuma variar bastante, dependendo, principalmente, dos constituintes químicos de interesse e da sua finalidade de uso (RIO DE JANEIRO, 2011).

Acondicionamento e embalagem

A etapa final consiste em adicionar o material vegetal pronto para o uso em recipientes e embalagens, com a finalidade de manter as suas características e propriedades terapêuticas, além de favorecer o seu correto transporte, dentro e fora das áreas de produção (SIMÕES et al., 2017).

Importante destacar que o período de armazenamento deve ser o menor possível para evitar perdas dos constituintes químicos do vegetal, e que o local seja, preferencialmente, escuro, arejado, seco e limpo. Também, o material armazenado deve ficar isolado da presença de pragas e insetos, sendo inspecionado ocasionalmente (RIO DE JANEIRO, 2011). Em geral, o período de conservação de partes de plantas secas, como folhas e flores, pode ser por um período de seis meses. Enquanto que raízes, cascas e sementes este período pode ultrapassar mais de um ano (RIO DE JANEIRO, 2011).

Com relação aos extratos obtidos, eles devem ser armazenados sob proteção e em recipientes bem fechados, capazes de evitar evaporação, absorção de umidade e, até mesmo, a degradação química devido ao oxigênio do ar. Em alguns casos, é recomendável que os reservatórios, contendo os extratos, sejam acondicionados em câmaras frias, com temperatura controlada. Também, é importante identificar o conteúdo dos recipientes, data de fabricação, lote e validade (LUCIO, 2013).

Por fim, a seleção do material de acondicionamento, principalmente, a embalagem primária (a que fica em contato direto com a matéria-prima ou o medicamento) deve ser feita de forma cuidadosa e rigorosa, já que pode causar desvios de qualidade no seu conteúdo. Comumente, embalagem é todo o material, invólucro ou qualquer recipiente que envolva um produto, por tempo determinado, e tenha como finalidade conservar as suas características durante o transporte, o armazenamento e o consumo. A Anvisa estabelece que as embalagens de produtos farmacêuticos e correlatos devem seguir algumas especificações importantes, além de cumprir com as funções de proteção, identificação, comunicação, utilidade e acondicionamento (LUCIO, 2013).

De acordo com a Farmacopeia Brasileira, as embalagens podem ser divididas nas seguintes categorias:

- Embalagem primária: está em contato direto com o conteúdo durante todo o tempo. Considera-se material de embalagem primária, por exemplo: ampola, bisnaga, envelope, estojo, flaconete, frasco de vidro ou de plástico, frasco-ampola, cartucho, lata, pote, saco de papel e outros. Não deve haver qualquer interação entre o material de embalagem primária e o seu conteúdo capaz de alterar a concentração, a qualidade ou a pureza do material acondicionado.
- Embalagem secundária: é a embalagem externa do produto, que está em contato com a embalagem primária ou envoltório intermediário, podendo conter uma ou mais embalagens primárias, possibilitando total proteção do material de acondicionamento nas condições usuais de transporte, armazenagem e distribuição. Exemplos de embalagem secundária: caixas de papelão, cartuchos de cartolina, madeira ou material plástico ou estojo de cartolina e outros.

Exercícios

1. Antes de iniciar qualquer processo de coleta do material vegetal (matéria-prima) para a produção de um fitoterápico, é recomendado fazer uma boa consulta bibliográfica na literatura científica e popular sobre o material vegetal de interesse. Com relação a esse procedimento, assinale a alternativa correta.
   a) Em geral, esta consulta não é útil para investigar técnicas de plantio da espécie vegetal.
   b) Esta consulta serve para investigar propriedades farmacológicas.
   c) Esta consulta deve ser realizada a qualquer época do ano.
   d) Em geral, esta consulta não informa sobre as propriedades químicas do vegetal.
   e) Esta consulta não serve para investigar efeitos colaterais das plantas.

2. Usualmente, a decomposição de um material vegetal pode alterar, de modo significativo, a sua composição química, devido, principalmente, à presença da umidade ou da ação de alguma enzima ou bactéria. Neste caso, para evitar a decomposição de substâncias termossensíveis possivelmente presentes no material, é recomendável qual processo?
   a) Criopreservação.
   b) Termoestabilização.

c) Uperização.
d) *Spray drying*.
e) Nebulização.

3. Geralmente, o processo de extração de um determinado material vegetal consiste na sua dissolução em um solvente orgânico ou uma mistura de solventes com a finalidade de retirar algum constituinte químico de elevado potencial terapêutico. No entanto, quando se deseja extrair substância oleosa de uma matéria-prima vegetal, qual dos métodos de extração a seguir é o mais indicado?
   a) Percolação.
   b) Maceração.
   c) Prensagem.
   d) Turbo-extração.
   e) Digestão.

4. Na maioria das vezes, a concentração da solução extrativa não é suficiente para se obter um efeito terapêutico desejado para realizar ensaios de controle de qualidade ou para produzir um medicamento fitoterápico. Para remover solventes aquosos e obter um extrato rico em constituintes termolábeis, deve-se usar qual dos seguintes processos?
   a) Evaporação simples.
   b) Evaporação lamina.
   c) Evaporação por aspersão.
   d) Liofilização.
   e) Nebulização.

5. Logo após a colheita de uma planta medicinal, inicia-se um processo de degradação enzimática que, também, pode causar a degradação de alguns constituintes químicos de interesse terapêutico. Sendo assim, qual é o melhor método de secagem e conservação de folhas de *Eucalyptus*?
   a) Evaporação por aspersão.
   b) Evaporação laminar.
   c) Evaporação simples.
   d) Liofilização.
   e) Evaporação ao ar livre.

Referências

CECHINEL FILHO, V. C.; YUNES, R. A. Estratégias para a obtenção de compostos farmacologicamente ativos a partir de plantas medicinais: conceitos sobre modificação estrutural para otimização da atividade. *Química Nova*, v. 21, n. 1, p. 99-105, 1998.

KLEIN, T. et al. Fitoterápicos: um mercado promissor. *Revista de Ciências Farmacêuticas Básica e Aplicada*, v. 30, n. 3, p. 241-248, 2009.

LUCIO, C. do. C. *Embalagens de medicamentos diretrizes para o desenvolvimento*. 2013. Tese (Doutorado)- Universidade Estadual Paulista "Júlio de Mesquita Filho", Bauru, SP, 2013.

MONTEIRO, S. da. C.; BRANDELLI, C. L. C. *Farmacobotânica*: aspectos teóricos e aplicação. Porto Alegre: Artmed, 2017.

RIO DE JANEIRO. Secretaria Municipal de Saúde e Defesa Civil. Subsecretaria de Atenção Primária, Vigilância e Promoção de Saúde. Superintendência de Atenção Primária. Coordenação de Linhas de Cuidado e Programas Especiais. *Manual de cultivo de plantas medicinais*: programa de plantas medicinais e fitoterapia. Rio de Janeiro: SMSDC, 2011. (Série B. Normas e Manuais Técnicos).

SIMÕES, C. M. O. et al. *Farmacognosia*: do produto natural ao medicamento. Porto Alegre: Artmed, 2017.

Leitura recomendada

BASSANI, V. L. et al. Desenvolvimento tecnológico de produtos fitoterápicos. *Revista Fitos*, v. 1 n. 1, p. 14-17, jun. 2005.

Métodos de extração

Objetivos de aprendizagem

Ao final deste texto, você deve apresentar os seguintes aprendizados:

- Explicar os processos de extração a frio.
- Descrever os processos de extração a quente: sistemas abertos e sistemas fechados.
- Identificar as vantagens e desvantagens dos processos de extração a frio e extração a quente.

Introdução

O Brasil é reconhecido como um dos maiores detentores da biodiversidade mundial, em que a flora e fauna possuem um grande potencial econômico e social, principalmente, devido aos seus compostos bioativos dotados de extraordinárias propriedades físico-químicas que podem ser muito úteis para a produção de nutracêuticos, alimentos funcionais e medicamentos fitoterápicos. Contudo, somente algumas destas moléculas promissoras podem ser encontradas na natureza em alta concentração. Assim, sintetizar tais substâncias em laboratório pode ser um processo muito trabalhoso e custoso, sobretudo por causa da diversidade e complexidade estrutural desses elementos.

Neste capítulo, você irá estudar os principais métodos de extração a frio e de extração a quente, comumente usados para obter compostos bioativos de qualidade e quantidade suficientes para a produção de produtos eficazes, seguros e de elevado valor reunido.

Informações gerais sobre métodos de extração

Na primeira etapa, antes de se decidir qual é o melhor método de extração a ser utilizado, é necessária uma pesquisa na literatura científica sobre as principais características físico-químicas dos constituintes do material vegetal de interesse.

Por meio desta investigação prévia, também, é possível acessar outras informações importantes sobre uso popular, potenciais efeitos terapêuticos, a correta identificação botânica e fatores ambientais que influenciam a biossíntese dos metabólitos secundários, como clima, tipo de solo e técnicas de manejo da espécie vegetal. Todas essas informações podem garantir a correta extração das moléculas bioativas de interesse farmacológico (KLEIN et al., 2009; CECHINEL FILHO; YUNES, 1998).

Saiba mais

Pesquisas revelam que é muito mais provável encontrar atividade biológica em plantas utilizadas na medicina popular do que em plantas escolhidas aleatoriamente. Em torno de 75% dos princípios ativos (morfina, emetina, vincristina, colchicina, rutina, etc.) usados, atualmente, pela indústria farmacêutica, para a produção de medicamentos, foram descobertos e isolados, a partir de informações de uso popular de plantas medicinais (CECHINEL FILHO; YUNES, 1998).

Em termos gerais, o **processo de extração** consiste na dissolução do material vegetal sólido em um solvente orgânico ou uma mistura de solventes (etanol, acetona, etc.) sob condições normais de temperatura e pressão para a retirada de alguns constituintes químicos de interesse terapêutico (SIMÕES et al., 2017).

No entanto, as pequenas variações no processo de extração, como temperatura, pressão, pH do meio e tempo de contato/passagem do solvente com o material vegetal podem ser controlados para se obter melhores resultados. Como será visto, a variação de tais parâmetros determina as principais características dos métodos de extração utilizados (SIMÕES et al., 2017; TIWARI et al., 2011).

Veja os principais parâmetros que influenciam a quantidade e a composição química de um extrato vegetal:

- métodos de extração;
- tempo de extração;
- temperatura do meio de extração;
- parte da planta utilizada;
- origem do material vegetal;
- tamanho de partícula do material vegetal;
- natureza/polaridade do solvente;
- pH do meio de extração;
- concentração de solventes.

Saiba mais

Do ponto de vista farmacêutico, o processo de extração é a separação de certos constituintes terapeuticamente ativos dos tecidos de plantas (ou de animais). Para esta finalidade, são usados solventes orgânicos específicos por meio de procedimentos padronizados. Em geral, os produtos obtidos, a partir de plantas, são misturas, relativamente, complexas de metabólitos em estado líquido, semissólido ou na forma de pó seco (após remoção do solvente) que por fim podem ser destinados à utilização oral ou externa.

Entre todos os parâmetros citados, o tipo de solvente usado no procedimento de extração, talvez, seja um dos mais importantes, principalmente, porque depende das características físico-químicas (polaridade e solubilidade) dos constituintes a serem extraídos e da finalidade do extrato obtido (uso humano ou ensaios) (SIMÕES et al., 2017).

Portanto, normalmente, um bom solvente, para extração de material vegetal, deve possuir baixa toxicidade, apresentar fácil evaporação, não formar complexos ou artefatos e facilitar a manipulação subsequente dos extratos obtidos (TIWARI et al., 2011).

Desta forma, confira os principais solventes orgânicos utilizados em métodos de extração e os respectivos metabólitos secundários presentes em plantas (TIWARI et al., 2011; CECHINEL FILHO; YUNES, 1998):

- Água: antocianinas, taninos, saponinas, terpenoides, polipeptídeos e lecitinas.
- Metanol: polifenóis, antocianinas, taninos, terpenoides, saponinas, lactonas e flavonas.
- Etanol: polifenóis, alcaloides, taninos, terpenoides e esteroides.
- Hexano: terpenos, esteroides e acetofenonas.
- Acetona: fenol e flavonoides.
- Clorofórmio: terpenoides e flavonoides.
- Acetato de etila: flavonoides, xantonas, taninos, saponinas e triterpenos.
- Diclorometano: lignanas, cumarinas, flavonoides, lactonas e triterpenos.
- Eter: alcaloides, cumarinas, terpenoides e ácidos graxos.

Lembre-se de que a maioria dos extratos brutos, obtidos a partir de vegetais, são misturas complexas constituídas por diferentes classes de substâncias químicas (metabólitos). Porém, caso o extrato bruto apresente efeitos biológicos interessantes, ainda é possível realizar uma extração mais seletiva desses extratos por meio de matrizes sólidas sintéticas (gel de sílica, resina de troca iônica, polímeros, etc.) que adsorvem, de modo seletivo, os constituintes de interesse (alcaloides, saponinas, etc.) durante a eluição de solventes orgânicos de polaridade crescente (SIMÕES et al., 2017; CECHINEL FILHO; YUNES, 1998).

Em seguida, com a intenção de identificar princípios ativos, terapeuticamente, úteis, todos os extratos semipuros, adquiridos por meio de extrações mais específicas, podem ser testados e aquele que apresentar melhor efeito biológico de interesse segue para procedimentos cromatográficos, com os objetivos de isolar e purificar tais substâncias (CECHINEL FILHO; YUNES, 1998).

Por fim, caso seja necessário, a substância purificada e identificada, ainda, pode ser modificada quimicamente ou servir de base para a síntese de uma molécula análoga mais eficiente, com menor efeito colateral ou custo inferior.

Assim, de modo resumido, durante a escolha de um método extrativo, devem ser avaliados a eficiência do processo, a estabilidade das substâncias extraídas, a disponibilidade dos meios e o custo do processo escolhido, considerando, também, a finalidade do extrato que se deseja obter. Agora, observe na Figura 1 as etapas básicas para a obtenção de princípios ativos vegetais.

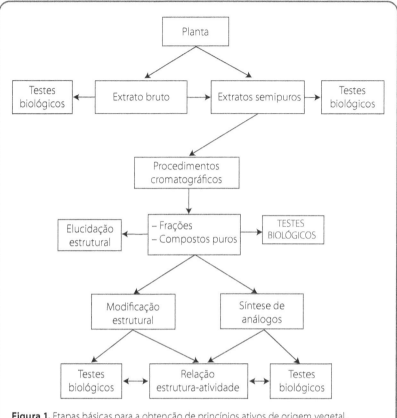

Figura 1. Etapas básicas para a obtenção de princípios ativos de origem vegetal.
Fonte: Cechinel Filho e Yunes (1998).

Fique atento

Os principais métodos de extração podem ser classificados de acordo com a sua eficiência:
- extração parcial: sem esgotamento dos constituintes da matéria-prima, com destaque para a maceração nessa categoria;
- extração exaustiva: com esgotamento dos constituintes da matéria-prima, como exemplos a percolação e a turbo-extração.

A seguir, serão apresentados os processos mais utilizados na extração de produtos vegetais e descritas as suas principais vantagens e desvantagens.

Métodos de extração a frio

Prensagem

Este método consiste na aplicação de pressão (prensa hidráulica ou contínua) a frio ou a temperatura ambiente para extrair substância líquida ou oleosa da matéria-prima vegetal de interesse. Óleo essencial de frutas cítricas, azeite de oliva, óleo de soja e vários outros são exemplos conhecidos de produtos vegetais obtidos por prensagem (SIMÕES et al., 2017).

Desta maneira, a prensagem é um método indicado para obter matéria-prima cujas propriedades naturais precisam ser preservadas, já que não utiliza solvente orgânico ou qualquer tipo de gás. Porém, em alguns casos, esta extração pode ser realizada em associação com solvente ou pressão, o que melhora, significativamente, a sua eficiência na retirada de óleo (SIMÕES et al., 2017).

A principal desvantagem desse método, além do baixo rendimento, é que durante o funcionamento da prensa pode acontecer um aumento considerável na temperatura do produto, existindo o risco de degradação de algum constituinte termossensível. Mas, isto pode ser controlado por meio de resfriamento com água (SIMÕES et al., 2017). Ainda, dependendo do material vegetal e do equipamento utilizado podem ocorrer problemas com a passagem de partículas finas para o líquido extraído, sendo necessária, então, mais uma etapa final de clarificação por centrifugação ou filtração (SIMÕES et al., 2017).

Link

Em geral, as sementes de maracujá, que são descartadas após a produção de suco ou de polpa, dão uma excelente matéria-prima para produção de óleo com grande valor para a indústria alimentícia e de cosméticos. No link, a seguir, você pode assistir a como funciona uma prensa extratora de óleo da semente de maracujá.

https://goo.gl/oMhiYP

Maceração

É um dos métodos mais utilizados devido à sua simplicidade e baixo custo, em que a extração do material vegetal pulverizado se faz em recipiente fechado, protegido da luz, temperatura ambiente durante algumas horas ou dias, sob agitação ocasional e sem renovação do solvente orgânico extrator (SIMÕES et al., 2017).

A principal desvantagem é que este método não leva ao esgotamento do material vegetal, seja em razão da saturação do líquido extrator ou pelo estabelecimento de um equilíbrio difusional entre o solvente extrator e o interior da célula vegetal. Porém, para melhorar a eficiência, é possível variar alguns fatores, como acontece, por exemplo, nos seguintes processos:

- digestão: espécie de maceração sob leve aquecimento do sistema (40 – 60°C);
- maceração dinâmica: maceração sob agitação mecânica constante;
- remaceração: o processo é repetido com o mesmo material vegetal, mas renovando o solvente extrator (SIMÕES et al., 2017).

Outra desvantagem importante do método é a sua limitação para extrair substâncias ativas pouco solúveis e quando o material vegetal apresenta elevado índice de intumescimento, o que pode favorecer proliferações microbianas indesejadas (SIMÕES et al., 2017).

Percolação

Diferente da maceração, este processo é dinâmico, pois o material vegetal, previamente, triturado e intumescido é colocado em um recipiente (percolador de vidro, aço ou PVC) sob proteção da luz e em contato com o solvente extrator por 24 horas (curto período de maceração) (SIMÕES et al., 2017).

Após esse intervalo, a extremidade inferior do recipiente é aberta e o solvente passa de forma contínua (repetidas vezes, se necessário) através do material vegetal empacotado no recipiente, arrastando consigo os componentes químicos de interesse até o seu esgotamento. No final, a solução extrativa é clarificada por filiação ou decantação (SIMÕES et al., 2017; TIWARI et al., 2011).

Comumente, a percolação é indicada para a extração de substâncias bioativas presentes em pequenas quantidades ou pouco solúveis. Assim, é importante lembrar que a eficiência desse processo depende do tamanho da partícula do material vegetal e do seu empacotamento no recipiente, bem como da dimensão do percolador (cônico ou cilíndrico) e da velocidade do fluxo (SIMÕES et al., 2017; TIWARI et al., 2011).

Como principais vantagens, podem ser citadas a obtenção de extratos mais concentrados, economia do solvente extrator e de tempo, já que é, relativamente, rápido (SIMÕES et al., 2017; TIWARI et al., 2011).

Por outro lado, a sua principal desvantagem são as elevadas quantidades de solventes orgânicos essenciais para esgotar o material vegetal. Uma maneira de solucionar este problema, é utilizar um sistema de percoladores em série, em que três ou mais percoladores são interconectados para que as frações mais diluídas de um percolador passem para o próximo, de forma contínua (SIMÕES et al., 2017; TIWARI et al., 2011).

Turbo-extração

Este método consiste na extração de material vegetal com a simultânea redução das suas partículas, o que facilita a rápida dissolução das substâncias ativas de interesse para o solvente extrator. Por esse motivo, é considerado um dos processos de extração mais simples, rápidos e capazes de promover o esgotamento da matéria-prima vegetal.

Por outro lado, a posterior filtração da solução extrativa resultante torna-se difícil (devido ao reduzido tamanho das partículas) e a geração de calor (o rotor pode atingir velocidade de até 20.000 rpm), durante o processo, restringe o seu emprego na extração de substâncias voláteis. A turbólise é um método extrativo mais indicado para certos tipos de materiais resistentes ou fibrosos, como caules, raízes ou rizomas (SIMÕES et al., 2017).

Saiba mais

Enfloração é um método de extração que já foi muito utilizado para extrair óleos voláteis, principalmente, de pétalas de flores. Apesar deste processo ser bastante demorado e relativamente caro, atualmente, continua a ser empregado, porém, apenas, por algumas perfumarias na extração de substâncias aromáticas (óleos essenciais) que não podem ser obtidas por arraste a vapor (SIMÕES et al., 2017).

Assim, este método consiste em depositar as pétalas de flores, na temperatura ambiente, sobre uma camada de gordura inodora (de origem animal), por determinado período de tempo. Em seguida, as pétalas esgotadas são substituídas por pétalas frescas até a saturação da gordura, que é tratada, posteriormente, com etanol para dissolver as moléculas de interesse. Por fim, com a evaporação do álcool, em baixa temperatura, é possível adquirir um óleo essencial, em alta concentração e com elevado valor comercial (SIMÕES et al., 2017).

Para saber uma pouco mais sobre a história da perfumaria, inclusive, sobre o método de enfloração, assista ao filme "O Perfume: a história de um assassino".

Extração a quente (sistemas abertos)

Infusão

Neste caso, a extração dos princípios ativos do material vegetal acontece, de forma estática e descontínua, durante certo período de tempo (pode variar de 2 a 30 minutos), em água fervente e recipiente tampado ou abafado. O resultado é uma solução extrativa diluída e composta por constituintes, predominantemente, solúveis e voláteis.

É mais indicado para as partes moles das plantas (folhas, flores, inflorescência e frutos), as quais devem ser, antecipadamente, cortadas ou pulverizadas, já que isso facilita a extração devido ao aumento da área superficial do material com o solvente (MONTEIRO; BRANDELLI, 2018; SIMÕES et al., 2017; TIWARI et al., 2011).

Decocção

Este método envolve manter o material vegetal em contato com um solvente em ebulição (normalmente, água) durante certo período de tempo (de 15 a 30 minutos).

A principal desvantagem é o seu caráter restritivo, sendo mais utilizado na extração de substâncias solúveis em água e resistentes ao calor. Além disso, se costuma empregá-lo para extrair constituintes bioativos das partes mais duras e de natureza lenhosa dos vegetais de interesse, como cascas, raízes, rizomas caules e sementes (MONTEIRO; BRANDELLI, 2018; SIMÕES et al., 2017; TIWARI et al., 2011).

Extração a quente (sistemas fechados)

Hidrodestilação

Ele é bastante indicado para extrair óleos voláteis de determinados vegetais frescos, em que as partes devem permanecer em contato direto com água em ebulição, enquanto o vapor de água dilata as paredes celulares e arrasta consigo o óleo de interesse (SIMÕES et al., 2017; SILVEIRA et al., 2012).

Em seguida, o vapor (que consiste na mistura de óleo e água) passa por um condensador, onde ocorre a formação de duas fases líquidas que podem ser facilmente separadas, já que são imiscíveis (óleo e água). Em geral, o *aparelho de Clevenger* é usado para este processo, principalmente, em escala laboratorial (SIMÕES et al., 2017; SILVEIRA et al., 2012).

Devido ao tempo prolongado deste método e o contato direto da matéria--prima vegetal com a água fervente, processos hidrolíticos e outras reações indesejáveis podem ocorrer. No entanto, para reduzir o tempo de extração e diminuir o risco de formação de artefatos, o processo pode ser associado ao uso de micro-ondas (SIMÕES et al., 2017; SILVEIRA et al., 2012). Na Figura 2, você pode verificar como é o referido *aparelho de Clevenger*.

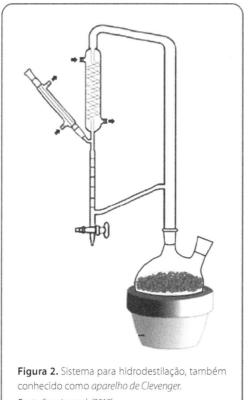

Figura 2. Sistema para hidrodestilação, também conhecido como *aparelho de Clevenger*.
Fonte: Ferreira et al. (2017).

Arraste por vapor de água

O método é recomendado para a extração de óleos voláteis de plantas frescas e, apesar de seguir, praticamente, o mesmo princípio físico-químico da hidrodestilação (óleos voláteis possuem tensão de vapor mais elevado do que a água), sua grande vantagem é que o material vegetal não fica em contato direto com a água fervente (SIMÕES et al., 2017; SILVEIRA et al., 2012).

Conforme você poderá ver na Figura 3, o vapor é produzido em um balão que flui até a parte superior do extrator, onde o material vegetal encontra-se armazenado no interior de outro balão. Em seguida, o vapor segue pelo condensador e a mistura líquida (óleo e água) pode ser, posteriormente, separada por diferença de densidade.

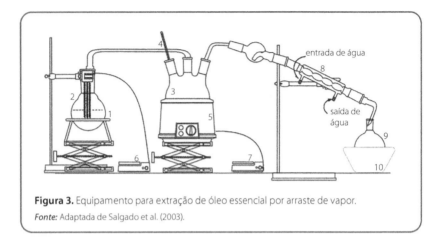

Figura 3. Equipamento para extração de óleo essencial por arraste de vapor.
Fonte: Adaptada de Salgado et al. (2003).

De modo semelhante à hidrodestilação, este método, também, pode degradar alguns constituintes termolábeis ou formar artefatos indesejáveis por causa do uso de temperaturas elevadas. Igualmente, é possível que ocorram reações hidrolíticas, além de alterações no aroma e sabor dos óleos obtidos. Muitas vezes, é necessário remover traços de água com sulfato de sódio anidro (SIMÕES et al., 2017; SILVEIRA et al., 2012).

Extração por aparelho de Soxhlet

Frequentemente, este método é utilizado para extrair determinados tipos de óleos essenciais termolábeis que não suportam aumentos de temperatura. Neste caso, se faz necessário um *aparelho de Soxhlet* e o uso de solventes orgânicos, com baixa temperatura de ebulição e baixo custo, tais como: hexano, benzeno, metanol, etanol, propanol, acetona e outros (SIMÕES et al., 2017; SILVEIRA et al., 2012).

Em termos gerais, consiste em colocar um solvente orgânico em contato com a matriz vegetal e, após um intervalo de tempo, efetuar a separação das fases, em que o óleo será obtido pela evaporação do solvente presente na fase líquida (SIMÕES et al., 2017; SILVEIRA et al., 2012).

A principal vantagem deste sistema é que a cada novo ciclo, o material vegetal entra em contato com o solvente reciclado, proporcionando uma extração eficiente e uma considerável economia de solvente, já que uma quantidade muito reduzida desse elemento é necessária (SIMÕES et al., 2017; SILVEIRA et al., 2012). Veja na Figura 4 a ilustração do *aparelho de Soxhlet*.

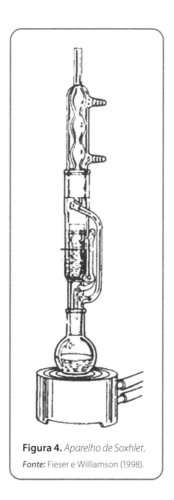

Figura 4. *Aparelho de Soxhlet.*
Fonte: Fieser e Williamson (1998).

No entanto, a desvantagem do processo é que o solvente, também, pode arrastar junto do óleo essencial de interesse, alguns contaminantes não voláteis (ceras, resinas e pigmentos) presentes no material vegetal (SILVEIRA et al., 2012). Outro inconveniente é a dificuldade para remover o solvente residual, o que demanda muita energia e aumenta o custo do processo. Além disso, solventes orgânicos podem interferir no sabor ou aroma do extrato e, até mesmo, provocar modificações químicas nas substâncias de interesse e contaminar os produtos finais (SIMÕES et al., 2017; SILVEIRA et al., 2012).

Fique atento

Cabe lembrar que a extração por Soxhlet também é considerada um tipo de percolação cíclica, conduzida sob temperatura elevada, com destilação simultânea e reaproveitamento do solvente.

Exercícios

1. Qualquer método de extração consiste na dissolução do material vegetal previamente tratado em um solvente orgânico ou uma mistura de solventes para a retirada do constituinte químico de interesse terapêutico. No entanto, para se obter melhores resultados, é possível controlar alguns parâmetros do processo. O fator a seguir que não depende diretamente do material vegetal, mas pode afetar o processo de extração é:
   a) Modo de coleta.
   b) Origem do material.
   c) Tamanho da partícula.
   d) pH do meio.
   e) Parte utilizada.

2. A decomposição de um composto bioativo, extraído de um material vegetal, pode alterar, de modo irreversível, a sua ação terapêutica. Com isso, entre as opções a seguir, qual deve ser o melhor método de extração para substâncias bioativas e termolábeis presentes nas folhas de uma determinada árvore.
   a) Percolação.
   b) Arraste por vapor de água.
   c) Hidrodestilação.
   d) Infusão.
   e) Decocção.

3. A maioria dos métodos de extração de uma matéria-prima vegetal consiste na dissolução das substâncias ativas de interesse para um solvente orgânico extrator. No entanto, quando se deseja extrair uma substância de caráter oleoso de uma determinada espécie vegetal, qual é o único método de extração que melhor atende a esse propósito?
   a) Percolação.
   b) Maceração.
   c) Prensagem.
   d) Turbo-extração.
   e) Digestão.

4. Considerando-se o método utilizado para extrair determinados tipos de óleos essenciais termolábeis com uso reduzido de solventes orgânicos que, após determinado período de tempo, em contato com a matriz vegetal, é efetuada a separação das fases, em que o composto oleoso é obtido após processo de condensação. Assim, pode-se dizer que o método descrito é:
   a) Extração por *Soxhlet*.
   b) infusão.
   c) hidrodestilação.
   d) arraste por vapor d'água.

e) decocção.
5. Um método indicado para extrair óleos essenciais de material vegetal fresco, cuja matriz deve permanecer em contato direto com água em ebulição para que o vapor da água dilate as paredes celulares e arraste consigo o composto de interesse. Posteriormente, o vapor produzido neste processo passa por um condensador para formar uma fase aquosa e outra oleosa. Essa descrição melhor condiz com o método:
a) arraste por vapor d'água.
b) hidrodestilação.
c) extração por *Soxhlet*.
d) decocção.
e) turbo-extração.

Referências

CECHINEL FILHO, V. C.; YUNES, R. A. Estratégias para a obtenção de compostos farmacologicamente ativos a partir de plantas medicinais: conceitos sobre modificação estrutural para otimização da atividade. *Química Nova*, v. 21, n. 1, p. 99-105, 1998. Disponível em: <http://www.scielo.br/pdf/qn/v21n1/3475.pdf>. Acesso em: 2 dez. 2018.

FERREIRA, D. F. et al. Oxygen introduction during extraction and the improvement of antioxidant activity of essential oils of basil, lemon and lemongrass. *Ciência Rural*, v. 47, n. 8, p. 1-7, 2017. Disponível em: <http://www.scielo.br/pdf/cr/v47n8/1678-4596-cr-47-08-e20170045.pdf>. Acesso em: 2 dez. 2018.

FIESER, L. F.; WILLIAMSON, K. L. *Organic experiments*. 8. ed. Boston: Houghton Miffl in Company, 1998.

KLEIN, T. et al. Fitoterápicos: um mercado promissor. *Revista de Ciências Farmacêuticas Básica e Aplicada*, v. 30, n. 3, p. 241-248, 2009.

MONTEIRO, S. da. C.; BRANDELLI, C. L. C. (Org.). *Farmacobotânica*: aspectos teóricos e aplicação. Porto Alegre: Artmed, 2018.

SALGADO, A. P. S. P. et al. Avaliação da atividade fungitóxica de óleos essenciais de folhas de eucalyptus sobre fusarium oxysporum, botrytis cinerea e bipolaris sorokiniana. *Ciência e Agrotecnologia*, v. 27, n. 2, p. 249-254, 2003. Disponível em: <http://www.scielo.br/pdf/cagro/v27n2/a01v27n2.pdf>. Acesso em: 2 dez. 2018.

SILVEIRA, J. C. et al. Levantamento e análise de métodos de extração de óleos essenciais. *Enciclopédia Biosfera*, v. 8, n. 15, p. 2038-2052, 2012. Disponível em: <http://www.conhecer.org.br/enciclop/2012b/ciencias%20exatas%20e%20da%20terra/levantamento%20e%20analise.pdf>. Acesso em: 2 dez. 2018.

SIMÕES, C. M. O. et al. *Farmacognosia*: do produto natural ao medicamento. Porto Alegre: Artmed, 2017.

TIWARI, P. et al. Phytochemical screening and extraction: a review. *Internationale Pharmaceutica Sciencia*, v. 1, n. 1, p. 98-106, 2011. Disponível em: <https://pdfs.semanticscholar.org/979e/9b8ddd64c0251740bd8ff2f65f3c9a1b3408.pdf>. Acesso em: 2 dez. 2018.

Leitura recomendada

GIL-CHAVEZ, G. J. Technologies for extraction and production of bioactive compounds to be used as nutraceuticals and food ingredients: an overview. *Comprehensive Reviews in Food Science and Food Safety*, v. 12, n. 1, p. 5-23, 2013. Disponível em: <https://doi.org/10.1111/1541-4337.12005>. Acesso em: 2 dez. 2018.

Métodos de análises fitoquímicas

Objetivos de aprendizagem

Ao final deste texto, você deve apresentar os seguintes aprendizados:

- Listar as diferentes reações químicas de caracterização de metabólitos secundários, de origem vegetal.
- Explicar as etapas de fracionamento, isolamento e purificação de metabólitos.
- Descrever as principais técnicas para a avaliação da presença e a quantificação dos principais metabólitos secundários: processos cromatográficos e eletroforéticos.

Introdução

As plantas medicinais são uma fonte muito rica e quase inesgotável de compostos bioativos (metabólitos secundários). Muitos têm sido alvo de pesquisas devido ao grande potencial para a produção de fitoterápicos ou, até mesmo, servir de protótipo para a produção de fármacos pela indústria farmacêutica, como os conhecidos exemplos do ácido salicílico, atropina, vincristina, quinino e muitos outros (CECHINEL FILHO; YUNES, 1998). Assim, a pesquisa fitoquímica é de grande valor, principalmente, quando faltam estudos químicos sobre espécies vegetais de interesse econômico e social.

Neste capítulo, você irá estudar os principais métodos disponíveis para a análise fitoquímica, como as clássicas reações químicas para a identificação dos grupos de metabólitos vegetais (alcaloides, flavonoides, triterpenos, etc.), bem como técnicas de isolamento, purificação e quantificação dos compostos bioativos de origem vegetal.

Aspectos gerais

A grande maioria das plantas usadas, com fins terapêuticos, possui centenas de compostos bioativos, chamados de **metabólitos secundários**. Porém, apenas alguns compostos estão presentes em maior concentração e são, geralmente, isolados e estudados por meio de métodos fitoquímicos.

É importante lembrar que a análise e prospecção de substâncias ativas, de origem vegetal, podem ser processos complexos e longos, já que o predomínio de moléculas que apresentam os melhores efeitos biológicos, encontra-se em menor proporção nas plantas medicinais (CECHINEL FILHO; YUNES, 1998). Por isso, é ressaltado que o sucesso do trabalho de pesquisa, com princípios ativos, de origem vegetal, é o seu caráter multidisciplinar, pois depende de uma ampla interação e colaboração entre profissionais de diferentes áreas, como por exemplo, a Botânica, a Química e a Farmacologia (MONTEIRO; BRANDELLI, 2018).

Neste sentido, é possível dizer que a **etnobotânica** tem a finalidade de disponibilizar informações, a partir do conhecimento gerado com o uso de certas plantas medicinais entre uma população ou comunidade. Já, a **fitoquímica** desempenha um papel fundamental na identificação, purificação, isolamento e caracterização dos possíveis compostos bioativos com elevado potencial terapêutico. Enquanto que a **farmacologia** permite avaliar, do ponto de vista biológico, alguns dos principais efeitos terapêuticos dos extratos vegetais adquiridos ou de seus constituintes químicos isolados por métodos fitoquímicos. São os ensaios biológicos que confirmam se o provável composto químico, responsável pela atividade biológica, foi realmente isolado (MONTEIRO; BRANDELLI, 2018).

O material vegetal

Um ponto fundamental, quando se decide investigar substâncias ativas de plantas por intermédio de análises fitoquímicas, consiste em obter o máximo de informações úteis geradas pelo uso popular de determinadas plantas medicinais. Afinal, o uso popular de determinada planta é um forte indício da presença de alguma substância com atividade biológica relevante (SIMÕES et al., 2017; CECHINEL FILHO; YUNES, 1998). Também, é importante iniciar a investigação com as mesmas partes da planta usadas na medicina popular, já que, em geral, a constituição química varia bastante entre as distintas partes de uma planta.

Quando possível, observar a data e as características do local da coleta, porque os fatores ambientais (edafoclimáticos) podem influenciar a biossíntese dos seus constituintes químicos, tais como o clima, o solo e a época de coleta (CECHINEL FILHO; YUNES, 1998). Como também, é recomendado verificar, previamente, a autenticidade do material vegetal que será analisado. O uso equivocado de uma amostra pode gerar resultados falsos e prejudicar toda a investigação, além de causar grande desperdício de tempo e recursos.

Saiba mais

É uma orientação que a investigação fitoquímica seja realizada, a partir de plantas medicinais usadas popularmente por alguma comunidade ou população específica, já que é muito mais provável encontrar atividade biológica nessas plantas do que em outras espécies vegetais escolhidas ao acaso. Em torno de 75% dos princípios ativos disponíveis, atualmente, para a produção de medicamentos, foram descobertos e isolados segundo informações etnobotânicas (CECHINEL FILHO; YUNES, 1998).

Fracionamento dos extratos

O primeiro passo para o isolamento de compostos bioativos de plantas é a preparação de extratos que, de modo resumido, pode ser dividido em processos extrativo a frio e extrativo a quente, de acordo com as características do material e dos objetivos desejados. Acompanhe no Quadro 1 os principais métodos de extração de material vegetal e suas respectivas características:

Quadro 1. Principais processos de extração para material de origem vegetal e seus respectivos parâmetros: temperatura, tempo e solvente

Extração a frio	Temperatura	Tempo	Solvente
Maceração	Ambiente	Variável (horas a dias)	Solventes orgânicos
Percolação	Ambiente	Variável (horas a dias)	Solventes orgânicos
Turbo-extração	Ambiente	Variável (minutos)	Solventes orgânicos
Extração a quente (Sistema fechado)	**Temperatura**	**Tempo**	**Solvente**
Infusão	Próximo da ebulição	2 a 30 minutos	Água
Decocção	Ebulição	15 a 30 minutos	Água
Extração a quente (Sistema aberto)	**Temperatura**	**Tempo**	**Solvente**
Soxhlet	Ebulição	Variável (horas)	Solventes orgânicos
Hidrodestilação	Ebulição	Variável (horas)	Água
Arraste de vapor	Ebulição	Variável (horas)	Água

Fonte: Adaptado de Simões et al. (2017) e Monteiro e Brandelli (2017).

Um aspecto comum a todos os métodos de extração por meio de solventes orgânicos, é que usam princípios físico-químicos semelhantes, como a difusão e/ou a lavagem da matriz vegetal para obtenção, justamente, dos princípios ativos de interesse (SIMÕES et al., 2017).

Além desses, existe um método alternativo para obtenção de extratos brutos, que consiste em macerar o material vegetal durante vários dias diretamente com solventes de polaridade crescente. Geralmente, este método é mais utilizado, quando não se conhece muito bem a natureza química dos metabólitos secundários presentes no material vegetal de interesse (CECHINEL FILHO; YUNES, 1998). Observe na Figura 1 o fluxograma de extração de material vegetal:

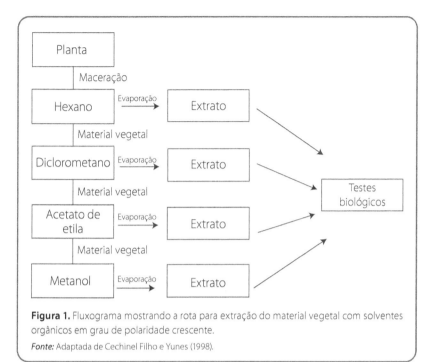

Figura 1. Fluxograma mostrando a rota para extração do material vegetal com solventes orgânicos em grau de polaridade crescente.
Fonte: Adaptada de Cechinel Filho e Yunes (1998).

Destaca-se que os extratos brutos, obtidos por algum dos métodos citados, são misturas complexas constituídas de diferentes classes de metabólitos secundários. No entanto, se o extrato bruto apresentar algum efeito biológico de interesse terapêutico, é recomendado prosseguir com uma extração mais específica (partição líquido-líquido), usando solventes orgânicos mais adequados e com polaridades crescentes.

Em seguida, para constatar a presença de um determinado composto bioativo de interesse, todos os extratos fracionados (semipuros), previamente, obtidos podem ser, de novo, testados biologicamente e/ou analisados por cromatografia analítica, por exemplo, Cromatografia em Camada Delgada (CCD) que, em geral, são ensaios simples, rápidos, reprodutíveis e de baixo custo (CECHINEL FILHO; YUNES, 1998).

Por fim, os extratos que apresentarem melhores resultados prosseguem para procedimentos cromatográficos e eletroforéticos com objetivo de purificar e quantificar tais substâncias, como será abordado a seguir (CECHINEL FILHO; YUNES, 1998). Agora, veja na Figura 2 o fluxograma de partição com solventes orgânicos:

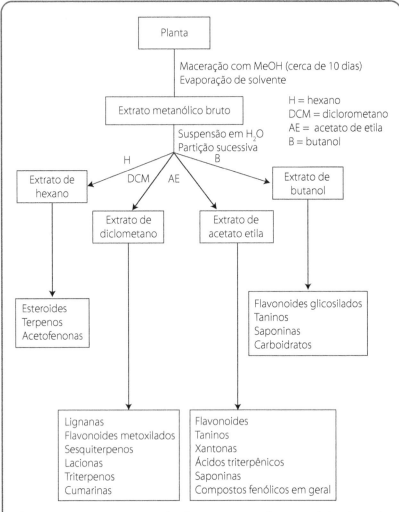

Figura 2. Fluxograma com exemplos de partição com solventes orgânicos (extração líquido-líquido) para o isolamento específico de alguns metabólitos secundários presentes em plantas.

Fonte: Adaptada de Cechinel Filho e Yunes (1998).

Reações químicas de caracterização

A caracterização e a comprovação da presença de um determinado grupo de metabólitos secundários, em um extrato de origem vegetal, podem ser realizadas de forma rápida e simples por intermédio de reações químicas clássicas, que resultam na observação de cores e/ou de precipitados característicos, como por exemplo, a reação de Liebermann-Burchar que será representada na Figura 3 (SIMÕES et al., 2017):

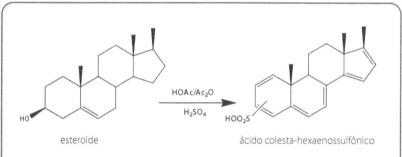

Figura 3. Reação de Liebermann-Burchard usada para detecção de um composto esteroide que pode ser observado pela coloração azul-esverdeada.
Fonte: Adaptada de Simões et al. (2017).

A principal desvantagem desta técnica é que as reações químicas não são específicas, o que pode mascarar os resultados (falso-negativos ou falso-positivos). Além disso, a interpretação dos resultados tem caráter consideravelmente subjetivo, já que depende da observação do analista (SIMÕES et al., 2017).

Apesar de muitas dessas reações serem inespecíficas para certos constituintes bioativos, existem algumas reações que, ainda, podem solucionar alguns casos imprecisos. De toda maneira, ressalta-se que as reações fitoquímicas são pouco eficazes como único método de identificação, sendo recomendada a realização de outros ensaios complementares sempre que possível. Assim, analise no Quadro 2 as principais reações químicas para identificar constituintes bioativos de plantas medicinais:

Métodos de análises fitoquímicas

Quadro 2. Principais testes químicos para caracterização de constituintes bioativos de plantas medicinais

Grupo de Metabólitos	Teste Químico	Reação Positiva
Alcalóides (Testes Gerais)	Mayer	Presença de Precipitado Branco
	Dragendorff	Presença de Precipitado Alaranjado
	Wagner	Presença de Precipitado Marrom
	Bertrand	Presença de Precipitado Branco
Alcalóides (Testes Específicos)	Otto (indólicos)	Presença de Coloração violácea a avermelhada na reação.
	Vitali-Morin (tropânicos)	Presença de coloração rósea a violeta na reação.
	Wasicky (tropânicos)	Presença de coloração avermelhada na reação.
	Murexida (púricos)	Presença de coloração rósea a violácea
Antraquinonas	Bronträger	Presença de coloração rósea ou avermelhada
Flavonoides	Shinoda	Presença de coloração rósea ou avermelhada
	$AlCl_3$	Intensificação de fluorescência em 365nm com mudança de cor para verde amarelado.
	Taubouk	Presença de fluorescência amarelado – esverdeado.
	Pew	Desenvolvimento lento de coloração vermelha.
Triterpenos Esteroides	Lieberman-Buchard	Presença de coloração azul ou verde
Glicosídeos Heterocíclicos (Testes Gerais)	Salkowsky	Presença de Coloração de amarelo a arroxeado.
	Lieberman-Buchard	Presença de coloração azul ou verde → provavelmente núcleo esteroidal
		Presença de coloração azul ou verde → provavelmente núcleo esteroidal

(Continua)

(Continuação)

Quadro 2. Principais testes químicos para caracterização de constituintes bioativos de plantas medicinais

Grupo de Metabólitos	Teste Químico	Reação Positiva
Glicosídeos Heterocíclicos (Testes Gerais)	Kedde (cardenolídeos)	Presença de Coloração castanha a avermelhada na reação.
	Keller-Killllani (desoxioses)	Presença de anel castanho a avermelhado entre as fases e coloração esverdeada na fase acética.
Saponinas	Indice Afrosimétrico	Formação de forte espuma persistente por mais de 15 min.
	Hemólise	Halo hemolítico ao redor do fragmento após 30 min.
Taninos (Gerais)	$FeCl_3$	Presença de Coloração azul → taninos hidrolisáveis ou gálicos.
		Presença de Coloração verde → taninos condensados ou catéquicos.
Taninos (Específicos)	Gelatina	Precipitação ou turvação.
	Cloridrato de Quinina (1%)	
	Acetato de Chumbo (10%)	
	Acetato de Cobre a (4%)	

Fonte: Adaptado de Sociedade Brasileira de Farmacognosia (c2009).

Isolamento e purificação de metabólitos

Análise cromatográfica

Uma vez que o extrato vegetal foi selecionado pelas técnicas de fracionamento descritas, a próxima etapa é submetê-lo aos métodos cromatográficos mais específicos, pois permitem separar, isolar e caracterizar os seus principais constituintes químicos de interesse.

De modo geral, os processos cromatográficos são divididos em **técnicas planares** e **em coluna**. Além disso, os ensaios cromatográficos têm por objetivo o isolamento de um metabólito específico (processo preparativo) ou verificar a presença e o teor deste composto em um determinado extrato (processo analítico).

Para iniciar o isolamento dos compostos bioativos dos extratos selecionados é recomendado empregar a Cromatografia em Coluna (CC), que consiste em utilizar uma coluna de vidro preenchida com matrizes sólidas sintéticas (sílica gel, alumina, celulose, poliamida ou sephadex) que adsorvem, de modo específico, os constituintes de interesse (alcaloides, saponinas, etc.) durante a eluição sucessiva de solventes orgânicos de polaridade crescente (SIMÕES et al., 2017; CECHINEL FILHO; YUNES, 1998).

As frações obtidas por meio de uma CC devem ser reunidas, segundo seu perfil cromatográfico e analisadas por CCD, que é a técnica mais indicada para caracterizar qualitativamente a presença de um determinado grupo de constituintes bioativos, principalmente, devido à sua rapidez, simplicidade operacional, reprodutibilidade e baixo custo (SIMÕES et al., 2017). Acompanhe na Figura 4 a polaridade dos principais solventes orgânicos de processos cromatográficos:

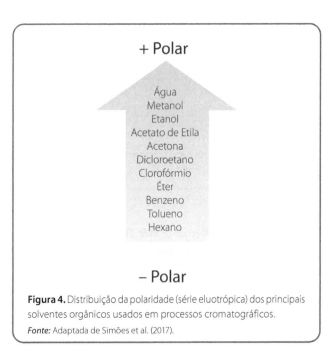

Figura 4. Distribuição da polaridade (série eluotrópica) dos principais solventes orgânicos usados em processos cromatográficos.
Fonte: Adaptada de Simões et al. (2017).

Comumente, os resultados das cromatoplacas conseguidos com o extrato de interesse, como a coloração e o posicionamento das manchas, de acordo com a eluição do solvente na placa (fator de retenção), podem ser comparados com substâncias de referência ou com dados cromatográficos descritos nas farmacopeias ou, ainda, em outras fontes bibliográficas, como artigos científicos. Você pode verificar na Figura 5 a ilustração da performance de uma CCD:

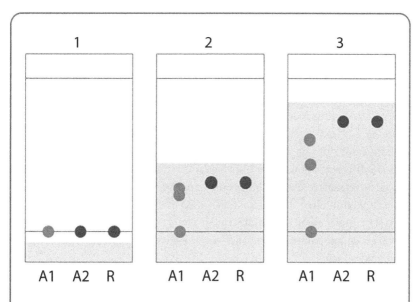

Figura 5. Performance de uma Cromatografia em Camada Delgada (CCD). De forma resumida, tem-se: 1) Cromatoplaca inserida na cuba de eluição com duas amostras de interesse (A1 e A2) e um padrão como referência (R); 2) As amostras começam a percorrer a placa conforme a eluição do sistema de solvente escolhido; 3) Ao final do processo, é possível analisar o resultado, de acordo com a posição, o número e a coloração das manchas de cada amostra.
Fonte: Adaptada de Simões et al. (2017).

Lembre-se de que para obter uma boa separação e observação das manchas correspondentes aos compostos de interesse, durante a preparação de uma CCD, é preciso ajustar algumas condições experimentais, considerando as propriedades físico-químicas de cada um dos compostos a serem analisados, tais como (SIMÕES et al., 2017):

1. fase estacionária da placa (sílica, alumina, etc.);
2. sistema de solventes orgânicos para a eluição dos compostos;
3. técnicas de detecção, física (luz UV) ou química (reagentes de derivatização).

É salientado que, atualmente, já existe a possibilidade de realizar uma CCD acoplada com detectores de massas e fase estacionária de alta resolução (HPTLC-MS), o que melhora, significativamente, a confiabilidade, a precisão e a exatidão dos resultados obtidos. Com as amostras dos extratos fracionados, é possível melhorar o processo de purificação por meio de técnicas cromatográficas mais complexas (instrumental, operacional, detectores, etc.) e específicas, como a Cromatografia Líquida de Alta Eficiência (CLAE) e a Cromatografia Gasosa (CG) (SIMÕES et al., 2017).

A CLAE é uma técnica mais indicada para analisar e quantificar amostras de matéria-prima vegetal, principalmente, devido à sua ampla compatibilidade com diversos tipos de amostras. Além disso, a CLAE permite o acoplamento com de diferentes detectores (ultravioleta, arranjo de diodos, fluorescência, índice de refração e outros). Também, é possível realizá-la de forma acoplada com Espectrômetros de Massas (EM) e de Ressonância Magnética Nuclear (RMN), o que melhorou bastante a precisão na elucidação estrutural completa de vários compostos químicos, inclusive, sem o uso de amostras de referência para comparação.

Já, quando a amostra apresenta uma composição química pouco favorável à análise por CCD ou CLEA, como extratos de plantas ricos em óleos voláteis, por exemplo, a CG é o método mais indicado. Esta técnica permite a separação e análise de misturas em que os constituintes sejam resistentes ao calor, com ponto de ebulição de até 300°C. Os principais detectores utilizados no referido método são por ionização de chama e por espectrometria de massas (impacto de elétrons) (SIMÕES et al., 2017).

Eletroforese capilar

A Eletroforese Capilar (EC) é uma técnica útil para investigar uma grande variedade de amostras, desde moléculas pequenas e mais simples, até moléculas mais volumosas e complexas, tais como: hidrocarbonetos aromáticos, alcaloides, flavonoides, ácidos fenólicos, terpenos, vitaminas hidro e lipossolúveis, amino ácidos, íons inorgânicos, ácidos orgânicos, catecolaminas, substâncias quirais, proteínas, peptídeos e outros (SIMÕES et al., 2017; QUEIROZ; JARDIM, 2001).

A principal diferença da EC, em relação às outras técnicas de purificação e caracterização, é a sua capacidade única para separar macromoléculas carregadas eletricamente de interesse biotecnológico e terapêutico (QUEIROZ; JARDIM, 2001). Ela pode ser definida como uma técnica de separação que envolve a migração diferenciada de compostos iônicos ou ionizáveis de interesse, na presença de um campo elétrico, em um capilar preenchido com uma solução tampão.

Entre as bases mais utilizadas para estas separações, tem-se (QUEIROZ; JARDIM, 2001):

- Eletroforese Capilar em Solução Livre (ECSL);
- Eletroforese Capilar em Gel (ECG);
- Eletrocromatografia Capilar Micelar (ECCM);
- Eletroforese Capilar com Focalização Isoelétrica (ECFI);
- Isotacoforese Capilar (IC).

Por meio da EC, é viável executar análises qualitativas pela comparação dos tempos de migração dos padrões com os tempos de migração das substâncias presentes na amostra de interesse. Destacando que, também, é possível fazer essa comparação entre os espectros de UV/Vis ou de massas. Já, as análises quantitativas dos compostos de interesse presentes na amostra e, em concentrações desconhecidas, são feitas por curvas de calibração (QUEIROZ; JARDIM, 2001).

- **Principais vantagens:** é uma técnica rápida, versátil, de baixo custo, com alto poder de separação (resolução) e consumo mínimo de amostras, reagentes e solventes. Além disso, oferece a possibilidade de automação e detecção on-line.
- **Principais limitações:** não serve para a determinação de compostos voláteis, não polares e de massa molar baixa, em que são melhores determinados por cromatografia gasosa. Também, não é muito adequada para a análise de polímeros não iônicos de massa molar alta e não é tão sensível quanto à cromatografia líquida de alta eficiência.

Por fim, caso seja necessário, uma vez que a substância de interesse tenha sido purificada e identificada, ainda, pode ser modificada quimicamente ou servir como base para a síntese de uma molécula análoga mais eficiente, com menor efeito colateral ou menor custo, ou seja, futuramente, esta substância poderá ser usada para produzir um medicamento inovador.

Fique atento

Segundo informou o Instituto Nacional de Pesquisa do Genoma Humano (NHGRI), para concluir o projeto Genoma Humano com uma sequência completa do DNA humano (99%), no ano de 2003, foi necessário distinguir os diversos polinucleotídeos com massas molares (por volta de 200 a 500 Daltons) que difeririam entre si por um único nucleotídeo. Para vencer esse grande desafio e executar o complexo trabalho de separação, foi necessário utilizar o grande poder de resolução da EC. Além disso, apesar do DNA humano conter cerca de três bilhões de nucleotídeos, a grande rapidez da análise proporcionada pelo método permitiu que milhares de nucleotídeos fossem sequenciados em um único dia (QUEIROZ; JARDIM, 2001).

Exercícios

1. Devido à grande biodiversidade do Brasil, há uma grande oferta de plantas medicinais e medicamentos fitoterápicos. Por isso, é muito importante verificar a autenticidade da planta que será utilizada, comparando os seus principais caracteres morfoanatômicos com ilustrações presentes em farmacopeias ou consultando alguma hexicata existente. Além disso, informações sobre cores, formas, texturas e odor característico do material, também, ajudam na correta identificação. Pode-se dizer que esse tipo de identificação do material vegetal se trata de:
   a) Análise bibliográfica.
   b) Análise microscópica.
   c) Análise macroscópica.
   d) Análise etnobotânica.
   e) Análise organoléptica.

2. Os extratos obtidos de fontes vegetais são constituídos por centenas de compostos bioativos, os chamados metabólitos secundários. Mas, apenas, alguns deles são, de fato, os responsáveis pelo efeito terapêutico de uma planta medicinal, como por exemplo os alcaloides. Para verificar a presença deles em um extrato de origem vegetal, qual dos reagentes, a seguir, é o mais recomendado para essa análise?
   a) Reagente de Brontrãger.
   b) Reagente de Lieberman-Buchard.
   c) Reagente de Bertrand.
   d) Reagente de Murexida.
   e) Reagente de Vanilla Clorídrica.

3. Durante análise de uma determinada matéria-prima, é importante ajustar algumas condições experimentais, de acordo com as propriedades físico-químicas dos compostos a serem analisados. Considerando a análise de um triterpeno, de caráter apolar, por cromatografia em camada delgada, qual dever ser a melhor fase estacionária e o reagente para sua caracterização qualitativa?

a) Fase normal e Bronträger.
b) Fase normal e Lieberman-Buchard.
c) Fase reversa e Murexida.
d) Fase normal e Bertrand.
e) Fase reversa e Lieberman-Buchard.

4. Sabe-se que as fases móveis, usadas para cromatografias por adsorção, têm dupla função: como solvente precisa solubilizar os componentes da amostra e como eluente possui a finalidade de conduzir os componentes da amostra de interesse e, ao mesmo tempo, removê-los (dessorver) da fase estacionária. Assim, observando a figura a seguir, identifique quais são as prováveis fases móveis usadas, respectivamente, nas cromatoplacas 1 e 2, compreendendo que a amostra A é um composto apolar e a amostra B é polar:

a) Metanol – Clorofórmio.
b) Hexano – Etanol.
c) Acetona – Éter.
d) Éter – Benzeno.
e) Metanol – Tolueno.

5. A Eletroforese capilar é uma técnica útil para investigar uma grande variedade de amostras, desde moléculas pequenas e mais simples, até moléculas mais volumosas e complexas. Além disso, oferece a possibilidade de automação e detecção on-line, o que a torna uma técnica rápida, versátil, de baixo custo, com alto poder, resolução e consumo mínimo de reagentes e solventes. O grande diferencial desta técnica é a possibilidade de purificar e caracterizar:
a) compostos voláteis.
b) macromoléculas apolares.
c) compostos de baixa massa.
d) macromoléculas carregadas.
e) macromoléculas neutras.

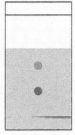
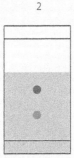

● Amostra A
● Amostra B

Referências

CECHINEL FILHO, V. C.; YUNES, R. A. Estratégias para a obtenção de compostos farmacologicamente ativos a partir de plantas medicinais: conceitos sobre modificação estrutural para otimização da atividade. *Química Nova*, v. 21, n. 1, p. 99-105, 1998. Disponível em: <http://www.scielo.br/pdf/qn/v21n1/3475.pdf>. Acesso em: 03 dez. 2018.

MONTEIRO, S. da C.; BRANDELLI, C. L. C. (Org.). *Farmacobotânica*: aspectos teóricos e aplicação. Porto Alegre: Artmed, 2018.

QUEIROZ, S. C. N., JARDIM, I. C. S. F. Eletroforese capilar. *Revista Chemkeys*, n. 8, p.1-9, 2001. Disponível em: <https://econtents.bc.unicamp.br/inpec/index.php/chemkeys/article/view/9649/5066>. Acesso em: 03 dez. 2018.

SIMÕES, C. M. O. et al. (Org.). *Farmacognosia*: do produto natural ao medicamento. Porto Alegre: Artmed, 2017.

SOCIEDADADE BRASILEIRA DE FARMACOGNOSIA. *Testes químicos para caracterização de constituintes bioativos de plantas medicinais*. c2009. Disponível em: http://sbfgnosia.org.br/Ensino/index.html. Acesso em: 27 maio 2020.

UNIDADE 2

Aspectos gerais do metabolismo primário e secundário

Objetivos de aprendizagem

Ao final deste texto, você deve apresentar os seguintes aprendizados:

- Identificar os principais metabólitos primários, suas funções e vias metabólicas.
- Descrever as funções dos metabólitos secundários.
- Explicar as relações biossintéticas entre os metabolismos primário e secundário.

Introdução

O Brasil é um país que comporta cerca de 20% de todas as espécies vegetais do planeta, distribuídas entre os biomas mais diversos e complexos que se têm conhecimento (Amazônia, Caatinga, Cerrado e Pantanal). Já foram contabilizadas, aproximadamente, 34 mil espécies, das quais 55% são endêmicas (exclusivas) do país. Porém, apesar das plantas serem o grupo de seres vivos mais bem estudados, muitas delas, ainda, continuam desconhecidas sob o ponto de vista científico. Somente uma pequena parte, por volta de 5%, foi investigada de maneira fitoquímica (SIMÕES et al., 2017; CECHINEL FILHO; YUNES, 1998).

Neste capítulo, você irá estudar os metabólitos primários e secundários mais comuns das plantas, com potencial terapêutico, bem como a relação entre as suas principais rotas biossintéticas, a importância de cada uma delas para o desenvolvimento e sobrevivência de certas espécies vegetais.

Origens e funções dos metabólitos

Um fato já conhecido é que as plantas produzem uma imensa quantidade de compostos bioativos essenciais às suas funções fisiológicas e à sua sobrevivência, eles são denominados metabólitos primários e secundários.

Os **metabólitos primários** são macromoléculas (aminoácidos, vitaminas, ácidos graxos, carboidratos, lipídeos, proteínas, ácidos nucleicos etc.) que desempenham funções vitais à vida do vegetal (fotossíntese, respiração, transporte de solutos etc.) e que se encontram presentes de forma universal, em grande concentração, nas várias espécies vegetais (SIMÕES et al., 2017; MONTEIRO; BRANDELLI, 2018).

Por outro lado, os vegetais, também, apresentam a capacidade de produzir e acumular substâncias que não são, necessariamente, vitais, ou seja, caracterizam-se apenas como compostos de diferenciação ou especialização. Assim, tais metabólitos são considerados **metabólitos secundários** e não possuem uma distribuição universal nas células vegetais, já que não são necessários a todas as plantas.

Os metabólitos secundários são produzidos e armazenados por plantas específicas e apresentam uma constituição química e metabolismo únicos. Em geral, são moléculas complexas, de baixa massa molecular e, embora, não sejam fundamentais para que uma planta complete seu ciclo de vida, garantem certas vantagens para sua sobrevivência, adaptação e perpetuação em um determinado ecossistema (SIMÕES et al., 2017; MONTEIRO; BRANDELLI, 2018). Observe na Figura 1 as principais diferenças entre os metabólitos primários e secundários dos vegetais.

Muitos metabólitos secundários já foram considerados apenas produtos de excreção das plantas, no entanto, graças à disponibilidade de novas tecnologias e ao caráter multidisciplinar da fitoquímica, descobriu-se que muitos compostos têm atividades biológicas marcantes e, normalmente, estão envolvidos em mecanismos exclusivos que garantem a sua adaptação a um determinado bioma (SIMÕES et al., 2017).

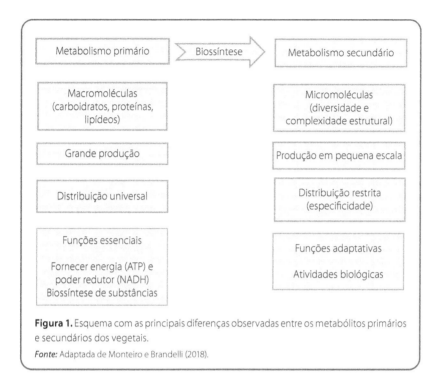

Figura 1. Esquema com as principais diferenças observadas entre os metabólitos primários e secundários dos vegetais.
Fonte: Adaptada de Monteiro e Brandelli (2018).

Por exemplo, alguns desses metabólitos secundários conferem atividades antibióticas, antifúngicas e antivirais que protegem a própria planta de patógenos ou atividade tóxica ou antigerminativa, impedindo o desenvolvimento de outras plantas que possam competir por nutrientes ao seu redor. Outros tipos de metabólitos servem como filtros solares, coibindo a absorção excessiva de luz ultravioleta pelas folhas ou, ainda, conferindo coloração diferenciada para suas flores, com a finalidade de atrair polinizadores específicos (SOUSA, 2017). Verifique na Figura 2 a disposição de algumas das principais classes de metabólitos secundários de origem vegetal.

Portanto, é ressaltado que os metabólitos secundários despertam grande interesse, não só pelas atividades biológicas próprias do vegetal e/ou induzidas por algum estímulo ambiental adverso (falta periódica de água, patógenos, mudanças de temperatura, variações de radiação etc.), como também, devido ao seu elevado potencial terapêutico para o desenvolvimento e produção de medicamentos (SIMÕES et al., 2017).

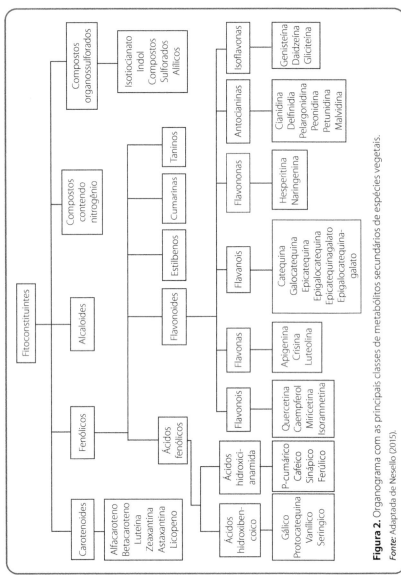

Figura 2. Organograma com as principais classes de metabólitos secundários de espécies vegetais.
Fonte: Adaptada de Nesello (2015).

Saiba mais

A oferta de água e a resistência a temperaturas extremamente baixas são os fatores climáticos que mais influenciam a distribuição dos vegetais no planeta. Por exemplo, sabe-se que a resistência ao calor está por volta de 50 a 55°C para as plantas superiores e que, em geral, os danos causados por temperaturas elevadas podem ser determinados pela morfologia da planta, distância de sua parte aérea em relação ao solo, sombreamento na base do caule, que é gerado pela própria planta e disponibilidade de água.

Muitas espécies conseguem superar situações de extremo calor, mas, nenhuma parece ser tão bem adaptada ao estresse hídrico (característico em regiões de clima seco e árido) quanto os famosos cactos do nordeste brasileiro. Por exemplo, os espinhos e a epiderme revestida por uma película resistente, ajudam a reduzir a transpiração e a perda de água. Além disso, as suas raízes são longas e profundas são aptas a retirar do solo a maior quantidade da água proporcionada pelas escassas chuvas do semiárido. Também, as suas flores são, especialmente, grandes e coloridas, o que ajuda a atrair polinizadores e dispersores de sementes, como insetos, aves ou morcegos (SIMÕES et al., 2017).

Metabolismos basal e especial

Geralmente, o metabolismo é o conjunto de reações químicas que ocorrem em um organismo vivo, inclusive, nas plantas. De acordo com a participação de determinadas enzimas específicas, tais reações metabólicas tomam certa direção, ou seja, são as enzimas que determinam as rotas metabólicas, visando a aproveitar ao máximo os nutrientes para satisfazer as exigências básicas das células. Por isso, os compostos químicos formados, degradados ou transformados por essas reações são conhecidos por **metabólitos** (SIMÕES et al., 2017).

Fique atento

Para facilitar a compreensão sobre as rotas metabólicas presentes nos seres, pode-se subdividir o metabolismo em anabolismo, catabolismo e anfibolismo.

O anabolismo compreende os processos endergônicos, ou seja, são responsáveis pela construção de substâncias de alto conteúdo energético, a partir de precursores de menor conteúdo de energia. De certa forma, o anabolismo tem caráter divergente, sendo responsável pela diversidade de biomoléculas desde as moléculas mais simples, como CO_2, H_2O e NH_3.

O catabolismo, de forma contrária ao anabolismo, possui caráter convergente, base-ado em processos exergônicos, normalmente, relacionados a processos degradativos. Por exemplo, a partir de biomoléculas complexas são produzidas substâncias simples, como CO_2, H_2O e NH_3. Em alguns casos, os processos anabólicos e catabólicos se apresentam relacionados por meio de reações reversíveis, embora estas ocorram em diferentes compartimentos celulares, com diferentes sequências químicas.

Já, o anfibolismo compreende os processos de interconversão de alguns metabólitos, em que ocorre o cruzamento das reações de degradação e de síntese com reações metabólicas sequenciais e/ou cíclicas. Por exemplo, acetil-coenzima A (acetil-CoA) é um produto comum da degradação de gorduras, carboidratos e aminoácidos. Esta molécula pode ser utilizada na cadeia respiratória, em processo de ganho de energia pela sua degradação ou, ainda, servir como substrato para a síntese de várias subs-tâncias. No entanto, este processo pode desencadear reações anapleróticas, quando os intermediários do ciclo de Krebs (acetil-CoA e outros) se esgotam e passam a ser obtidos de outras fontes que não aquelas consideradas usuais. Um bom exemplo disso é o processo de mobilização lipídica para ganho de energia (SIMÕES et al., 2017).

O **metabolismo basal** inclui todos os compostos e processos que são cruciais para o crescimento e desenvolvimento de uma espécie vegetal, sendo caracte-rizado por apresentar semelhanças universais entre os diversos organismos.

Já, o **metabolismo especial**, basicamente, se restringe a certas espécies, inclui todas as substâncias e processos de interação de um organismo com o meio ambiente e/ou diversos outros organismos, ou seja, tais metabólitos não são essenciais para o crescimento e desenvolvimento de um indivíduo.

Muitos dos metabólitos especiais derivam dos metabólitos primários que, por sua vez, se originam do metabolismo basal. Por exemplo, estruturas básicas de alguns aminoácidos podem ser encontradas incorporada às estruturas dos alcaloides. Também, é possível observar a estrutura básica do ácido acético incorporada a alguns terpenoides. É importante lembrar que muitas destas substâncias, ainda, apresentam efeitos biológicos e farmacológicos em outros seres vivos, como os seres humanos (SIMÕES et al., 2017). Acompanhe no fluxograma apresentado na Figura 3 as relações biossintéticas entre o meta-bolismo basal e especial.

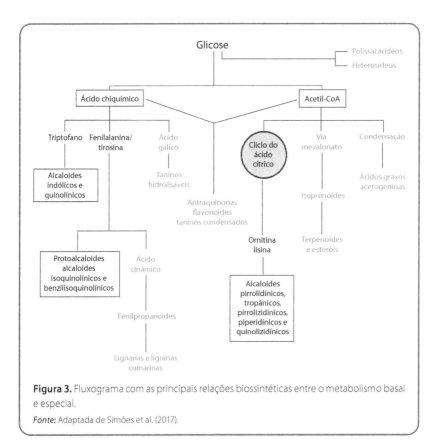

Figura 3. Fluxograma com as principais relações biossintéticas entre o metabolismo basal e especial.
Fonte: Adaptada de Simões et al. (2017).

Para facilitar o aprendizado sobre o tema, serão citadas, a seguir, algumas das principais características do metabolismo basal e especial (SIMÕES et al., 2017). O metabolismo basal é responsável pela geração de moléculas (metabólitos primários) essenciais à manutenção da vida e à reprodução das espécies, além de apresentar grande semelhança entre os organismos de plantas, animais e seres humanos, tais como:

- a constituição química do código genético (DNA) é idêntica para todos os organismos;
- todos os organismos usam os grupamentos fosfatos (p. ex., moléculas de ATP) para armazenar e transferir energia;
- as células sintetizam e armazenam substâncias similares (gorduras, carboidratos e proteínas) por meio de vias metabólicas semelhantes;

- as reações metabólicas são catalisadas por enzimas (com exceção dos ribossomos) que, em geral, apresentam estruturas tridimensionais e sequências de aminoácidos similares, além de funções semelhantes;
- existe um número limitado de compostos de baixa massa molecular que são de ampla distribuição entre os seres vivos, conhecidos como cofatores enzimáticos (tiamina, nicotinamida, flavinas etc.).
- agora, observe no Quadro 1 a origem dos metabólitos secundários, a partir dos metabólitos primários:

Quadro 1. Origem dos metabólitos secundários a partir dos metabólitos primários

Compostos do metabolismo basal	Metabólitos especiais
Açúcar (em particular, D-eritrose, D-ribose, D-glicose)	Açúcares não usuais (amino- e desoxiaçúcares metilados, açúcares com cadeia carbônicas ramificada), produtos de oxidação (ácidos urônico, aldônico e ascórbico) e produtos de redução (álcoois de açúcares,ciclitóis e estreptidina).
Metabólitos da glicólise e do ciclo de Krebs (especialmente, frutose-6-fosfato, gliceraldeído-3-fosfato, fosfoenolpiruvato)	Derivados do piridoxal, ácido láctico, glicerol e derivados C-3 da via do corismato.
Acetil-coA	Ácidos graxos incomuns, elcosanoides, derivados de ácidos graxos (n-alcanos, derivados do acetileno), policetídeos, antranoides, tetraciclinas, griseofulvina, ácidos fenólicos de fungos liquens e derivados da piridina.
Isopentenil-difosfato	Monoterpenos, sesquiterpenos, diterpenos, triterpenoides tetra- e pentacíclicos, esteroides carotenoides e cantofilas.
Chiquimato	Naftoqiompmas, antranoides (tipo alizarina), fenazina, quinolina e alcaloides quinolínicos.
Aminoácidos alifáticos	Aminas, aminoácidos metilados, ácidos hidroxâmicos, glicosídeos cianogênicos, glucosinolatos, betaínas, alcaloides tropânicos e pirrolizidínicos, conjulgados com glicina, glutamina e ornitina, derivados da S-aquil-cisteína, dicetopiperazinas e peptídeos.

(Continua)

(Contiunuação)

Quadro 1. Origem dos metabólitos secundários a partir dos metabólitos primários

Compostos do metabolismo basal	Metabólitos especiais
L-fenilalanina e L-tirosina	L-Dopa, alcaloides indólicos, fenilalquilaminas, alcaloides isoquinolínicos, melaninca, betalaína, ácido cinâmico, cumarinas, lignanas, estilbenos, flavonoides e derivados da hidroquinoa.
L-triptofano	Ácido antranílico, quinolina, alcaloides quinolínicos, acridinas, derivados do ácido nicotínico, alcaloides da ergolina, alcaloides betacarbolínicos e alcaloides de cinchona.
Purinas	Purinas metiladas, antibióticos derivados de purinas, benzopteridinas e pirrolopirimidinas.

Fonte: Adaptado de Simões et al. (2017).

Enquanto que o metabolismo especial se caracteriza por diferenças que podem ser observadas, principalmente, pelas distintas vias metabólicas presentes nos seres vivos, o que lhes confere alta variabilidade de metabólitos secundários. Assim, tal variabilidade de funções e subfuncionalizações do metabolismo especial, provavelmente, se justifiquem devido à duplicação de genes, mutações ou nova organização de genes oriundos do metabolismo basal. De modo resumido, é por meio desse processo que outras enzimas, de alta especificidade e eficiência catalítica, podem surgir, a partir de uma enzima de baixa eficiência e baixa especificidade. Lembrando, também, que a capacidade de sintetizar metabólitos especiais específicos pode ser tanto adquirida como perdida durante o processo de mutação, **variabilidade química** (SIMÕES et al., 2017).

Para classificar uma substância de baixa massa molecular como um metabólito especial, é necessário observar as seguintes características:

- apresenta distribuição restrita, sendo encontrada em alguns grupos de organismos, variando o conjunto de compostos de espécie para espécie;
- pode ser formada, apenas, durante fases específicas do desenvolvimento de uma planta.

Por isso, podem variar os teores de metabólitos especiais durante alguns estágios particulares de desenvolvimento individual ou em períodos de estresse ambiental (limitações nutricionais ou ataques de predadores), o que, também, é conhecido como **variabilidade ontogenética**.

Um bom exemplo de variabilidade ontogenética pode ser observado no óleo das folhas jovens da hortelã, que contém alto teor de mentona em relação ao de mentol. Já, no período de floração, esses teores são invertidos. Outro exemplo é o tomate, em que o fruto jovem é rico em tomatina, um alcaloide que vai sofrendo decomposição durante o seu amadurecimento.

Em outros casos, alguns tipos de metabólitos secundários só podem ser evidenciados após algum processo de indução da via metabólica ou a absorção de um composto exógeno, como as fitoalexinas que são produzidas pelas plantas, após infecção por microrganismos, porque possuem ação antimicrobiana. Outras plantas também assimilam os metabólitos fúngicos (micotoxinas) presentes no solo que, depois de sua biotransformação, são armazenados em suas folhas (SIMÕES et al., 2017).

Uma característica importante dos metabólitos especiais é que, também, costumam se depositar e armazenar em estruturas específicas dos vegetais. Por exemplo, compostos lipossolúveis são armazenados em pelos glandulares especiais ou células de óleo. Já, os compostos de natureza hidrossolúveis são armazenados em vacúolos de células especializadas. É evidenciado que os locais da síntese e do armazenamento dos metabólitos especiais são, geralmente, distintos nas plantas (SIMÕES et al., 2017).

Principais rotas biossintéticas de metabólitos especiais

Atualmente, são conhecidos cerca de 100.000 metabólitos especiais provenientes de plantas, de 5.000 a 10.000 são encontrados só nos alimentos (SIMÕES et al., 2017). De forma bem simples e didática, a origem dos principais grupos de metabólitos secundários pode ser resumida, a partir do metabolismo da glicose, por intermédio de dois intermediários principais (MONTEIRO; BRANDELLI, 2018):

- ácido chiquímico: precursor de taninos hidrolisáveis, cumarinas, alcaloides derivados dos aminoácidos aromáticos e fenilpropanoides compostos que têm em comum a presença de um anel aromático em sua constituição;

- acetato: precursor de aminoácidos alifáticos e alcaloides derivados deles — terpenoides, esteroides, ácidos graxos e triacilgliceróis.

Veja a classificação dos principais grupos de metabólitos especiais, de acordo com sua origem biossintética (MONTEIRO; BRANDELLI, 2018):

- terpenos: ácido mevalônico (no citoplasma), piruvato (no cloroplasto) e 3-fosfoglicerato (no cloroplasto);
- compostos fenólicos: ácido chiquímico e ácido mevalônico;
- alcaloides: aminoácidos aromáticos (triptofano, tirosina) que derivam do ácido chiquímico e aminoácidos alifáticos (ornitina, lisina).

Principais grupos de metabólitos especiais

Terpenos

Os terpenos pertencem ao grupo mais numeroso de metabólitos secundários, com mais de 40 mil moléculas diferentes, derivadas da via acetato-mevalonato e formadas pela condensação de unidades de isopreno (molécula de cinco unidades de carbono) (MONTEIRO; BRANDELLI, 2018).

Eles podem ser classificados conforme o número de unidades de isopreno que participam da sua estrutura química: monoterpeno (C10), sesquiterpeno (C15), diterpeno (C20) e terpenoides (derivados oxigenados dos terpenos supracitados).

Saiba mais

Acompanhe os terpenos, terpenoides e suas respectivas funções nos vegetais (MONTEIRO; BRANDELLI, 2018):
- monoterpenos: polinizar plantas atraindo insetos;
- sesquiterpenos: proteger contra fungos e bactérias;
- diterpenos: dar origem aos hormônios de crescimento do vegetal;
- triterpenoides e derivados: proteger contra herbívoros, atuar como antimitóticos, germinar sementes e inibir o crescimento das raízes.

Fenóis

Os metabólitos fenólicos são substâncias voláteis (óleos essenciais) que possuem pelo menos um anel aromático, em que, ao menos, um hidrogênio é substituído por um grupamento hidroxila, sintetizados a partir de duas rotas metabólicas principais: a via do ácido chiquímico e a via do ácido mevalônico.

Eles podem ser classificados em quatro grupos, em função do número de anéis de fenol que contêm e dos elementos estruturais que ligam esses anéis (MONTEIRO; BRANDELLI, 2018):

- ácidos fenólicos: são derivados de ácidos hidroxibenzoicos, como o ácido gálico e o ácido hidroxicinâmico;
- flavonoides: incluem flavonóis, flavonas, isoflavonas, flavanonas, e antocianidinas;
- estilbenos: o mais conhecido é o resveratrol (constituinte da uva, *Vitis vinifera*);
- taninos: são divididos em dois grupos — galotaninos e elagitaninos (ou taninos hidrolisáveis).

As funções dos compostos fenólicos são diversas, e suas ações fisiológicas se devem, em grande parte, ao fato destes metabólitos possuírem elevada capacidade antioxidante, entre outras funções, tais como: antimicrobiana, antiplaquetária, anti-inflamatória e vasodilatadora.

Além dessas funções, muitos sabores, odores e colorações presentes em frutas e verduras de uso diário na alimentação são gerados por compostos fenólicos. Diversos destes compostos são utilizados como flavorizantes e corantes de alimentos e bebidas, como o aldeído cinâmico, da canela e a vanilina, da baunilha (MONTEIRO; BRANDELLI, 2018).

No caso dos vegetais, os compostos fenólicos são necessários para protegê--los contra os raios UV, insetos, fungos, vírus e bactérias.

Alcaloides

Os alcaloides são compostos orgânicos cíclicos, que possuem pelo menos um átomo de nitrogênio em seu anel, o que lhe confere um caráter alcalino. Normalmente, estão distribuídos em angiospermas e são sintetizados no retículo endoplasmático, concentrando-se, em seguida, nos vacúolos.

Devido ao seu amplo espectro de atividades biológicas, principalmente, sobre o sistema nervoso central, constituem, ainda, uma importante classe de metabólitos secundários, muito úteis para a produção de medicamentos. No entanto, existem alguns casos de uso ilícito e perigoso dessas substâncias, como o LSD e a cocaína (MONTEIRO; BRANDELLI, 2018). Assim, confira no Quadro 2 as atividades biológicas de alguns alcaloides:

Quadro 2. Exemplos de alcaloides e suas respectivas atividades biológicas

Substâncias	Ações/Atividades
Emetina	Amebicida e emética.
Atropina escopolamina	Anticolinérgicas.
Reserpina	Anti-hipertensiva.
Quinina	Antimalárica.
Vimblastina e vincristina	Antineoplásicas.
Codeína	Antitussígena.
Cafeína e efedrina	Estimulantes do sistema nervoso central.
Teofilina	Diurética e antiasmática.
Galantamina	Inibidor seletivo, competitivo e reversível da acetilcolinesterase, auxiliando na melhora da função cognitiva em pacientes com demência do tipo *Alzheimer*.

Fonte: Adaptado de Monteiro (2017).

Exercícios

1. Muitos metabólitos secundários já foram considerados produtos de excreção das plantas, no entanto, graças à disponibilidade de novas tecnologias e ao caráter multidisciplinar da fitoquímica, descobriu-se que muitos destes compostos possuem atividades biológicas relevantes e, em geral, estão envolvidos em mecanismos que garantem a sua adaptação a um determinado bioma. Sobre os metabólitos secundários é correto dizer:
   a) são moléculas de estrutura complexa e de elevado peso molecular.
   b) são vitais para o organismo produtor, assim como, os metabólitos primários.
   c) um de seus intermediários é o chiquimato, precursor de taninos hidrolisáveis.
   d) distribuem-se de modo universal em todas as espécies vegetais.
   e) os alcaloides tropânicos derivam da rota metabólica do acetato.

2. Metabólitos secundários são produzidos pelas plantas, apresentam uma constituição química e metabolismo únicos. Frequentemente, são moléculas complexas, de baixa massa molecular e, embora, não sejam vitais para que uma planta complete seu ciclo de vida, garantem certas vantagens para sua sobrevivência, adaptação e perpetuação em um determinado ecossistema. A alternativa que relaciona corretamente um metabólito secundário ao seu respectivo precursor primário é:
   a) ácido cinâmico – cumarinas.
   b) acetil-CoA – taninos hidrolisáveis.
   c) ácido chiquímico – taninos condensados.
   d) triptofano – alcaloides tropânicos.
   e) ácido chiquímico – alcaloides pirrolidínicos.

3. Os metabólitos especiais podem se formar apenas durante fases específicas do desenvolvimento de uma planta. Por isso, os teores de metabólitos especiais costumam variar durante alguns estágios particulares de desenvolvimento ou em períodos de estresse ambiental, como por exemplo, limitações nutricionais ou ataques de predadores. Esse fenômeno é conhecido como:
   a) variabilidade ambiental.
   b) variabilidade ontogenética.
   c) adaptação morfobotânica.
   d) variabilidade etnobotânica.
   e) adaptação ecológica.

4. Os terpenos pertencem ao grupo mais numeroso de metabólitos secundários, com mais de 40 mil moléculas diferentes que são formadas pela condensação de unidades de isopreno. Sobre os terpenos, é correto afirmar que:
   a) são classificados em função do número de anéis de fenol que possuem.
   b) terpenos com seis unidades de isopreno são classificados como sesquiterpenos.

c) terpenos com duas unidades de isopreno são classificados como diterpenos.
d) os terpenos derivam da via metabólica do ácido chiquímico.
e) comumente, os diterpenos servem de base para hormônios de crescimento.

5. Os alcaloides são compostos orgânicos cíclicos, com amplo espectro de atividades biológicas, principalmente, sobre o sistema nervoso central, constituindo uma importante classe de metabólitos secundários muito úteis para a produção de medicamentos. Sobre os alcaloides é certo afirmar que:
a) apresentam caráter ácido, devido a um grupo carboxílico característico.
b) distribuem-se em angiospermas e são sintetizados no complexo de Golgi.
c) suas moléculas possuem pelo menos um átomo de nitrogênio.
d) incluem substâncias com efeito marcante no SNC, como quinina e emetina.
e) a atropina atua como antitussígeno e a codeína como anticolinérgico.

Referências

CECHINEL FILHO, V. C.; YUNES, R. A. Estratégias para a obtenção de compostos farmacologicamente ativos a partir de plantas medicinais: conceitos sobre modificação estrutural para otimização da atividade. *Química Nova*, v. 21, n. 1, p. 99-105, 1998. Disponível em: <http://www.scielo.br/pdf/qn/v21n1/3475.pdf>. Acesso em: 03 dez. 2018.

MONTEIRO, S. da C.; BRANDELLI, C. L. C. (Org.). *Farmacobotânica*: aspectos teóricos e aplicação. Porto Alegre: Artmed, 2018.

NESELLO, L. A. N. *Avaliação fitoquímica e farmacológica de plantas frutíferas silvestres selecionadas da flora catarinense*. p. 148. 2015. Tese (Doutorado em Ciências Farmacêuticas) Universidade do Vale do Itajaí, Itajaí, 2015.

SIMÕES, C. M. O. et al. (Org.). *Farmacognosia*: do produto natural ao medicamento. Porto Alegre: Artmed, 2017.

SOUSA, M. H. O. de. *Prospecção fitoquímica, identificação e avaliação da atividade microbiológica de metabólitos secundários de annona mucosa sp*. p. 85 2017. Monografia (Graduação em Química) – Universidade Federal do Maranhão, São Luís, 2017.

Alcaloides

Objetivos de aprendizagem

Ao final deste texto, você deve apresentar os seguintes aprendizados:

- Conhecer a história, a biossíntese, o papel fisiológico e farmacológico dos alcaloides.
- Descrever os métodos de extração e fracionamento.
- Identificar as propriedades farmacológicas de plantas medicinais contendo alcaloides.

Introdução

Entre os representantes do reino vegetal, as plantas são uma das melhores fontes renováveis, quase inesgotáveis de compostos bioativos (metabólitos), em que a complexidade e a enorme variabilidade química favorecem a sobrevivência e adaptação desses seres às mais distintas situações de estresse ambiental. Entre todos os metabólitos secundários, os alcaloides merecem um destaque especial, pois desempenham um papel fisiológico de grande relevância para as plantas, além do enorme potencial para a pesquisa fitoquímica e desenvolvimento de medicamentos de elevado valor econômico e social para a população.

Neste capítulo, você irá estudar os aspectos históricos, biocinéticos e as principais funções fisiológicas e farmacológicas de alguns alcaloides presentes em plantas medicinais. Também, analisará algumas técnicas para extrair e isolar os metabólitos secundários que possuem alto potencial terapêutico.

História

Também, é conhecido que, em outros períodos históricos, diversos povos antigos na China, na Índia, no Egito e na Grécia fizeram uso de plantas ricas em alcaloides, sendo as propriedades terapêuticas listadas em compêndios para o tratamento de diferentes patologias. Grandes personalidades como Hipócrates,

Aristóteles, Dioscórides, Galeno, Avicena e Paracelso tornaram-se reconhecidos pelos seus estudos sobre o potencial farmacológico de alguns alcaloides em que, posteriormente, os resultados serviram de base para vários estudos.

Além do uso medicinal, o alcaloides, também, foram aplicados em poções para rituais religiosos e para provocar intoxicações alimentares massivas, como foi o caso da ergotamina, produzida por um fungo (esporão de centeio). A coniina, atropina, estricnina e colchicina foram alguns dos alcaloides utilizados para assassinar pessoas, sobretudo antes e durante a Idade Média. Desta maneira, na epopeia grega, Circe, a feiticeira da Odisseia, usou o extrato de mandragora misturado com vinho para causar alucinações nos gregos enviados por Ulisses, fazendo com que se vissem como porcos. Ainda, várias tribos indígenas fazem uso de alcaloides como efedrina, psilocina e psilocibina por seus efeitos psicotrópicos durante seus rituais (SIMÕES et al., 2017).

Lembre-se de que a forma como essas plantas eram usadas não permitia que tais substâncias agissem de forma isolada. O isolamento de alcaloides, como a molécula da morfina, por exemplo, só foi realizado pelo farmacêutico alemão Sertürner em 1806. Todavia, esta substância só teve sua estrutura elucidada mais de 100 anos depois.

O mesmo aconteceu com diversos alcaloides isolados durante o século XIX, como estricnina (1817), cafeína (1819), colchicina (1820) e coniina (1820). Inclusive, esta última substância foi o primeiro alcaloide a ter sua estrutura química elucidada, 50 anos após seu isolamento. Foi, igualmente, a primeira estrutura alcaloídica sintetizada, em 1889. Atualmente, o isolamento e a determinação estrutural são muito mais rápidos, contando com técnicas modernas e acopladas (hifenadas) para o estudo desses metabólitos (SIMÕES et al., 2017).

Biossíntese

Apesar de todos os alcaloides (verdadeiros) apresentarem aminoácidos na sua biossíntese, a variedade e complexidade estrutural, deste grupo de metabólitos secundários, são enormes. Contudo, milhares de alcaloides, derivados de plantas com estruturas químicas diferentes, já foram isolados (SIMÕES et al., 2017).

A ampla diversidade estrutural observada entre os alcaloides está diretamente relacionada às unidades precursoras e à via biossintética. Pela via metabólica do ácido chiquímico, entre os aminoácidos precursores, destacam-se os aromáticos, como fenilalanina, tirosina e triptofano. Já, pela via do acetil--CoA, são os aminoácidos lisina e ornitina que servem como precursores biossintéticos (SIMÕES et al., 2017; MONTEIRO; BRANDELLI, 2018), como mostrado na Figura 1:

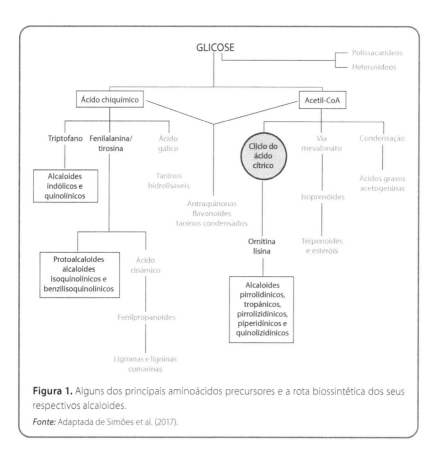

Figura 1. Alguns dos principais aminoácidos precursores e a rota biossintética dos seus respectivos alcaloides.
Fonte: Adaptada de Simões et al. (2017).

Como pode ser observado, um mesmo precursor pode dar origem a diferentes subclasses, como os alcaloides pirrolizidínicos e os alcaloides tropânicos, ambos oriundos da ornitina.

A partir dos seus precursores, diversas reações ocorrem, em geral, mediadas por enzimas, até que estes alcaloides sejam sintetizados, levando à formação de diferentes estruturas químicas. Todavia, ressalta-se que algumas dessas reações são comuns a várias vias biossintéticas. Por exemplo, existem duas reações clássicas envolvidas na biossíntese de alcaloides: a **formação da base de *Schiff* intermediária** e a **reação de *Mannich*** (SIMÕES et al., 2017), conforme ilustradas na Figura 2:

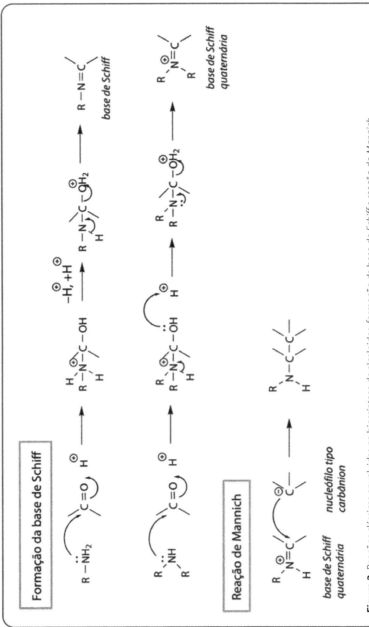

Figura 2. Reações clássicas envolvidas na biossíntese de alcaloides: formação da base de *Schiff* e reação de *Mannich*.

Fonte: Simões et al. (2017, p. 309).

Diversas estruturas de alcaloides apresentam grande semelhança com outros metabólitos secundários de plantas, justamente, porque possuem vias metabólicas comuns, tais como: via do acetato, chiquimato, mevalonato e desoxixilulose-fosfato (ou via alternativa). Nestes casos, o nitrogênio é incorporado por meio de reações de transaminação, resultando em diferentes alcaloides e recebendo a classificação de pseudoalcaloides. Um dos exemplos clássicos é a síntese dos alcaloides esteroidais.

Outros pseudoalcaloides derivados da xantina e, também, conhecidos como alcaloides purínicos são a cafeína, a teobromina e a teofilina (todas com propriedades estimulantes do sistema nervoso central). Possuem uma via sintética independente dos aminoácidos, sendo sua origem muito próxima das bases púricas adenina e guanina. As principais drogas vegetais, ricas em alcaloides purínicos, são café, mate, chá-da-índia, cola, cacau e guaraná (SIMÕES et al., 2017; SOCIEDADE BRASILEIRA DE FARMACOGNOSIA, 2009). Assim, verifique na Figura 3 a estrutura química dos pseudoalcaloides mencionados:

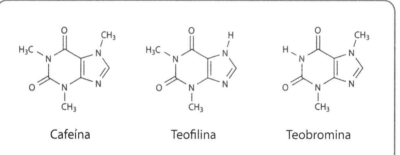

Figura 3. Alcaloides purínicos (pseudoalcaloides), derivados da xantina: cafeína, teobromina e teofilina.
Fonte: Adaptada de Sociedade Brasileira de Farmacognosia (2009).

Como foi visto, é impossível estabelecer uma única via biossintética para os alcaloides, já que diversas rotas podem originar metabólitos com grande diversidade estrutural.

Distribuição

A maioria dos alcaloides estão distribuídos em plantas superiores (angiospermas), sendo menos frequentes em pteridófitas e em gimnospermas. Porém, os alcaloides, também, se fazem presentes em organismos marinhos, fungos, bactérias e animais.

Entre as famílias que se destacam pela presença de alcaloides, podem ser citadas *Amaryllidaceae, Annonaceae, Apocynaceae, Asteraceae, Berberidaceae, Boraginaceae, Buxaceae, Celastraceae, Fabaceae, Lauraceae, Liliaceae, Loganiaceae, Menispermaceae, Papaveraceae, Piperaceae, Poaceae, Ranunculaceae, Rubiaceae, Rutaceae* e *Solanaceae*.

Com frequência, uma mesma família é capaz de biossintetizar diferentes classes de alcaloides e, por isso, muitas vezes, os alcaloides não devem servir como marcadores quimiotaxonômicos confiáveis. Contudo, em alguns casos, os alcaloides são extremamente específicos, como a morfina e a tebaína (SIMÕES et al., 2017).

Localização nos vegetais

Frequentemente, os alcaloides se acumulam em tipos celulares específicos, a partir dos quais passam a desempenhar suas funções fisiológicas. Desta forma, é possível encontrar tais metabólitos, principalmente, em tecidos mais externos, como nas epidermes, nas primeiras camadas corticais e no tegumento das sementes. Na maioria dos casos, sob a forma de sal hidrossolúvel ou em associação com taninos.

Ainda assim, os alcaloides podem ser encontrados nos mais diversos tipos celulares e, muitas vezes, são biossintetizados em diferentes estruturas e transportados até seu local de acúmulo. Por exemplo, a biossíntese do alcaloide vindolina, de *Catharanthus roseus (L.) G. Don* demanda enzimas localizadas em diferentes tipos celulares e parece seguir um fluxo do floema para a epiderme, desta última para os laticíferos e idioblastos (SIMÕES et al., 2017). A seguir outros exemplos:

- enzima Geraniol-10-hidroxilase: localiza-se no parênquima interno do floema de órgãos aéreos jovens;
- enzima Cyp72A1: encontrada nas raízes, em células próximas ao meristema apical, bem como na epiderme de órgãos que realizam fotossíntese;

- enzimas Desacetoxivindolina-4-hidroxilase e Desacetilvindolina-4-O--acetiltransferase: estão presentes, principalmente, em laticíferos e idioblastos de folhas jovens, longe da epiderme.

Papel fisiológico

É entendido que a produção de alcaloides tem um custo energético elevado para as plantas, já que a sua gênese não se trata apenas de um simples resíduo, mas, sim, de um metabólito com papel fisiológico relevante para as espécies produtoras.

Diversos estudos indicam que os alcaloides desempenham importante papel no estoque de nitrogênio e de seu transporte no organismo das plantas. Além disso, alguns alcaloides, de núcleo aromático (quinolínicos e indólicos), podem desempenhar função de proteção contra radiação ultravioleta. Algumas hipóteses, também, sugerem uma possível atividade hormonal dos alcaloides sobre o crescimento da planta (SIMÕES et al., 2017).

Uma das principais funções dos alcaloides, atribuída à capacidade de sobrevivência de muitas plantas ao longo da evolução, é a defesa química contra predadores (vertebrados, bactérias, fungos e outras plantas), produzindo perturbações neurológicas, hepatotoxidade, carcinogênese e mutagênese (MONTEIRO; BRANDELLI, 2018).

Neste sentido, alguns alcaloides interagem com diferentes alvos moleculares, modulando sua atividade e influenciando, de forma negativa, a comunicação intra e intercelular. Como consequência, o metabolismo e a função celular ficam comprometidos, podendo levar a um efeito tóxico desejado. Alguns desses alvos incluem receptores de dopamina, receptores adrenérgicos, colinesterases e monoaminoxidases que, em geral, são os mesmos alvos biológicos responsáveis pelo grande potencial terapêutico dos alcaloides (SIMÕES et al., 2017). Veja a seguir, alguns exemplos de alcaloides tóxicos de plantas, de acordo com a sua estrutura química e os seus respectivos efeitos tóxicos (MONTEIRO; BRANDELLI, 2018):

- piperidínicos, piridínicos, indólicos, quinolínicos, isoquinolínicos, indolizidínicos, tropânicos, amínicos: causam perturbações neurológicas;
- pirrolizidínicos: hepatotoxicidade, carcinogênese e mutagênese.

Propriedades físico-químicas

Normalmente, os alcaloides isolados se apresentam na forma sólida, como cristais, raramente coloridos. No entanto, alguns exemplos de alcaloides não oxigenados, como nicotina e coniina, são líquidos em temperatura ambiente (SIMÕES et al., 2017).

Quando em sua forma básica, são insolúveis ou pouco solúveis em água e solventes de alta polaridade. Já, em solventes de baixa polaridade, são extremamente solúveis. Contudo, em meio ácido, poderão ficar *protonados* e, como resultado, ser mais solúveis em água e solventes de alta polaridade. Além disso, os alcaloides podem formar sais, como cloridratos, sulfatos e maleatos, o que, também, permite sua dissolução em meio aquoso. Muitas vezes, esta forma de sal é a escolhida para o armazenamento de alcaloides, uma vez que, quando cristalizados, apresentam boa estabilidade.

Diante do exposto, é possível relacionar a solubilidade dos alcaloides a partir de seu caráter básico, que está diretamente vinculado à disponibilidade do par eletrônico livre do nitrogênio. Assim, quando disponível em meio básico, os alcaloides serão mais solúveis em solventes orgânicos de baixa polaridade (hexano, clorofórmio etc). Quando pouco disponível, em meio ácido, serão mais solúveis em solventes de alta polaridade (água, metanol, etanol etc.) (SIMÕES et al., 2017).

Portanto, a basicidade dos alcaloides é uma propriedade que pode ser controlada pela disponibilidade do par eletrônico do seu nitrogênio. Por exemplo, a presença de grupos doadores de elétrons, próximos ao nitrogênio, aumenta a basicidade, enquanto que grupos elétron-atraentes diminuem a disponibilidade do par eletrônico e, como resultado, a basicidade.

Em outros casos, quando o nitrogênio participa de um sistema de ressonância em um heterociclo, o par eletrônico estará menos disponível, consequentemente diminuindo a basicidade. Por esse motivo, alguns alcaloides podem apresentar caráter neutro ou até ácido (SIMÕES et al., 2017).

Importante lembrar que o conhecimento das características físico-químicas dos alcaloides é fundamental para compreender melhor os métodos de extração e de análise, já que estão diretamente relacionados à disponibilidade do par eletrônico do seu nitrogênio.

Propriedades farmacológicas

Os alcaloides são metabólitos secundários reconhecidos por sua vasta gama de atividades farmacológicas que, em geral, estão diretamente relacionadas à sua estrutura química. Assim, apresentam a característica de neurotransmissores, demonstrando papel de regulação, estimulação e indução de funções, de acordo com a sua capacidade para interagir com determinados alvos biológicos (SIMÕES et al., 2017).

Alcaloides quinolínicos

Alguns alcaloides quinolínicos apresentam efeito antiparasitário, como é o caso da quinina e seus derivados. As cascas de quina (*Chinchona* ssp.) têm sido utilizadas desde o século XVII em distúrbios gastrintestinais, no tratamento da malária e no controle de arritmias.

A camptotecina é outro alcaloide quinolínico obtido da espécie chinesa *Camptotheca acuminata Decne* e apresenta grande importância no desenvolvimento de fármacos anticâncer, como o topotecano e o irinotecano.

Ultimamente, outros alcaloides quinolínicos, substituídos na posição 2, têm despertado grande interesse por apresentarem acentuada atividade leishmanicida. Estudos com chimanina B e chimanina D apresentaram atividade marcante contra formas promastigotas de *Leishmania braziliensis* (SIMÕES et al., 2017).

Alcaloides isoquinolínicos

Estes alcaloides são encontrados em diferentes espécies vegetais e, na maioria das vezes, são responsáveis pelas propriedades farmacológicas das mesmas drogas. Seus extratos têm sido aplicados em formulações farmacêuticas diversas ou na obtenção de alcaloides isolados (SIMÕES et al., 2017). Assim tem-se:

- papoula (*Papaver somniferum*): antiespasmódica;
- ipeca (*Carapichea ipecacuanha*): expectorante;
- curare (*Chondrodendron tomentosum*): bloqueador neuromuscular.

Alcaloides tropânicos

São metabólitos representados pela hiosciamina, atropina, escopolamina e cocaína. Em geral, inibem as ações da acetilcolina em efetores autônomos inervados pelos nervos pós-ganglionares colinérgicos, bem como, na musculatura lisa que é desprovida de inervação colinérgica. Os agentes muscarínicos, usualmente, têm pouco efeito sobre as ações da acetilcolina em receptores nicotínicos.

Na junção neuromuscular, em que os receptores são nicotínicos, há necessidade de doses extremamente altas de alcaloides tropânicos para produzir algum grau de bloqueio. É provável que a maioria dos efeitos dos alcaloides tropânicos no sistema nervoso central, em doses frequentes, seja atribuível às suas ações antimuscarínicas centrais. Em doses altas ou tóxicas, os efeitos centrais, dos referidos alcaloides, consistem em estimulação seguida por depressão (SIMÕES et al., 2017).

Alcaloides indólicos

Este grupo de alcaloides apresenta atividades farmacológicas importantes e diversas plantas que os contêm são consideradas tóxicas devido à sua potente atividade. Muitos alcaloides indólicos atuam como agonistas ou antagonistas parciais nos receptores α-adrenérgicos, serotoninérgicos, colinérgicos e dopaminérgicos. As diferentes atividades ocorrem por causa, aparentemente, das interações com os vários receptores e da maneira como cada alcaloide interage com cada um deles.

Por exemplo, alcaloides indólicos, como psilocibina, N-dimetiltriptamina, LSD e derivados do harmano possuem marcante atividade alucinógena. Todos estes compostos interagem, especificamente, com os receptores serotoninérgicos 5-HT2A (SIMÕES et al., 2017).

Outros alcaloides indólicos atuam, especialmente, no sistema cardiovascular, como os alcaloides do esporão do centeio (ergotamina), ioimbina, reserpina e ajmalicina. A atividade desses compostos é resultado de uma interação complexa com os receptores α-adrenérgicos, serotoninérgicos e dopaminérgicos.

Além dessas atividades, alguns alcaloides indólicos possuem atividade antitumoral como elipticina e olivacina que inibem a síntese de DNA, RNA e proteínas, provavelmente, por intercalação na dupla-hélice do DNA e por ligação com ácidos nucleicos. Porém, devido à alta toxicidade, estes compostos não são usados clinicamente.

Contudo, os alcaloides diméricos, vincristina e vimblastina, são usados no tratamento de vários tipos de câncer, já que causam parada da divisão celular durante a metáfase em função de sua ligação específica com a tubulina, inibindo a sua polimerização (SIMÕES et al., 2017).

Alcaloides purínicos (metilxantinas)

Os compostos apresentam um amplo espectro de atividades farmacológicas, agindo sobre os sistemas nervoso central, cardiovascular, renal, digestório, imunológico e, também, sobre o metabolismo de carboidratos e lipídeos. Por isso, tais substâncias podem ser empregadas com diferentes finalidades terapêuticas, como por exemplo (SIMÕES et al., 2017):

- sistema nervoso central: são estimulantes, facilitam a atividade cortical, inibem o sono, diminuem a sensação de fadiga, estimulam os centros respiratórios e vasomotores bulbares;
- sistema cardiovascular: possuem ação inotrópica positiva, aumentam a frequência e os débitos cardíaco e coronariano. A teofilina possui efeito mais marcante. A cafeína causa vasoconstrição do sistema vascular cerebral e vasodilatação periférica, agindo, ainda, como vasodilatador coronariano periférico;
- musculatura lisa: a teofilina, de forma menos acentuadamente, e a teobromina induzem um relaxamento não específico da musculatura brônquica, das vias biliares e dos ureteres;
- musculatura estriada: estimulam a contração, reduzindo a fadiga muscular;
- diurese: a teobromina e a teofilina aumentam o débito sanguíneo renal e a filtração glomerular, possuindo uma atividade diurética notável.

Comumente, o mecanismo de ação desses fármacos envolve a indução do acúmulo de Adenosina Monofosfato Cíclico (AMPc) mediante inibição da atividade da enzima fosfodiesterase, a mobilização do cálcio intracelular e o bloqueio de receptores de adenosina (A1 e A2).

Ressalta-se que os alcaloides são uma classe de metabólitos extremamente versátil, suas propriedades podem variar apenas com uma pequena modificação de pH.

Métodos de extração e fracionamento

A extração dos alcaloides, a partir de uma matéria-prima vegetal, geralmente, envolve duas etapas:

1. Extração por meio de solventes orgânicos para a obtenção de um extrato bruto com os metabólitos de interesse. Esta primeira etapa é realizada mediante maceração ou extração por *Soxhlet* (SIMÕES et al., 2017; CECHINEL FILHO; YUNES, 1998);

2. Etapa de fracionamento (*clean-up*), cuja finalidade é obter uma fração enriquecida/concentrada com os metabólitos de interesse, livre de impurezas/interferentes. De forma usual, esta etapa se realiza por meio de partição líquido-líquido (solventes orgânicos, em geral, imiscíveis), em funis de separação (SIMÕES et al., 2017; CECHINEL FILHO; YUNES, 1998).

Ambas as etapas descritas usam como fundamento básico as características de solubilidade dos metabólitos secundários em meio aquoso (na forma de sal) e em meio orgânico (em sua forma de base). Para a obtenção de uma fração enriquecida/concentrada com os alcaloides de interesse, existem duas estratégias clássicas: na primeira os alcaloides são obtidos na forma de sal e, na segunda, os alcaloides são extraídos na forma de base (SIMÕES et al., 2017).

Obtenção de sais de alcaloides

Inicialmente, o material vegetal pulverizado deve ser desengordurado com um solvente de baixa polaridade (hexano ou éter de petróleo). Em seguida, o material é submetido à extração com água acidificada (ou uma solução hidroalcoólica acidificada) para obter um extrato com os sais de alcaloides. Para purificação, normalmente, a fase aquosa é alcalinizada e particionada com um solvente orgânico de baixa ou média polaridade, a fim de adquirir seletivamente os alcaloides como bases livres. Logo, uma fração enriquecida em alcaloides será obtida após evaporação do solvente em rotavapor (SIMÕES et al., 2017). Confira na Figura 4 um esquema com a extração de alcaloides em forma de sal e com base livre:

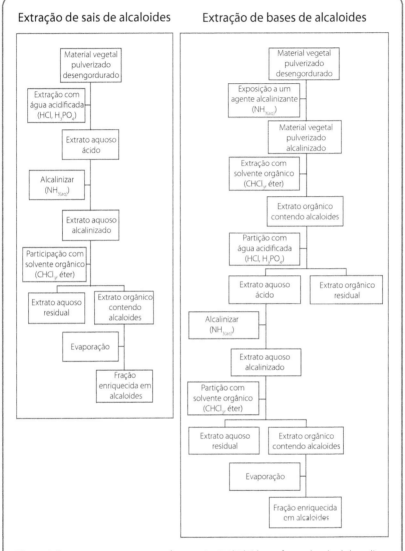

Figura 4. Esquema com os processos de extração de alcaloides na forma de sal e de base livre.
Fonte: Adaptada de Simões et al. (2017).

Também, é possível alcançar o extrato bruto do material vegetal com um solvente de alta polaridade, como metanol ou misturas hidroalcoólicas. Assim, em seguida, o extrato bruto seco é retomado em água acidificada (HCl 1M) e submetido à partição com solventes de baixa polaridade (para eliminar resinas e outros interferentes apolares). Para finalizar, o extrato ácido é alcalinizado e, novamente, particionado com um solvente orgânico que, após sua evaporação, dá origem à fração rica em alcaloides (SIMÕES et al., 2017).

Obtenção de bases de alcaloides

Neste caso, o material vegetal pulverizado, ainda, deve ser desengordurado com um solvente apolar e, em seguida, umidificado com uma solução aquosa alcalina para liberar os alcaloides. A mistura é submetida a partir de extração, com o uso de um solvente orgânico, como clorados e éter etílico. Este solvente orgânico é submetido a uma partição (líquido-líquido), utilizando-se como fase aceptora, uma solução aquosa ácida que vai extrair os alcaloides na forma de sal, deixando outros interferentes neutros na porção orgânica.

Por fim, a porção aquosa ácida, contendo os sais de alcaloides, é alcalinizada e particionada frente a um solvente de baixa polaridade, fazendo com que, novamente, os alcaloides migrem na forma de base livre para a fase orgânica, a qual deve ser evaporada (sob pressão reduzida) para se obter a fração enriquecida com os alcaloides de interesse.

É destacado que alguns cuidados precisam ser observados durante o processo de extração, por exemplo, a exposição prolongada de alguns alcaloides, a bases fortes, pode levar à sua degradação (hidrólise de ésteres) (SIMÕES et al., 2017).

A decomposição de alcaloides fotossensíveis é acelerada na presença de clorofórmio. Já, o diclorometano pode reagir com nitrogênios terciários, resultando em alcaloides quaternários insolúveis, em solventes orgânicos. Também, a presença de peróxidos, oriundos de éteres, pode oxidar os alcaloides.

Além dos métodos clássicos descritos, existem outros métodos mais modernos para a extração de alcaloides, que oferecem melhor economia de tempo e de solventes, apesar do alto custo de aquisição de alguns dos equipamentos necessários (SIMÕES et al., 2017). Entre eles, podem ser citados:

- extração por ultrassom: as ondas ultrassônicas promovem a lise celular, liberando o conteúdo metabólico no solvente extrativo. Este método eleva a temperatura, o que pode degradar alguns alcaloides;

- extração por micro-ondas: o uso de temperatura, também, pode degradar os alcaloides de interesse;
- extração por fluído supercrítico: promove a extração dos alcaloides do material vegetal por meio de solvente pressurizado.

Os processos de fracionamento por intermédio de partição (líquido-líquido) evoluíram e, atualmente, podem ser realizados por membrana líquida e chip microfluídico. Entretanto, a técnica moderna mais usada para a etapa de *clean-up,* envolve o uso de extração por meio de matrizes sólidas sintéticas (fase reversa C18 e resina de troca iônica) que adsorvem, de modo seletivo, os alcaloides de interesse durante a eluição de solventes orgânicos, geralemente, solventes polares em meio alcalino (SIMÕES et al., 2017).

Análise química

Uma técnica clássica para analisar a presença de alcaloides é a Cromatografia em Camada Delgada (CCD), em que o objetivo é avaliar, de forma qualitativa, a fração da amostra de interesse. Também, é possível avaliar tais metabólitos, de maneira quantitativa, por técnicas de densitometria e com o uso da CCD de alta eficiência (SIMÕES et al., 2017; CECHINEL FILHO; YUNES, 1998).

Entre as fases estacionárias mais usadas, destacam-se a sílica e a alumina. É evidenciado que, em alguns casos, é recomendado adicionar algum agente alcalinizante durante a eluição, como amônia, para garantir que os alcaloides permaneçam na forma de base (SIMÕES et al., 2017; CECHINEL FILHO; YUNES, 1998).

Normalmente, são utilizadas misturas de solventes de baixa e média polaridade, como hexano/acetato de etila. Para caracterizar e visualizar a presença desses metabólitos secundários, a exposição à luz (UV 254 nm e 365 nm) pode ser empregada, bem como aspersão das cromatoplacas com reagentes específicos, como por exemplo, o reagente de *Dragendorff* (SIMÕES et al., 2017). Veja a seguir, as principais reações gerais e específicas para caracterização de alcaloides:

Reações gerais:

- reação de *Mayer*;
- reação de *Dragendorff*;
- reação de *Wagner*;
- reação de *Bertrand*.

Reações específicas:

- reação de *Otto* (lindólicos);
- reação de *Vitali* (tropânicos);
- reação de *Wasicky* (tropânicos).

Outra opção para a caracterização de alcaloides, é o uso de técnicas de cromatografia líquida, em que os alcaloides são eluídos em colunas de fase reversa C18. Ao sistema de solvente (fase móvel), é recomendado adicionar algum modificador de pH para garantir que a maioria dos metabólitos esteja na sua forma de base (em meio alcalino) ou protonados (em meio ácido), de acordo com o objetivo da análise.

Embora, grande parte das análises o meio ácido seja selecionado como fase móvel, em alguns casos é adicionada amônia para garantir uma melhor separação. Por outro lado, quando a eluição é realizada em meio ácido, ácidos fórmico, acético e trifluoroacético são as principais escolhas. O uso de fases móveis acidificadas faz com que a retenção dos alcaloides diminua (em fase reversa), comumente, aumentando a simetria de pico e a eficiência do sistema (SIMÕES et al., 2017).

Exercícios

1. Para a obtenção de uma fração concentrada com alcaloides de interesse, existem duas estratégias clássicas: na primeira, os alcaloides são obtidos na forma de sal e, na segunda, os alcaloides são extraídos na forma de base. Sobre a extração de alcaloides é correto afirmar que:
   a) Para a partição líquido-líquido usa-se funil de separação e solventes miscíveis.
   b) O processo de *clean-up* serve para retirar possíveis impurezas do extrato.
   c) Os alcaloides são solúveis como bases livres em solventes polares, por exemplo metanol.
   d) Na forma de sais, alcaloides tropânicos são solúveis em solventes apolares.
   e) A presença de peróxidos, oriundos do clorofómio, podem oxidar os alcaloides.

2. Os alcaloides produzidos pelas plantas apresentam uma constituição química complexa e são biossintetizados de forma única. São moléculas complexas, de baixa massa molecular e, embora, não sejam vitais para a vida das plantas, podem garantir certas vantagens para a sobrevivência delas em biomas adversos. Sobre a biossíntese dos alcaloides é correto afirmar:

a) A fenilalanina e ornitina são precursores biossintéticos pela via do acetil-CoA.

b) A tirosina e triptofano são precursores biossintéticos pela via do chiquimato.

c) Os alcaloides indólicos e os tropânicos derivam do aminoácido ornitina.

d) Quando o nitrogênio é incorporado por transaminação, resulta em alcaloides purínicos.

e) As reações clássicas de *Schiff* e de *Mayer* participam da biossíntese dos alcaloides.

3. Os alcaloides compreendem um grupo de compostos orgânicos complexos, cíclicos e que possuem pelo menos um átomo de nitrogênio em sua estrutura química, conferindo-lhes um caráter alcalino. Sobre os alcaloides é possível dizer:

a) A reação de *Mannich* é utilizada para caracterizar alcaloides tropânicos.

b) São moléculas de estrutura complexa e de elevado peso molecular.

c) São vitais para a vida das plantas, assim como os metabólitos primários.

d) A reação clássica de *Wasicky* está envolvida na biossíntese de alcaloides.

e) Os alcaloides quinolínicos derivam do triptofano.

4. Embora os alcaloides tenham o seu benefício reconhecido pela utilização medicinal, algumas substâncias apresentam restrições devido a efeitos intoxicantes, quando consumidos. Assim, entre os alcaloides a seguir, qual deles era utilizado como veneno:

a) Teobromina.

b) Coniina.

c) Quinina.

d) Camptotecina.

e) Vimblastina.

5. Os alcaloides são compostos orgânicos cíclicos, com amplo espectro de atividades biológicas, principalmente, sobre o sistema nervoso central, constituindo uma importante classe de metabólitos secundários muito úteis para a produção de medicamentos. Sobre os alcaloides é certo afirmar que:

a) Apresentam caráter ácido devido a um átomo de nitrogênio.

b) Os alcaloides derivam de ácidos graxos e têm um nitrogênio em heterociclo.

c) A tebaína, um alcaloide tropânico, serve como marcador quimiotaxonômico confiável.

d) A atropina é um alcaloide tropânico usado como antídoto contra inseticidas.

e) Alcaloides quinolínicos, como a emetina, possuem efeito amebicida.

Referências

CECHINEL FILHO, V. C.; YUNES, R. A. Estratégias para a obtenção de compostos farmacologicamente ativos a partir de plantas medicinais: conceitos sobre modificação estrutural para otimização da atividade. *Química Nova*, v. 21, n. 1, p. 99-105, 1998. Disponível em: <http://www.scielo.br/pdf/qn/v21n1/3475.pdf>. Acesso em: 03 dez. 2018.

MONTEIRO, S. da C.; BRANDELLI, C. L. C. (Org.). *Farmacobotânica*: aspectos teóricos e aplicação. Porto Alegre: Artmed, 2018.

SIMÕES, C. M. O. et al. (Org.). *Farmacognosia*: do produto natural ao medicamento. Porto Alegre: Artmed, 2017.

SOCIEDADE BRASILEIRA DE FARMACOGNOSIA. *Alcaloides púricos*. 2009. Disponível em: <http://www.sbfgnosia.org.br/Ensino/drogas_com_alcaloides_puricos.html>. Acesso em: 03 dez. 2018.

Leitura recomendada

LECOUTEUR, P.; BURRESON, J. *Os botões de napoleão*: as 17 moléculas que mudaram a história. São Paulo: Zahar, 2006.

Polissacarídeos, resinas e lignanas

Objetivos de aprendizagem

Ao final deste texto, você deve apresentar os seguintes aprendizados:

- Reconhecer a classificação e os tipos de polissacarídeos.
- Descrever as propriedades e aplicações clínicas dos polissacarídeos.
- Identificar a terminologia, a classificação, a biossíntese e as atividades biológicas dos produtos resinosos e dos lignoides.

Introdução

Os polissacarídeos são essenciais para a existência de todos os organismos, na mesma proporção estão os produtos resinosos e os lignoides que são fundamentais para o desenvolvimento dos vegetais, como também, para evitar a perda de substâncias vitais e ataques por patógenos ou predadores.

Neste capítulo, você irá estudar a classificação e os tipos de polissacarídeos, conhecer as suas propriedades e aplicações clínicas, além da classificação, biossíntese e atividades biológicas dos produtos resinosos e dos lignoides.

Classificação e tipos de polissacarídeos

Os polissacarídeos são polímeros de alta massa molecular, resultantes da condensação de mais de 20 unidades de monossacarídeos. Eles diferem entre si na identidade das unidades monossacarídicas que possuem, além do tipo e sequência de ligação que fazem, como, ainda, no comprimento, grau de ramificação e conformação espacial de suas cadeias (NELSON; COX, 2014; SIMÕES et al., 2017).

Apresentam ampla distribuição na natureza e são constituintes vitais de todos os organismos vivos. Desempenham várias funções importantes nos sistemas biológicos, como estrutural (celulose, quitina, dextranos, agarose, hemicelulose e pectinas), de reserva (amido, glicogênio, frutanos, mananos, galactomananos, xiloglucanos), formadores de hidrogéis (mucilagens), entre outras (SIMÕES et al., 2007; NELSON; COX, 2014).

Os polissacarídeos são macromoléculas que podem ser classificados conforme sua constituição química, segundo sua solubilidade em água ou de acordo com o tipo de cadeia (SIMÕES et al., 2017).

Pela constituição química (tipo de açúcar) são divididos em (SIMÕES et al., 2017):

- **homogêneos ou homoglicanos:** resultantes da condensação de um grande número de moléculas do mesmo açúcar, como o amido e a celulose que são polímeros de glicose;
- **heterogêneos ou heteroglicanos:** formados pela condensação de diferentes tipos de açúcares, como o caso das gomas, mucilagens e pectinas.

Levando-se em conta a sua solubilidade em água, estas macromoléculas podem ser (FUKUDA et al., 2009; FIBRA..., 2012; DEXTRINA, 2017; SIMÕES et al., 2017):

- **solúveis:** gomas, mucilagens, pectinas, hemicelulose (algumas) e beta-glucanas (maioria);
- **insolúveis:** celulose, hemicelulose (maioria), beta-glucanas (minoria) e quitina.

Pelo tipo de cadeia são classificados em (SIMÕES et al., 2017):

- **lineares;**
- **ramificados.**

Veja a seguir, formas de se originar os principais tipos de polissacarídeos:

Bactérias

Dextranos: são homopolímeros ramificados de glicose de alta massa molecular (4 a 5 x10^7), elaborados por uma enzima exocelular (dextrano-sucrase) de diferentes bactérias dos gêneros *Leuconostoc*, *Lactobacillus* e *Streptococcus*. Dextranos de interesse comercial contêm cerca de 95% das unidades de glicose unidas por ligação α-(1$\rightarrow$ 6) e 5% por ligações α-(1$\rightarrow$ 3). São atóxicos, totalmente eliminados pelo organismo por excreção renal (SIMÕES et al., 2017);

Goma xantana: esta goma é elaborada pela bactéria *Xanthomonas campestris*. É um heteroglicano com massa molecular de 1 x 10^6 que apresenta uma cadeia linear de unidades de glicose através de ligações β-(1$\rightarrow$ 4), com ramificações trissacarídicas, constituídas de ácido glicurônico, manose e glicose (SIMÕES et al., 2017);

Gelana: é um heteropolissacarídeo obtido de *Sphingmonas elodea* constituído de ácido glucurônico, glucose, ramnose, com grupos acetato e glicerato na sua estrutura (CUNHA; PAULA; FEITOSA, 2009).

Algas

Alginas: nas algas pardas dos gêneros *Laminaria*, *Fucus*, *Ecklonia*, *Aschophyllum* e *Macrocystis* são encontradas alginatos e ácido algínico. Os alginatos são extraídos de várias espécies de algas marinhas pardas, em que agem como componente estrutural na parede celular e nos espaços intracelulares, promovendo rigidez e, ao mesmo tempo, flexibilidade à parede celular, compreendendo cerca de 40% da matéria seca destes organismos, onde eles existem como o sal misto de cálcio-sódio-potássio do ácido algínico. O ácido algínico, por sua vez, é insolúvel na água em temperatura ambiente, tornando-se solúvel em temperaturas elevadas. Portanto, os sais de sódio, cálcio e potássio, do ácido algínico, solúveis em água são os preferidos para o uso na indústria de alimentos. O composto mais usado é o alginato de sódio. A estrutura do ácido algínico consiste de cadeias lineares de resíduos de ácido β-D-manurônico unidos por ligações tipo (1$\rightarrow$4) e resíduos de seu epímero, além do ácido α-L-gulurônico, em várias proporções. Estes resíduos estão arranjados em forma de blocos de ácidos manurônico ou gulurônico, ligados de forma que a sequência dos resíduos na molécula seja alternada (GARCIA-CRUZ; FOGGETTI; SILVA, 2008; SIMÕES et al., 2017);

Carragenanos: estes polímeros de galactose (galactanos) fortemente sulfatados são obtidos de diferentes espécies de algas vermelhas, dos gêneros *Chondrus* e *Gigartina*. Tais sulfatos de galactanas lineares são constituídos por unidades de repetição periódicas oriundas da ligação de α-(1→3)-D-galactose e β-(1→4)-D-galactose, possuindo padrão de substituição diversificado (SIMÕES et al., 2007; SIMÕES et al., 2017);

Ágar-ágar: consiste em poligalactanos lineares de característica ácida obtidos de algas vermelhas, dos gêneros *Gelidium, Gracilaria, Gelidiella* e *Pterocladia*. A estrutura básica é constituída por unidades de D-galactose e 3,6-anidro-α–L-galactose unidas por ligações α-1→3 e β-1→4, possuindo padrões de substituição variáveis, de acordo com a fonte vegetal utilizada e o procedimento de obtenção (SIMÕES et al., 2017). A agarose é o maior constituinte gelificante do grupo ágar, responsável pelo seu aspecto gelatinoso (QUEIROZ, 2016);

Fucanos: são polissacarídeos sulfatados obtidos de diversas espécies de algas, em especial, do gênero *Fucus*. Os fucanos formam um grupo heterogêneo de polímeros, contendo L-fucose, D-xilose e ácido glicurônico. Dependendo da composição e do tipo de ligação entre as unidades glicídicas, diferentes tipos de fucanos podem ser formados (SIMÕES et al., 2017).

Polissacarídeos homogêneos de vegetais superiores

Amido: é uma substância de reserva constituída por moléculas de glicose, ligadas por meio de ligações α-(1→4) para formar um polímero linear (amilose) com baixo grau de ramificação (0,3 a 0,5%), de configuração helicoidal ou por meio de ligações α-(1→4) e α-(1→6), formando amilopectina altamente ramificada. A amilose e a amilopectina podem ocorrer em diferentes proporções, dependendo da origem do amido (SIMÕES et al., 2017);

Dextrina: é um composto intermediário, pela hidrólise parcial do amido nas plantas, com o objetivo de degradar o amido. Nas sementes das plantas, os grânulos de amido armazenados no endosperma são degradados pelas amilases (alfa e beta) em maltose e dextrinas solúveis em água (DEXTRINA, 2017).

É importante que você saiba que as ciclodextrinas e as maltodextrinas são exemplos de dextrinas, mas nem todas são de origem natural. As ciclodextrinas são compostos cíclicos, formadas a partir da degradação de amido pela enzima ciclodextrina-glicosil-transferase, produzidas por microrganismos do gênero *Bacillus* e *klebsiella*. São utilizadas em inúmeras áreas, incluindo as indústrias agroquímica, farmacêutica, cosmética, alimentar, entre outras. Atualmente, são obtidas por processos biotecnológicos em larga escala (OLIVEIRA; SANTOS; COELHO, 2009). Por outro lado, as maltodextrinas são produzidas, industrialmente, pela hidrólise enzimática (α-amilase), ácida ou uma combinação dos dois métodos, sendo muito utilizadas na indústria de alimentos (MALTODEXTRINAS..., 2014);

Celulose: encontrada ligada, fortemente, a outros componentes da parede celular, é o principal constituinte das plantas. Formada por um polímero linear de glicose, insolúvel em água (SIMÕES et al., 2017);

Assim, observe na Figura 1 a estrutura química da celulose:

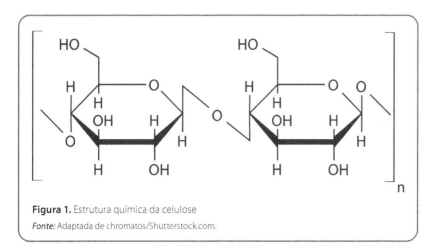

Figura 1. Estrutura química da celulose
Fonte: Adaptada de chromatos/Shutterstock.com.

Hemiceluloses: são polissacarídeos da parede celular vegetal, contendo um esqueleto de moléculas de glicose unidas por ligações glicosídicas β-(1,4). Estes compostos diferem da celulose, em função da menor massa molecular, pelo fato de conterem uma variedade de açúcares (xilose, galactose, manose, arabinose e outros), além de serem, em geral, ramificados. São macromoléculas extremamente complexas, quimicamente variáveis, muito menos resistentes à digestão do que a celulose. São encontradas em cascas de sementes de diversos cereais, também em alguns tipos de frutas, legumes e nozes (SIMÕES et al., 2017);

Frutanos: estas poli- β -D-frutofuranoses, igualmente, denominadas frutosanos são substâncias de reserva, substituindo o amido em vegetais superiores. De acordo com as ligações glicosídicas, os frutanos podem ser divididos em tipo inulina, com ligações β-(2→1), ocorrendo, de forma predominante, em Asteraceae, e, também, em tipo levano, com ligações β-(2→6), encontrado, especialmente, em espécies de Poaceae, além de outros tipos de ocorrência mais restritas e nas bactérias. A inulina, o principal representante desta classe, é encontrada nos órgãos subterrâneos, com teores que alcançam até 70% da massa seca. É obtida industrialmente de *Cichorium intybus*, *Helianthus tuberosus* e *Taraxacum officinale* (SIMÕES et al., 2007; SIMÕES et al., 2017);

Xiloglucanos: são polissacarídeos ramificados presentes na parede celular dos vegetais superiores, formados por uma cadeia principal composta por glicoses ligadas β,1-4, com ramificações laterais de xilose, xilose-galactose ou xilose-galactose-fucose. Apresentam a função estrutural e arquitetônica de conectar e espaçar as microfibrilas de celulose. Os xiloglucanos podem ser encontrados em sementes de muitas dicotiledôneas (copaíba, feijão, jatobá, tamarindo) nas quais são acumulados como a principal fonte de reserva de carboidratos (OLIVEIRA JUNIOR; BRAGA; BUCKERIDGE, 2006; BUCKERIDGE, 1996).

Polissacarídeos heterogêneos de vegetais superiores

Gomas: são compostos de alta massa molecular, de natureza polissacarídica, parcial ou totalmente dispergíveis em água. Estas substâncias ocorrem em certos órgãos da planta, como caule e raízes. Quimicamente, as gomas são caracterizadas por apresentarem sempre estrutura ramificada contendo ácidos urônicos, além de açúcares comuns.

As principais gomas, dos pontos de vista econômico e industrial, são a goma arábica (produzida por *Acacia senegal* e, também, chamada de goma acácia), goma caraia (extraída, principalmente, de *Sterculia tomentosa* e *Firmiana simplex*), goma gati (obtida de *Anogeissus latifolia*) e goma adraganta (extraída de *Astracantha gummifera*) (SIMÕES et al., 2017);

Na Figura 2 é ilustrada a ocorrência na natureza da goma arábica:

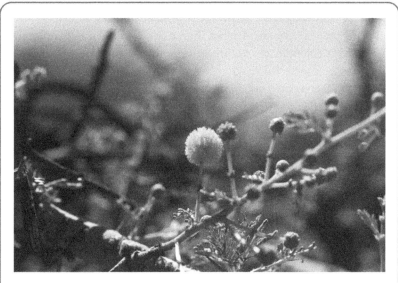

Figura 2. Goma arábica (*Acacia senegal*).
Fonte: ChWeiss/Shutterstock.com.

Mucilagens: ocorrem, predominantemente, em sementes que parecem ter a função de retenção da água para auxiliar a germinação, mas podem estar presentes, também, em outros órgãos do vegetal. Estas substâncias são divididas em neutras e ácidas. As mucilagens neutras, como é o caso do guar, são compostas por açúcares comuns, à medida que as mucilagens ácidas apresentam, semelhantes as gomas, ácidos urônicos em sua composição. O guar, obtido do endosperma das sementes de *Cyamopsis tetragonoloba*, é uma mucilagem de grande importância do ponto de vista econômico. É um polissacarídeo extremamente ramificado formado por uma cadeia de resíduos manopiranosídicos ligados entre si e substituídos por moléculas de galactose. É, portanto, um galactomanano que apresenta a característica de formar dispersões viscosas quando em contato com água, mesmo em pequenas concentrações. Outra mucilagem muito utilizada industrialmente é a goma carouba, retirada das sementes de *Ceratonia siliqua*, com muitas aplicações industriais (SIMÕES et al., 2017);

Pectinas: são macromoléculas glicídicas, constituintes da lamela média das paredes celulares do vegetal, abundantes em frutos, principalmente, cítricos. Quimicamente, são polímeros do ácido galacturônico, podendo apresentar intercalações de ramnose, ramificações contendo galactose e arabinose e, ainda, estar esterificadas por metanol. O grau de metoxilação apresenta grande importância na determinação da dispergibilidade em água e viscosidade, intensificando essas características. Apresentam considerável capacidade retentora de água, são facilmente gelificáveis e, em razão de seus grupos carregados negativamente, ligam-se a cátions e ácidos biliares. Pectinas com alto grau de metoxilação gelificam por meio da formação de ligações de hidrogênio, enquanto que pectinas com baixo grau de metoxilação fazem isso por ligação iônica (principalmente por interação com cálcio) (SIMÕES et al., 2017).

Polissacarídeos de origem animal

Polissacarídeos, também, são obtidos de fontes animais. São exemplos a heparina, um glicosaminoglicano polianiônico sulfatado com atividade anticoagulante; o glicogênio, um polissacarídeo de reserva nutritiva de animais, igualmente, encontrado em fungos; por último, os mucopolissacarídeos (SIMÕES et al., 2007; SIMÕES et al., 2017). Outros polissacarídeos encontrados em fungos são:

- Quitina e quitosana: a quitina é um polímero de β-(1-4)-N-acetil-D-glicosamina considerada um aminoglicano. É, com a celulose, um dos polissacarídeos mais abundantes na natureza, existindo como o componente principal do exoesqueleto de crustáceos (especialmente em camarões, caranguejos e lagostas), insetos, além de estar presente na parede celular de fungos. A quitosana é obtida pela desacetilação da quitina, com apresentação de diferentes graus de desacetilação, dependendo da fonte de quitina e do processo de obtenção (SIMÕES et al., 2007; CUNHA; PAULA; FEITOSA, 2009; FUKUDA et al., 2009; SIMÕES et al., 2017);
- Outros: se faz importante a compreensão de que há muitos outros polissacarídeos encontrados em fungos, além da quitina. A composição química da parede celular dos fungos é bastante complexa, constituída, principalmente, por polissacarídeos ligados ou não a proteínas ou lipídeos, polifosfatos e íons inorgânicos, formando uma matriz de cimentação. Quitina, glucanas (particularmente por β-D-glucanas, mas galactanas, também, podem ser encontradas), mananas, galactomananas

e proteínas (manoproteínas, constituídas por polímeros de manose) são os compostos mais frequentes, embora suas quantidades variem entre as diferentes espécies de fungos (FUKUDA et al., 2009).

Exemplo

É importante que você saiba que existem outros organismos que, também, produzem polissacarídeos, como os líquens e os cogumelos. No caso específico dos líquens, as glucanas são os principais polissacarídeos. A maioria delas apresenta uma estrutura linear com ligações glicosídicas em configuração α ou β. De acordo com o tipo de ligação e a sua proporção molar na molécula, as principais glucanas dos líquens podem ser classificadas em nigeranas e isoliquenanas (α-D-glucanas), ou liquenanas, pustulanas e laminaranas (β-D-glucanas). Além disso, são encontrados nos líquens os heteropolissacarídeos, contendo cadeias principais constituídas por unidades de manose, frequentemente, galactomananas e galactoglucomananas (PAULA, R.; PAULA, H.; FEITOSA, 2018).

Propriedades e aplicações clínicas dos polissacarídeos

Já foram comprovadas várias propriedades biológicas dos polissacarídeos: antitumoral, imunomoduladora, anti-inflamatória, anticoagulante, antitrombótica, antiviral, hipoglicêmica, hipocolesterolemiante, antioxidante, antimicrobiana, antimutagênica, regulação de padrões bioquímicos (diminuição dos níveis de ureia e creatinina plasmáticas), entre outras (CUNHA; PAULA; FEITOSA, 2009; FUKUDA et al., 2009; SIMÕES et al., 2017). Mas, antes das apresentações das aplicações clínicas, a seguir, serão descritas as várias aplicações industriais dos polímeros:

Bactérias

Os dextranos são empregados como espessantes na formulação de colírios. Na indústria de alimentos, como estabilizantes e gelificantes em sopas e geleias (SIMÕES et al., 2017). A goma xantana, além das aplicações alimentícias já mencionadas, é utilizada na indústria petrolífera como lubrificante de sondas de perfuração e na preparação de produtos oftálmicos (CUNHA; PAULA; FEITOSA, 2009; SIMÕES et al., 2017).

Ambos são, largamente, empregados como estabilizantes na formulação de suspensões e emulsões na área farmacêutica. Suas aplicações industriais são múltiplas, estando presentes na composição de tintas, explosivos, pesticidas, tecidos etc. (SIMÕES et al., 2017).

Algas

O principal interesse econômico são as propriedades espessantes e gelificantes de seus polissacarídeos, utilizados, especialmente, nas indústrias alimentícia e farmacêutica (SIMÕES et al., 2017). Os alginatos atuam como espessantes e estabilizantes em produtos farmacêuticos e alimentícios, entre outros, também, sendo bastante utilizados na produção de moldagens odontológicas (SIMÕES et al., 2017).

Além disso, nas indústrias farmacêutica, cosmética e alimentícia, as carragenanas são usadas como espessantes, gelificantes e estabilizantes (SIMÕES et al., 2017). Já, a principal utilização do ágar é como base para meios de cultura, embora tenha emprego farmacêutico de desintegrante em comprimidos (SIMÕES et al., 2017).

Polissacarídeos homogêneos de vegetais superiores

A celulose é a mais importante matéria-prima farmacêutica, é empregada na confecção de compressas (gaze e algodão), além de derivados quimicamente modificados (ésteres e éteres de celulose) utilizados como adjuvantes na produção de variadas formas farmacêuticas (SIMÕES et al., 2017).

Os xiloglucanos têm aplicações tecnológicas na indústria de papel, melhorando a qualidade e, também, na fabricação de alimentos, em que pode ser utilizado como espessante (SIMÕES et al., 2017).

Polissacarídeos heterogêneos de vegetais superiores

As gomas têm emprego nas indústrias farmacêutica, alimentícia, entre outras, agindo como estabilizante, espessante e emulsificante (SIMÕES et al., 2017). Os três grandes campos de aplicação da goma arábica são confeitos, emulsão de aromas em bebidas e encapsulamento de aromas. Contudo, as possibilidades de incorporação da goma arábica em produtos alimentícios são ilimitadas. Ela contribui na prevenção da cristalização do açúcar em caramelos, bem como na dissolução de essências cítricas nos refrigerantes. Ainda, constitui um agente encapsulante muito bom para óleos aromatizantes empregados em misturas de pó para bebidas, além de aprimorar a textura de sorvetes. É, frequentemente, usada como espessante e estabilizante para vários alimentos, na manufatura de colas e como espessante de tintas de escrever (SIMÕES et al., 2017; GOMA..., 2010). Enquanto que a goma carouba é utilizada como espessante e estabilizante, nas indústrias farmacêutica e alimentícia (SIMÕES et al., 2017).

A pectina é empregada na indústria alimentícia como estabilizante, espessante e gelificante. A pectina é, primeiramente, um agente de gelificação, sendo usada para dar textura de geleia a produtos alimentícios. Elas são uilizadas nas indústrias processadoras de frutas, na produção de doces e confeitos, como também, na confeitaria industrial, nas indústrias láctea, de bebidas e em comestíveis finos. Ainda, as pectinas são usadas em outras aplicações não comestíveis de produtos farmacêuticos e cosméticos. Sua habilidade para somar viscosidade e estabilizar emulsões possibilita o emprego em suspensões de várias preparações farmacêuticas líquidas. Possui efeito biológico, sendo um famoso antidiarreico. São apreciadas como agente de textura natural em cremes, unguentos e óleos, usadas como estabilizante e espessante nas loções capilares, corporais e xampus (PECTINAS..., 2012; SIMÕES et al., 2017).

Quanto às mucilagens, a goma guar é a mucilagem mais estudada e relevante economicamente. Tem propriedade estabilizante e espessante (SIMÕES et al., 2007; SIMÕES et al., 2017; GOMAS..., 2015).

Polissacarídeos de origem fúngica

Quitina e quitosana não são tóxicos nem alergênicos, possuem grande afinidade por pigmentos, íons metálicos, moléculas quirais e biomacromoléculas, sendo utilizadas como materiais adsorventes dessas substâncias (CUNHA; PAULA; FEITOSA, 2009; SIMÕES et al., 2017).

Agora, você irá conhecer as inúmeras aplicações clínicas que são atribuídas aos polissacarídeos:

- Supressão do apetite: você deve ficar atento, porque muitos polissacarídeos são considerados fibras alimentares. Alimentos ricos em fibras são de digestão mais lenta, com retardamento no esvaziamento gástrico, resultando em uma sensação de saciedade maior e mais duradoura. Os polissacarídeos que produzem gel e aumentam a viscosidade do conteúdo estomacal atrasam o esvaziamento gástrico, como o caso das pectinas e da goma guar. Esta característica tem sido aproveitada, terapeuticamente, na adição de algumas gomas, mucilagens e pectinas à dieta para a redução dos níveis plasmáticos de lipídeos, diminuindo, também, a absorção de glicose, beneficiando pacientes diabéticos (FIBRA..., 2012; SIMÕES et al., 2017);

- Absorção de nutrientes e velocidade de trânsito intestinal: a hidratação das fibras resulta na formação de uma matriz, tipo gel, que pode conduzir a uma viscosidade maior do conteúdo do intestino delgado, favorecendo a evacuação e interferindo na absorção de nutrientes. Por sua vez, a retenção hídrica, também, tem papel fundamental no cólon. A capacidade de retenção de água das fezes está inversamente relacionada á fermentação no cólon. Quanto menor digestibilidade e fermentabilidade da fibra, maior é a retenção de água, o volume e o peso das fezes. A fração insolúvel que tem como principal componente a celulose, é a principal responsável pelo peso fecal. Existe uma relação contraditória entre o volume fecal e o tempo que este material é retido pelo intestino grosso. A fibra, no jejuno, dilui o conteúdo, retardando a absorção de nutrientes. No entanto, é no cólon onde a fibra alimentar exerce os seus principais efeitos: diluição do conteúdo intestinal, substrato para a flora bacteriana, absorção de água e fixação de cátions. Os polissacarídeos insolúveis possuem efeito mais pronunciado sobre a regulação intestinal, com redução do tempo do trânsito digestivo, aumento do peso das fezes e prevenção de constipação intestinal (FIBRA..., 2012; SIMÕES et al., 2017);
- Prevenção de câncer colorretal: a ação de certos polissacarídeos na prevenção de câncer colorretal foi, inicialmente, atribuída à diluição e à redução do tempo de permanência de potentes substâncias carcinogênicas no intestino (SIMÕES et al., 2017);
- Efeito hipocolesterolêmico: um dos efeitos, potencialmente, mais importantes de dietas ricas em polissacarídeos, especialmente, o guar, é a capacidade de redução nos níveis séricos de colesterol. Este efeito ocorre pela menor absorção do colesterol, decorrente do retardo no esvaziamento gástrico, além da aceleração do trânsito colônico, do aumento da excreção de ácidos biliares e, principalmente, da redução da absorção de colesterol, mediada pela viscosidade do bolo alimentar. Ainda, a fermentação leva à produção de ácidos graxos de cadeia curta, que podem inibir a síntese hepática de colesterol (SIMÕES et al., 2017);
- Diagnóstico de infecções: no caso específico de fungos, a parede celular dos fungos *Candida albicans* e *Aspergillus fumigatus*, responsáveis por doenças em humanos, apresenta componentes como manana (*Candida*), galactomanana (*Aspergillus*) e β-(1→3)-D-glucana (ambos microrganis-

mos) que podem ser utilizados para o diagnóstico de infecções fúngicas invasivas, pois estas moléculas, consideradas como antígenos circulantes, são detectadas no sangue em uma fase inicial da infecção e, antes, do surgimento dos sintomas clínicos. A detecção desses antígenos é um procedimento mais rápido que os métodos tradicionais, realizados por estudos histológicos ou cultura de células. A presença deles, também, pode ser usada para monitorar a resposta dos pacientes ao tratamento com agentes antifúngicos (FUKUDA et al., 2009).

Aplicações em sistemas biológicos

Na área biológica, os polissacarídeos são aplicados em:

- matrizes úteis, como suporte celular na engenharia de tecidos (alginatos, carragenanas, ágar-ágar, dextranas, quitina/quitosana, pectinas, celulose, heparina, goma xantana) para regeneração de diferentes tipos de tecidos, tais como ossos, cartilagens, músculos e pele;
- imobilização de enzimas e proteínas (goma do cajueiro);
- biossensores (goma arábica, guar, alginatos, carragenanas, dextranas, quitina/quitosana, pectinas);
- como veículo de liberação de fármaco (goma arábica, guar, goma xantana, alginatos, carragenanas, dextranas, quitina/quitosana, pectinas, goma carouba);
- formação de nanopartículas e micropartículas: goma do cajueiro/ quitosana, alginato, quitosana, alginato/quitosana, pectina, pectina/ quitosana, pectina/alginato/quitosana, quitosana/alginato, quitosana/ pectina, quitosana/ciclodextrina;
- formação de biofilmes (galactomananas);
- imobilização de células (goma arábica, alginatos, carragenanas, dextranas, quitina/quitosana);
- agente de viscosuplementação (guar, alginatos, quitina/quitosana).

Além disso, atualmente, são conhecidos diversos tipos de curativos bioativos disponíveis no mercado para o tratamento de lesões de pele que liberam substâncias ativas durante a cicatrização da ferida e agem, diretamente, nas camadas da pele, acelerando o processo de recuperação do tecido. O uso de polissacarídeos naturais, isolados ou combinados entre si ou com materiais de origem sintética, como matéria-prima de curativos dérmicos têm sido uma escolha bastante comum, uma vez que estes materiais apresentam numerosas variações em sua estrutura, composição e função. Vários tipos de curativos encontram-se disponíveis no mercado, muitos deles contendo polissacarídeos naturais, como a goma do cajueiro, alginatos, pectinas e quitina/quitosana (CUNHA; PAULA; FEITOSA, 2009; SOUZA; BRAGA; SOSNIK, 2015).

Outras aplicações clínicas

Os dextranos podem apresentar viscosidade e osmolaridade semelhantes às do plasma sanguíneo, sendo, por isso, utilizados, após degradação parcial, como sucedâneos do plasma, em estados de choque hipovolêmico (SIMÕES et al., 2017).

A quitosana auxilia na redução da absorção de gordura e colesterol, de 4 até 6 vezes o seu peso (redução de colesterol total, triglicerídeos e LDL), aumento de HDL, diminuição da PSA e do peso corporal, em dietas hipocalóricas (TALBOTT; HUGHES, 2008). Assim, verifique na Figura 3 a estrutura química da quitosana:

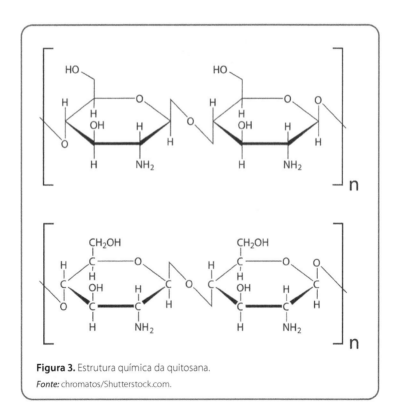

Figura 3. Estrutura química da quitosana.
Fonte: chromatos/Shutterstock.com.

Os fucanos apresentam ação anticoagulante e antitrombótica devido ao seu efeito fibrinolítico (SIMÕES et al., 2017). Os frutanos são empregados para o controle da obesidade e como agentes hipocolesterolêmicos e hipoglicemiantes (SIMÕES et al., 2017).

Da mesma forma, a utilização regular de pectinas tem demonstrado sua eficácia no controle da glicemia e colesterolemia e na prevenção de doenças cardiovasculares (SIMÕES et al., 2017). Já, as glucanas, principalmente, as do tipo β-(1→3) e/ou β-(1→3; 1→6) são capazes de ativar células do sistema imunológico humano, como macrófagos, neutrófilos e células *Natural Killer* (NK), para a secreção de citocinas (interleucinas, interferon e fator necrosante tumoral) que são substâncias que atuam como sinais químicos nos processos de diferenciação, proliferação e apoptose celulares, contribuindo para a manutenção da homeostase no organismo. Devido à capacidade das β-glucanas em estimular o sistema imunológico, elas podem ser utilizadas como adjuvantes de quimioterápicos, no tratamento de pacientes imunocomprometidos (FUKUDA et al., 2009).

Produtos resinosos e lignoides

Os produtos resinosos são secreções de consistência variável que, em virtude disso, podem ser classificados em diferentes tipos. As óleo-resinas são constituídas por uma resina sólida e fixa, além de um óleo essencial que, em função do alto teor de óleo essencial, são menos viscosas. As lacto-resinas formam um grupo particular de emulsões leitosas (água, resinas, óleos etc.) produzidas por laticíferos. Como exemplo, é citado o eufórbio, látex extraído de *Euphorbia officinarum.* Por sua vez, os bálsamos são um tipo de óleo-resina que se caracterizam por conter ácido benzoico, cinâmico e seus ésteres. Por fim, as goma-resinas correspondem a uma mistura natural de gomas e resinas, sempre acompanhadas por uma pequena quantidade de óleo essencial. Quando as quantidades deste último são mais elevadas, recebe a denominação óleo--goma-resinas (GONÇALVES, 2007; CABRAL; PITA; SALGUEIRO, 2014; PHYTOTERÁPICA, 2018).

Os produtos resinosos se localizam, frequentemente, em canais ou bolsas situados em caules, sementes e raízes de arbustos e árvores que, após exsudados pelas plantas, endurecem em contato com o ar, oferecendo uma proteção eficiente, quanto a perdas de substâncias vitais, ataque por patógenos etc. Possuem compostos de natureza complexa, principalmente, terpenos e derivados, além de óleos essenciais, ácidos carboxílicos, saponinas, compostos fenólicos (flavonoides, xantonas, ácidos fenólicos, lignanas, etc.), entre outros (RESINAS..., 2013; CABRAL; PITA; SALGUEIRO, 2014; SIMÕES et al., 2017).

Estes exsudatos resinosos se caracterizam por ser anti-inflamatórios, antissépticos, antioxidantes, cicatrizantes e entre outras propriedades. Na aromaterapia, podem ser utilizados puros ou em sinergia com óleos essenciais, além de outros preparados cosméticos e fitoterápicos (PHYTOTERÁPICA, 2018).

Há inúmeras resinas e derivados que podem ser citados, originários de fontes vegetais e animais. A origem biossintética das resinas varia muito de composto para composto. A própolis, por exemplo, é uma substância resinosa obtida pelas abelhas, por meio da coleta de resinas das plantas e alteradas pela ação das enzimas contidas em sua saliva. A cor, o sabor e o aroma da própolis variam, de acordo com a espécie de abelha que a produziu, assim como das plantas que serviram como matéria-prima. A composição química da própolis, em média, contém 30% de cera, 55% de resinas e bálsamos, 10% de óleos voláteis e 5% de pólen. O seu uso junto a tratamentos fitoterápicos é consagrado graças às suas ações antisséptica, anti-inflamatória, cicatrizante, antioxidante e imunoestimulante (SAAD et al., 2016).

Você já deve ter ouvido falar em plantas milenares contendo resinas, como é o caso do olíbano e da mirra. Do tronco do olíbano (*Boswellia carteri*) se extrai uma resina aromática com muitas aplicações terapêuticas, podendo ser mencionado o tratamento de bronquite, tosse, asma, catarro, hemorroidas, furúnculos, infecções fúngicas e bacterianas na pele. Também, serve para acalmar a mente, aliviar a ansiedade e a tensão nervosa, além de tratar a depressão (KEIM; BULL, 2018; PHYTOTERÁPICA, 2018). Da mirra (*Commiphora myrrha*) é obtida uma goma-resina usada no tratamento da apatia (KEIM; BULL, 2018; CABRAL; PITA; SALGUEIRO, 2014).

Contudo, apesar da maconha (*Cannabis sativa*) ser considerada uma planta ilícita no Brasil, vários de seus compostos químicos demonstraram importantes atividades biológicas. A resina dessa planta, denominada haxixe, contém inúmeros ácidos canabinoides, como os ácidos canabidiólico, tetra-hidrocanabinoico e canabinólico, junto de análogos, como tetra-hidrocanabivarina, Δ9-Tetrahidrocanabinol (THC), Canabidiol (CBD) e o Canabinol (CBN). A concentração de THC é mais alta, na resina, do que nas outras partes da planta (SIMÕES et al., 2017; KÖGEL et al., 2018).

Biossinteticamente, os canabinoides são originados a partir da condensação de moléculas derivadas do acetato, mediada pela participação de duas rotas, do malonato e do mevalonato, sendo, por isso, classificados como terpenofenóis

(SIMÕES et al., 2017). Aos canabinoides são relatadas propriedades biológicas, como antiemética (alivia os sintomas de náuseas e vômitos em pacientes sob tratamento quimioterápico), analgésica, antiespasmódica, imunossupressiva e anti-inflamatória. Além disso, auxiliam no tratamento da perda de apetite e do peso corporal (caquexia) em doentes com a síndrome da imunodeficiência adquirida que não respondem a outros tratamentos. Ainda, atingem, positivamente, os sintomas da síndrome de Gilles de la Tourette (distúrbio neurológico caracterizado por movimentos involuntários repentinos) e, também, apresentam efeito neuroprotetor, em casos de lesões isquêmicas cerebrais. Aplicações tópicas das tinturas alcoólicas e pomadas de óleo de gergelim infundidas com canabinoides são anti-inflamatórias, com raras sequelas psicoativas (SIMÕES et al., 2017).

A terebintina, óleo-resina extraída de várias espécies de *Pinus*, pode ser usada para a produção de inúmeros produtos, como vernizes, colas, tintas, esmaltes, solventes, fragrâncias e outros produtos, comumente, utilizados como matéria-prima da industrialização da química fina. Com isso, confira na Figura 4 a sua extração:

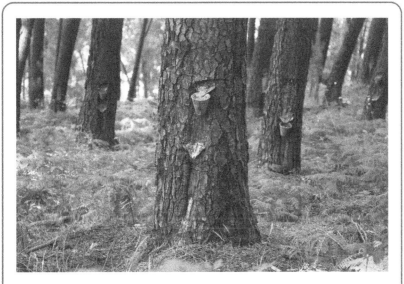

Figura 4. Extração de terebintina a partir de *Pinus*.
Fonte: Archeophoto/Shutterstock.com.

Muitas substâncias existentes na terebintina são repelentes de insetos e estão associadas à atividade antimicrobiana, ajudando, também, na cicatrização de ferimentos (FOELKEL, E.; FOELKEL, C., 2010; SIMÕES et al., 2017).

Agora, acompanhe outras plantas nativas do Brasil que produzem produtos resinosos (GONÇALVES, 2007):

- o cajueiro (*Anacardium occidentale*) em suas sementes (óleo-resina);
- a copaíba (*Copaifera langsdorffii*) na casca do tronco (óleo-resina), com propriedades antimicrobianas. Já, o óleo de copaíba é obtido por destilação direta a vácuo da óleo-resina;
- a catuaba (*Trichilia catigua*) na casca do tronco (resina);
- o jatobá (*Hymenaea courbaril*) na casca do tronco (resina), com compostos químicos muito semelhantes aos produzidos pela copaíba;
- o abricoteiro (*Mammea americana*) cuja goma-resina da casca do tronco é antiparasítica;
- o angico (*Anadenanthera colubrina*) em que a goma-resina da casca do caule é usada no fabricação da goma de mascar e no tratamento de problemas infecciosos de pele;
- o guanandi (*Calophyllum brasiliense*) cuja goma-resina da casca do tronco tem propriedade antirreumática e, também, é empregada externamente para estimular a supuração de abscessos, bem como, para o tratamento de ulcerações crônicas;
- o bálsamo-do-peru (*Myroxylon peruiferum*), de onde se obtém uma resina (bálsamo) por incisão no tronco da árvore, contendo de 50 a 64% de óleo volátil e de 20 a 28% de resina (fração fixa). Os índios da Amazônia têm usado sua resina para abscessos, asma, bronquite, catarro, tuberculose, torcicolo e reumatismo.

As ligninas, por outro lado, são compostos fenólicos e estão presentes nos troncos das plantas lenhosas, assim como, são constituintes de paredes celulares de tecidos associados a caules, folhas e raízes de todas as plantas vasculares, inclusive, herbáceas, conferindo-lhes notável rigidez. Elas são macromoléculas caracterizadas como o segundo componente mais abundante no reino vegetal, após os carboidratos, à medida que os lignoides são micro-moléculas (SIMÕES et al., 2017).

Desta forma, os lignoides subdividem-se nos seguintes grupos:

- Lignanas: são dímeros formados pelo acoplamento oxidativo de álcoois cinamílicos entre si ou destes com ácidos cinâmicos;
- Neolignanas: são dímeros oxidativos de alilfenóis e de propenilfenóis entre si ou cruzados e não apresentam o c-γ oxigenado;
- Alolignanas: são dímeros mistos de arilpropanoides. Consistem de uma designação meramente estrutural, não possuindo conotação biossintética;
- Norlignanas: são quaisquer substâncias pertencentes a um dos grupos anteriores, com um átomo de carbono a menos no esqueleto de um dos precursores primários;
- Oligolignoides: são os oligômeros de lignoides, ou seja, os produtos resultantes da condensação de três a cinco unidades fenilpropanoídicas;
- Heterolignoides: são constituídos de moléculas de estruturas diversas.

A maioria dos lignoides (80%) pertence ao grupo das lignanas (com predomínio nas plantas lenhosas: árvores, arbustos e lianas) e das neolignanas (mais presentes em arbustos). É importante que você saiba que os lignoides são essenciais ao desenvolvimento do próprio vegetal (sustentação, impermeabilização, transporte de água e nutrientes) e se acumulam em madeiras, como resposta a ferimentos mecânicos (regeneração tecidual) ou ao ataque de microrganismos, além de exibirem propriedades de defesa contra insetos (SIMÕES et al., 2017).

A origem biossintética dos lignoides é pela via metabólica do chiquimato. O caminho biogenético dos arilpropanoides, precursores primários dos lignoides, parte da fenilalanina ou da tirosina pela via redutora, que envolve a formação de ácidos cinâmicos, aldeídos cinâmicos e álcoois cinamílicos cujas unidades precursoras constituem o grupo A dos lignoides. Caso os álcoois cinamílicos sejam convertidos em alil e propenilfenóis, estas unidades precursoras farão parte do grupo B dos lignoides (SIMÕES et al., 2017).

Como atividades farmacológicas já comprovadas para neolignanas e lignanas, destacam-se as propriedades anti-inflamatória, antiplaquetária, antioxidante, antifúngica, antiviral (anti-HIV), antitumoral, antisséptica urinária, imunossupressora, anti-hepatotóxica, relaxante muscular, antiprotozoária, inseticida, anticonvulsivante, antiespasmódica, antialérgica, entre outras (SIMÕES et al., 2017).

Por fim, uma planta medicinal utilizada no Brasil é o cardo-mariano (*Silybum marianum*), espécie exótica, em que frutos são ricos em flavolignanas, o lignoide majoritário é a silibina (silibinina), um heterolignoide. É uma espécie vegetal usada no tratamento de distúrbios hepáticos, inclusive, cirrose hepática e em afecções biliares, com ação hepatoprotetora comprovada em estudos pré-clínicos. Ainda, apresenta atividade colagoga e colerética (PANIZZA; VEIGA; ALMEIDA, 2012; HOFFMANN, 2017; SIMÕES et al., 2017). Há, também, a linhaça (*Linum usitatissimum*), rica em lignanas que atuam como fitoestrógenos (SAAD et al., 2016).

Fique atento

É interessante que você saiba que, mesmo que a maconha seja considerada uma planta ilícita no Brasil, a ANVISA (Agência Nacional de Vigilância Sanitária) aprovou, desde 2016, por unanimidade, a prescrição de medicamentos registrados nesta autarquia que contenham em sua composição a planta *Cannabis* sp., suas partes ou substâncias obtidas a partir dela, incluindo o tetrahidrocanabinol (THC). Além disso, permitiu a importação, desde 2015, em caráter de excepcionalidade, de produtos, ainda, sem registro no Brasil, à base de canabidiol em associação com outros canabinoides, entre eles o THC. Isso pode ser feito por pessoa física, para uso próprio, mediante prescrição de profissional legalmente habilitado, para tratamento de saúde, conforme descrito na RDC nº. 17, de 6 de maio de 2015.

Exercícios

1. Quanto à sua característica estrutural, os polissacarídeos são resultantes da condensação de um grande número de:
a) hexoses.
b) aldoses e cetoses.
c) tetroses.
d) glicanos.
e) pentoses.

2. Considerando os polissacarídeos mais importantes na natureza, assinale a alternativa correta.
a) Amido e celulose.
b) Celulose e glicogênio.
c) Quitina e glicogênio.
d) Amido, glicogênio e celulose.
e) Amido e quitina.

3. Sabendo da importância das alginas nas indústrias farmacêutica e alimentícia, quais outros organismos, além das algas pardas, também podem sintetizar esse polissacarídeo?
a) Bactérias.
b) Fungos e leveduras.
c) Cogumelos.
d) Crustáceos.
e) Líquens.

4. O odor liberado pelos produtos resinosos produzidos pelas plantas é proveniente de:
a) xantonas.
b) terpenos.
c) ácidos carboxílicos.
d) lignanas.
e) ácidos fenólicos.

5. Marque a alternativa correta que indique qual polissacarídeo é usado para análise de DNA, na biologia molecular.
a) Pectinas.
b) Gomas.
c) Agarose.
d) Dextranos.
e) Guar.

Referências

BUCKERIDGE, M. S. Estrutura, metabolismo e efeitos biológicos de oligossacarídeos de xiloglucanos de leguminosas brasileiras. 1996. Disponível em: <https://bv.fapesp.br/pt/auxilios/3193/estrutura-metabolismo-e-efeitos-biologicos-de-oligossacarideos-de-xiloglucanos-de-leguminosas-brasi/>. Acesso em: 27 nov. 2018.

CABRAL, C.; PITA, J. R.; SALGUEIRO, L. *Plantas medicinais*: entre o passado e o presente. 2. ed. Coimbra: Universidade de Coimbra, 2014.

CUNHA, P. R. L.; PAULA, R. C. M.; FEITOSA, J. P. A. Polissacarídeos da biodiversidade brasileira: uma oportunidade de transformar conhecimento em valor econômico. *Química Nova*, v. 32, p. 649-660, 2009.

DEXTRINA. In: KNOOW.NET. 2017. Disponível em: <http://knoow.net/ciencterravida/biologia/dextrina/>. Acesso em: 27 nov. 2018.

FIBRA dietética. *Aditivos & Ingredientes*, n. 94, 2012. Disponível em: <http://aditivosingredientes.com.br/upload_arquivos/201602/2016020257372001454343857.pdf>. Acesso em: 6 nov. 2018.

FOELKEL, E.; FOELKEL, C. (Coord.). Editorial. *PinusLetter*, n. 25, abr. 2010. Disponível em: <http://www.celso-foelkel.com.br/pinus_25.html>. Acesso em: 27 nov. 2018.

FUKUDA, E. K. et al. Polissacarídeos de parede celular fúngica: purificação e caracterização. *Semina*: Ciências Agrárias, v. 30, n. 1, p. 117-134, jan./mar. 2009.

GARCIA-CRUZ, C. H.; FOGGETTI, U.; SILVA, A. N. Alginato bacteriano: aspectos tecnológicos, características e produção. *Química Nova*, v. 31, p. 1800-1806, 2008.

GOMA arábica. *Aditivos & Ingredientes*, n. 73, 2010. Disponível em: <http://aditivosingredientes.com.br/upload_arquivos/201604/2016040659327001460586071.pdf>. Acesso em: 27 nov. 2018.

GOMAS: os tipos de gomas e suas aplicações na indústria. *Aditivos & Ingredientes*, n. 116, 2015. Disponível em: <http://aditivosingredientes.com.br/upload_arquivos/201601/20160100303330014534883327.pdf>. Acesso em: 27 nov. 2018.

GONÇALVES, A. L. *Estudo da atividade antimicrobiana de algumas árvores medicinais nativas com potencial de conservação/recuperação de florestas tropicais.* 2007. 209 p. Tese (Doutorado em Ciências Biológicas)- Instituto de Biociências, Universidade Estadual Paulista, Rio Claro, 2007.

HOFFMANN, D. *O guia completo das plantas medicinais*: ervas de A a Z para tratar as doenças, restabelecer a saúde e o bem-estar. São Paulo: Cultrix, 2017.

KEIM, J.; BULL, R. *Aromaterapia para cada dia*: transformando as estações da sua vida com os óleos essenciais. Belo Horizonte: Laszlo, 2018.

KÖGEL, C. C. et al. Constituyentes psicoactivos del cannabis y SUS implicaciones clínicas: una revisión sistemática. *Adicciones*, v. 30, n. 2, p. 140-151, 2018.

MALTODEXTRINAS: caracteristicas, estruturais e aplicações. *Aditivos & Ingredientes*, n. 106, 2014. Disponível em: <http://aditivosingredientes.com.br/upload_arquivos/201603/20160300046347001459191801.pdf>. Acesso em: 27 nov. 2018.

NELSON, D. L.; COX, M. M. *Princípios de bioquímica de Lehninger.* Porto Alegre: Artmed, 2014.

OLIVEIRA, R.; SANTOS, D.; COELHO, P. Ciclodextrinas: formação de complexos e sua aplicação farmacêutica. *Revista da Faculdade de Ciências da Saúde*, v. 6, p. 70-83, 2009.

OLIVEIRA JUNIOR, C. J. F.; BRAGA, M. R.; BUCKERIDGE, M. S. Isolamento de oligossacarídeos de xiloglucano de dicotiledôneas através de hidrólise enzimática e cromatografia de exclusão molecular. *Revista Brasileira de Botânica*, v. 29, n. 3, p. 391-397, jul.-set. 2006.

PANIZZA, S. T.; VEIGA, R. S.; ALMEIDA, M. C. *Uso tradicional de plantas medicinais e fitoterápicos*. São Luís: Conbrafito, 2012.

PAULA, R. C. M.; PAULA, H. C. B.; FEITOSA, J. P. A. (Org.). *Polissacarídeos da biodiversidade brasileira*. Fortaleza: Imprensa Universitária, 2018.

PECTINAS: ação e utilização nos alimentos. *Aditivos & Ingredientes*, n. 86, 2012. Disponível em: <http://aditivosingredientes.com.br/upload_arquivos/201604/20160402076720014606357760.pdf>. Acesso em: 27 nov. 2018.

PHYTOTERÁPICA. 2018. Disponível em: <http://www.phytoterapica.com.br>. Acesso em: 27 nov. 2018.

QUEIROZ, R. P. *Estudo da formação de agregados de agarose através de análise reológica e espalhamento dinâmico de luz.* 2016. 56 p. Dissertação (Mestrado em Química)- Instituto de Química, Universidade Federal do Rio Grande do Norte, Natal, 2016.

RESINAS: conheça diferentes tipos, composição e história milenar. 2013. Disponível em: <https://www.ecycle.com.br/component/content/article/67-dia-a-dia/5835-resinas-conheasa-diferentes-tipos-composiasao-e-sua-historia-milenar.html>. Acesso em: 27 nov. 2018.

SAAD, G. A. et al. *Fitoterapia contemporânea*: tradição e ciência na prática clínica. 2. ed. Rio de Janeiro: Guanabara Koogan, 2016.

SIMÕES, C. M. O. et al. (Org.). *Farmacognosia*: da planta ao medicamento. 6. ed. Porto Alegre: UFRGS; Florianópolis: UFSC, 2007.

SIMÕES, C. M. O. et al. (Org.). *Farmacognosia*: do produto natural ao medicamento. Porto Alegre: Artmed, 2017.

SOUZA, H. C.; BRAGA, M. E. M.; SOSNIK, A. (Ed.). *Biomateriais aplicados ao desenvolvimento de sistemas terapêuticos avançados*. Coimbra: Universidade de Coimbra, 2015.

TALBOTT, S. M.; HUGHES, K. *Suplementos dietéticos*: guia prático para profissionais de saúde. Rio de Janeiro: Guanabara Koogan, 2008.

Cumarinas

Objetivos de aprendizagem

Ao final deste texto, você deve apresentar os seguintes aprendizados:

- Conhecer a estrutura química das cumarinas: núcleo fundamental e substituições.
- Descrever os métodos de extração e identificação das cumarinas.
- Explicar a biossíntese, propriedades fisiológicas e farmacológicas das cumarinas.

Introdução

A palavra cumarina tem origem do caribenho cumaru. São compostos fenólicos amplamente distribuídos, com inúmeros tipos e com várias atividades biológicas comprovadas.

Neste capítulo, você irá estudar as estruturas químicas, os métodos de extração e de identificação, além da biossíntese, propriedades fisiológicas e farmacológicas das cumarinas.

Estrutura química das cumarinas: núcleo fundamental e substituições

Estruturalmente, as cumarinas são benzoalfapironas, lactonas do ácido *o*-hidroxicinâmico (2H-1-benzopiran-2-onas), sendo o representante mais simples o composto denominado de cumarina (1,2-benzopirona) que é o esqueleto básico de todos os outros derivados e é considerado, quimicamente, como a fusão dos anéis benzeno e 1,2-pirona (primeiro átomo numerado do ciclo é o oxigênio sem dupla ligação) (SOUZA, 2005; SILVA, 2009; SAAD et al., 2016).

Todas as cumarinas são substituídas por um grupo hidroxila na posição 7, com exceção da 1,2-benzopirona. A 7-hidroxicumarina, também, conhecida como umbeliferona, é a precursora das cumarinas 6,7-di-hidroxiladas e 6,7,8-tri-hidroxiladas. Quando elas são preniladas em várias posições do esqueleto cumarínico, como no caso da prenilação em C-6 ou C-8, originam as piranocumarinas e as furanocumarinas, lineares e angulares, respectivamente (SIMÕES et al., 2007).

É fundamental compreender que as cumarinas podem ser classificadas em vários tipos, como:

- cumarinas simples: compreendem os derivados da cumarina *per se* contendo radicais hidróxi, alcóxi, alquil, bem como as formas glicosídicas. A oxigenação ocorre em uma ou mais das seis posições do núcleo da cumarina. Assim, são de rara ocorrência cumarinas sem átomos de oxigênio, pois, exceto em poucos casos, todas as cumarinas têm grupos hidroxila no carbono C7. Estes grupos hidroxilas podem ser metilados ou glicosilados (RIBEIRO; KAPLAN, 2002; SOUZA, 2005; MONTAGNER, 2007; SIMÕES et al., 2007; VENUGOPALA et al., 2013);
- furanocumarinas e di-hidrofuranocumarinas: estes compostos consistem na condensação de um anel furano (de cinco membros) com um núcleo de cumarina e, se subdividem em lineares e angulares com substituintes ligados às posições dos demais anéis benzenoides (C5, C6, C7 e C8) (RIBEIRO; KAPLAN, 2002; SOUZA, 2005; MONTAGNER, 2007; SIMÕES et al., 2007; VENUGOPALA et al., 2013);
- piranocumarinas e di-hidropiranocumarinas: são compostos análogos às furanocumarinas, porém, com anel pirano (de seis membros) (RIBEIRO; KAPLAN, 2002; SOUZA, 2005; JIANG et al., 2007; MONTAGNER, 2007; SIMÕES et al., 2007; VENUGOPALA et al., 2013);
- cumarinas com substituintes no anel pirona: são cumarinas com grupos substituintes na posição C_3 e C_4. Como exemplos de cumarinas, podem ser mencionados o isodispar B (4-fenilcumarina), composto com grupamento fenila ligado à posição C_4 do anel pirona (VENUGOPALA et al., 2013); a mammea B/BB (4-propilcumarina) com grupamento propila ligado à posição C_4 do anel pirona (BRENZAN, 2006); a 3,6 dimetilcumarina (3-alquilcumarina) composto com grupamento alquila ligado à posição C_3 do anel pirona, nesse caso, um grupo metila (MONTAGNER, 2007); a angustifolina (3-isoprenilcumarina) composto com grupamento isoprenil ligado à posição C_3 do anel pirona (ULUBELEN; ÖZTÜRK, 2008);
- cumarinas miscelâneas: compreendem as isocumarinas (possuem o átomo de oxigênio e o átomo de carbono ligado ao oxigênio por dupla ligação, em posições invertidas da cumarina *per se*); os isoflavonoides

(3-arilcumarinas; 3-aril-4-hidroxicumarinas; cumestanos), as cumarinas diméricas (biscumarinas, como o dicumarol); as cumarinas triméricas (triscumarinas); as lignocumarinas (cumarinolignanas) (RIBEIRO; KAPLAN, 2002; SOUZA, 2005; MONTAGNER, 2007; SIMÕES et al., 2007; VENUGOPALA et al., 2013).

Agora, acompanhe a estrutura química geral e os seus respectivos exemplos de cumarinas dispostos nos Quadros 1 e 2, respectivamente:

Quadro 1. Estrutura química geral dos diferentes tipos de cumarinas

Tipo de cumarina	Estrutura química geral
Cumarinas simples	
Furanocumarinas	
Dihidrofuranocumarinas	
Piranocumarinas	
Dihidropiranocumarinas	

(Continua)

(Continuação)

Quadro 1. Estrutura química geral dos diferentes tipos de cumarinas

Tipo de cumarina	Estrutura química geral
4-fenilcumarinas	
4-propilcumarinas	
3-alquilcumarinas	
3-isoprenilcumarinas	

(Continua)

(Continuação)

Quadro 1. Estrutura química geral dos diferentes tipos de cumarinas

Tipo de cumarina	Estrutura química geral
Isocumarinas	
Isoflavonoides 3-arilcumarinas	
3-aril-4-hidroxicumarinas	
Cumestanos	
Cumarinas diméricas	

(Continua)

(Continuação)

Quadro 1. Estrutura química geral dos diferentes tipos de cumarinas

Tipo de cumarina	Estrutura química geral
Cumarinas triméricas	
Lignocumarinas	

Quadro 2. Exemplos dos distintos tipos de cumarinas

Tipo de cumarina	Exemplo
Cumarinas simples	 Cumarina *per se* 7-hidroxicumarina 6-metilcumarina
Furanocumarinas	 Furanocumarina linear Furanocumarina angular (Imperatorina) (Angelicina)
Di-hidrofuranocumarinas	 Felamidina

(Continua)

(Continuação)

Quadro 2. Exemplos dos distintos tipos de cumarinas

Tipo de cumarina	Exemplo
Piranocumarinas	Piranocumarina linear (Xantiletina) Piranocumarina angular (Aloxantoxiletina)
Di-hidropiranocumarinas	Decursinol
4-fenilcumarinas	Isodispar B
4-propilcumarinas	Mammea B/BB

(Continua)

(Continuação)

Quadro 2. Exemplos dos distintos tipos de cumarinas

Tipo de cumarina	Exemplo
3-alquilcumarinas	3,6 dimetilcumarina
3-isoprenilcumarinas	Angustifolina
Isocumarinas	Isocumarina (4-hidromeleína)
Isoflavonoides 3-arilcumarinas	Paquirrizina
3-aril-4-hidroxicumarinas	Escandenina

(Continua)

(Continuação)

Quadro 2. Exemplos dos distintos tipos de cumarinas

Tipo de cumarina	Exemplo
Cumestanos	Cumestrol
Cumarinas diméricas	Cumarina dimérica (dicumarol)
Cumarinas triméricas	R ou R'= R ou R'= H Wikstrosina
Lignocumarinas	Aquilochina

Métodos de extração e identificação das cumarinas

As cumarinas possuem um anel lactônico e isso faz com que o processo de extração seja vantajoso, visto que, em meio alcalino, ocorre a abertura desse anel, proporcionando a obtenção das substâncias na forma de sais solúveis em água. A relactonização acontece por acidificação do meio aquoso, recuperando-se as cumarinas por extração com solvente orgânico. Entretanto, muitas cumarinas são sensíveis a ácidos e bases, o que impede o uso desse procedimento (SIMÕES et al., 2007). Devido a isso, as cumarinas são, geralmente, isoladas por extração em solventes como etanol, metanol, benzeno, clorofórmio, éteres etílico e de petróleo ou suas combinações. A extração mais exaustiva das cumarinas (na forma livre e como glicosídeos) é obtida com o etanol e suas soluções aquosas (LOZHKIN; SAKANYAN, 2006).

As operações subsequentes são, normalmente, destinadas à separação das cumarinas totais e ao isolamento de compostos. Investigações iniciais empregaram cristalização, destilação fracionada e sublimação em alto vácuo. No entanto, uma vez que muitas cumarinas possuem solubilidades próximas em solventes orgânicos, mesmo a recristalização múltipla da solução não forneceu resultados confiáveis. Por essa razão, o progresso subsequente na química das cumarinas levou ao desenvolvimento de várias técnicas cromatográficas que são livres das desvantagens inerentes a esses métodos (LOZHKIN; SAKANYAN, 2006).

O isolamento por Cromatografia Líquida de Alta Eficiência (CLAE/UV) é o método mais utilizado para a análise e os ensaios de quantificação, em sua maioria, são realizados, também, por essa técnica (LOZHKIN; SAKANYAN, 2006; BERTOLDI et al., 2016). Além disso, o Espectro Ultravioleta (UV), característico das cumarinas, facilita a identificação e a quantificação por métodos cromatográficos (PAIXÃO, 2016). Outra técnica de isolamento, análise e quantificação de cumarinas em drogas vegetais é a Cromatografia Gasosa (CG) em colunas capilares (SIMÕES et al., 2007; VENUGOPALA et al., 2013). Ainda, a cromatografia líquida de média pressão, a de baixa pressão e a líquida a vácuo possibilitam separações em menos tempo e com resoluções superiores aos métodos convencionais em coluna aberta (SIMÕES et al., 2007).

O acoplamento de diferentes tipos de detectores à técnica de CLAE, tais como o Detector de Arranjo de Fotodiodos (CLAE-DAD) e a Espectrometria de Massas (CLAE-MS), gera informações estruturais importantes a respeito dos compostos (SILVA, 2009; BERTOLDI et al., 2016). A confirmação estrutural das moléculas é facilitada pelo uso de Espectrometria de Massas no modo

(MS/MS) (BERTOLDI et al., 2016) e CG-MS (Murray, 1995). A elucidação estrutural das cumarinas isoladas, também, pode ser feita por métodos de Infravermelho e Ressonância Magnética Nuclear (RMN) (SOUZA, 2005; LOZHKIN; SAKANYAN, 2006).

O desenvolvimento de fases estacionárias diversas para cromatografia em coluna e Cromatografia de Camada delgada (CCD), tais como géis de sílica com fase quimicamente ligada, Sephadex LH-20 e outras, contribuiu para a separação de misturas de cumarinas sensíveis a adsorventes, como o próprio gel de sílica de fase normal e alumina (SIMÕES et al., 2007; VENUGOPALA et al., 20132007). O isolamento e análise de cumarinas, também, pode ser feito por cromatografia em papel (VENUGOPALA et al., 2013).

Uma desvantagem significativa da cromatografia em papel é o procedimento demorado e a necessidade de concentrar os extratos devido à baixa capacidade de sorção. A CCD, por outro lado, está isenta de muitas desvantagens inerentes à cromatografia em papel, porque proporciona uma separação bastante rápida dos componentes de uma mistura e, da mesma forma, como na cromatografia em papel, pode ser usada para a identificação de cumarinas em várias amostras. Você deve saber também que compostos podem ser separados usando técnicas de CCD preparativa (LOZHKIN; SAKANYAN, 2006).

É fundamental você entender que o espectro de UV característico das cumarinas é fortemente influenciado pela natureza e pela posição dos grupos substituintes. Deste modo, são compostos facilmente identificados por CCD e por cromatografia em papel em que, sob ação da luz UV, exibem uma fluorescência azul, azul-esverdeada, amarelada ou violeta (SOUZA, 2005; SIMÕES et al., 2007). Contudo, a cor fluorescente não fornece uma identificação precisa da estrutura das cumarinas, mas, às vezes, é possível determinar o tipo de grupos funcionais presentes na molécula (LOZHKIN; SAKANYAN, 2006).

Para a identificação qualitativa de cumarinas, um teste simples e rápido é o ensaio da sublimação. Em uma câmara de microssublimação, adicionar 1g da droga vegetal e aquecer em chapa quente (100°C, 10 minutos). Dissolver o sublimado formado com 0,5 ml de metanol. Em uma folha de papel filtro colocar cinco gotas do material dissolvido, de modo a obter uma mancha de, aproximadamente, um centímetro de diâmetro. Acrescentar duas gotas de solução de KOH (10% em etanol) sobre a mancha. Manter em temperatura ambiente até secar. Expor a mancha à radiação ultravioleta (lâmpada ultravioleta com λ de 254 a 366 nm). Quando a mancha apresentar uma fluorescência verde, amarela, violeta ou azul, já aparente, após o primeiro minuto, o resultado é considerado positivo para a presença de cumarinas na amostra (BARROS, 2009).

Fique atento

Você deve ficar atento a novas técnicas de extração, já que estão sendo desenvolvidas para reverter a instabilidade de muitas cumarinas extraídas pelos métodos convencionais. Neste sentido, pode ser citada a extração com fluido supercrítico, que tem sido amplamente estudada, bem como o seu emprego para obtenção de óleos essenciais, princípios ativos e outros constituintes de plantas, como as cumarinas. Os processos convencionais de extração, normalmente, geram resíduos químicos e podem, inclusive, alterar as características do produto final devido às altas temperaturas utilizadas durante os processos de extração e purificação. A tecnologia supercrítica exige um investimento maior, mas, em contrapartida, leva à separação muito específica. Assim, separação e purificação são realizadas simultaneamente, pois a seletividade do solvente supercrítico é modificada por meio de alterações de propriedades termodinâmicas e da natureza do solvente (RODRIGUES, 2005).

Biossíntese, propriedades fisiológicas e farmacológicas das cumarinas

As cumarinas são compostos fenólicos amplamente distribuídos no reino vegetal, mas também, presentes em outros organismos, como bactérias e fungos (SIMÕES et al., 2007). Elas derivam do metabolismo da fenilalanina, sendo um dos seus principais precursores o ácido-*p*-hidroxicinâmico (ácido 4-cumárico). A hidroxilação *orto* na cadeia lateral dos ácidos cinâmicos, é um passo crucial na formação das cumarinas. Enquanto que a hidroxilação direta do anel aromático do ácido cinâmico é comum, a hidroxilação, geralmente, envolve de início a posição 4- para a cadeia lateral e hidroxilações subsequentes, então, se dão na posição *orto* a este substituinte. Em contraste, para as cumarinas, a hidroxilação do ácido cinâmico ou ácido 4-cumárico pode ocorrer *orto* na cadeia lateral (Figura 1) (SANTOS, 2005; SIMÕES et al., 2007).

Os dois ácidos 2-hidroxicinâmicos sofrem uma mudança de configuração na cadeia lateral, da forma *trans* para a forma menos estável *cis*. Ainda que a isomeração *cis/trans* não seja favorável, no caso de uma única dupla ligação isolada, nos ácidos cinâmicos, o sistema de conjugação permite que este processo ocorra quase que prontamente, e a radiação UV, como por exemplo, à luz do dia, é suficiente para produzir misturas equilibradas que podem ser separadas (Figura 2) (SANTOS, 2005).

O ácido 4-cumárico é hidroxilado na posição C-2' (*orto*-hidroxilação). O derivado *orto*-hidroxilado sofre isomerização fotocatalizada da ligação dupla (E→Z). O isômero Z lactoniza-se espontaneamente, produzindo a umbeliferona. A prenilação do anel benzênico nas posições 6 ou 8 do derivado 7-hidroxicumarina é o passo inicial na biogênese das furano- e piranocumarinas. A ciclização dos derivados 6- ou 8-isoprenilcumarina ocorre por ataque nucleofílico do grupo hidroxila em C-7 ao epóxido formado pela oxidação da ligação dupla do resíduo isopentenila. Dependendo do ataque nucleofílico, o produto será o hidroxi-isopropil-di-hidrofuranocumarina ou será o hidroxi--dimetil-di-hidropiranocumarina (SIMÕES et al., 2007).

A maioria das cumarinas são derivadas biogeneticamente da via do ácido chiquímico (Figura 3). Por outro lado, as 4-fenilcumarinas são provenientes de uma via mista (ácido chiquímico e acetato), enquanto que as 4-*n*-propilcumarinas derivam totalmente da via do acetato (SIMÕES et al., 2007).

A biogênese das cumarinas pode ser induzida em resposta a um estresse biótico e abiótico, por uma deficiência nutricional, mensageiros químicos, como os hormônios vegetais, e por outros metabólitos externos, além de atuarem como reguladoras do crescimento. A escopoletina, por exemplo, encontrada no girassol, acumula-se nos tecidos vegetais após ele ter sofrido lesão mecânica, ataque por insetos ou inoculação com fungos. Ainda, na aveia, a escopoletina, presente na exsudação radicular, pode controlar o crescimento de plantas infestantes, por apresentar fitotoxicidade (MONTAGNER, 2007; SIMÕES et al., 2007).

Assim, é importante saber que as furanocumarinas são consideradas fitoalexinas, e que elas podem ser definidas como compostos antimicrobianos que são sintetizados e acumulados nos vegetais após exposição a algum tipo de estresse biológico e/ou ambiental. Funcionam como toxinas naturais para proteger as plantas dos animais, insetos e microrganismos (bactérias, fungos e vírus). Estas fitoalexinas, também, podem ser formadas como resposta às injúrias químicas ou traumáticas durante os processos de murchação (desvigoramento), doenças ou mesmo secagem das plantas (SILVA, 2009; VENUGOPALA et al., 2013).

A aiapina, uma furanocumarina, foi apontada como uma fitoalexina nas espécies que a produzem, como no girassol, em que sua produção é aumentada em resposta a ataques de patógenos, como fungos, enquanto que em *Pterocaulon polystachyum* foi atribuída a esse composto a inibição do crescimento de larvas que infestam a planta (PAIXÃO, 2016).

Em vegetais, concentrações mais elevadas foram encontradas em amostras estocadas de aipo, pastinaca e salsas infectadas por microrganismos (*Sclerotinia scleriotiorum*), resultando no aumento da produção de psoraleno, 5-metoxipsoraleno e 8-metoxipsoraleno. Além disso, estudos experimentais demonstram que a concentração de psoralenos nesse vegetal é, rapidamente, elevada em até 100 vezes a sua quantidade como presença de agente viral e que essas taxas decrescem subsequentemente após a eliminação do patógeno (SILVA, 2009).

Com relação às aplicações das cumarinas, a procura por medicamentos de origem vegetal tem conduzido a um grande interesse farmacêutico nestes compostos, pelo fato das substâncias mostrarem atividades farmacológicas potentes e relevantes, com baixa toxicidade e custo relativamente reduzido (MONTAGNER, 2007; SIMÕES et al., 2007). As diversas propriedades biológicas das cumarinas dependem do grupo substituinte presente no anel.

Com isso, as cumarinas são compostos orgânicos que possuem aplicações extensas e diversas a nível industrial (Quadro 3). Além do ultravioleta, exibem forte fluorescência na região visível que as tornam apropriadas para o uso como corantes, aromatizantes, laser de corante e cromóforos óticos não lineares. Contudo, há uma perda de propriedades aromatizantes em derivados cumarínicos conjugados com açúcares e ácidos, os quais ocorrem frequentemente na natureza (SOUZA, 2005; PAIXÃO, 2016).

Há uma relação que estabelece que, quanto maior o peso molecular, menor a aromaticidade das cumarinas. Devido a este fato, a cumarina (1,2-benzopirona) é uma das substâncias aromáticas que mais tem tido emprego de caráter geral. Em razão do seu odor acentuado, estabilidade e baixo custo, a cumarina passou a ser amplamente utilizada em cosméticos (desodorantes antiperspirantes, produtos para banho, loções corporais, cremes faciais, fragrâncias em creme, *spray* de cabelo, xampus, gel de banho e sabonetes), perfumes (como agente fixador ou para ressaltar a fragrância), detergentes, pasta de dentes, cigarros (para melhorar o sabor e o aroma), também, em borrachas, materiais plásticos, tintas e *spray*, com a finalidade de mascarar odores de solventes orgânicos. Ainda, na galvanização do níquel, leva a uma menor porosidade e a um maior brilho do produto final, apresentando resultados positivos no aumento da resistência à corrosão do zinco (RODRIGUES, 2005; SOUZA, 2005; MONTAGNER, 2007; SIMÕES et al., 2007; PAIXÃO, 2016).

Apesar de apresentar hepatotoxicidade nos animais testados, a 1,2-benzopirona não tem demonstrado toxicidade em humanos e babuínos, fato atribuído ao metabolismo, pois é metabolizada a 7-hidroxicumarina, o principal metabólito da cumarina em seres humanos, que consiste em uma via para detoxificação do composto (PAIXÃO, 2016).

A cumarina dispõe de propriedade antibiótica, anticoagulante, antitrombótica, broncodilatadora, antiedematogênica, anti-inflamatória, analgésica e, também, é empregada em tratamentos contra o câncer (linfoedemas, mama, pulmão e rim). No guaco, a cumarina é responsável por cerca de 50 a 60% de suas propriedades farmacêuticas. Esta substância tem sido utilizada, ainda, no tratamento da brucelose, doença causada por uma bactéria em animais transmitida ao ser humano pelo consumo de carne e leite contaminados. Da mesma forma, ela é indicada em casos de queimaduras e doenças reumáticas. Testes farmacológicos têm observado que a cumarina causa inibição dos efeitos da musculatura intestinal e uterina *in vivo* (RODRIGUES, 2005; MONTAGNER, 2007; SIMÕES et al., 2007; PAIXÃO, 2016).

As cumarinas, em geral, apresentam um amplo espectro de atividades biológicas:

a) antitripanossomicida: cumarina isolada de *Kielmeyera albopunctata* teve atividade contra *Trypanossoma cruzi* (SOUZA, 2005);

b) antimalárica: dafnetina (7,8-di-hidroxicumarina) teve potente atividade antimalárica contra *Plasmodium falciparum* (SOUZA, 2005);

c) vasodilatadora: em conjunto, as cumarinas ostol, imperatorina, xantotoxina e isopimpinelina exibiram propriedades relaxadoras no corpo cavernoso de coelhos com endotélio intacto. Estas substâncias foram isoladas de frutos de *Cnidium monnieri*, uma planta chinesa usada na impotência masculina (SOUZA, 2005; SIMÕES et al., 2007);

d) antituberculose: umbeliferona, felodenol A (VENUGOPALA et al., 2013);

e) neuroprotetora: esculetina (VENUGOPALA et al., 2013);

f) anticonvulsivante: ostol, imperatorina (VENUGOPALA et al., 2013);

g) anti-inflamatória: fraxetina e aurapteno (encontrado em frutas cítricas) (SOUZA, 2005);

h) anti-hiperglicêmica: fraxidina (VENUGOPALA et al., 2013);

i) antitumoral e citostática: 7-hidroxicumarina e 3-hidroxicumarina foram indutoras da quinona reductase e outras enzimas anticarcinogênicas. Foi verificada a inibição da ação de enzimas metabolizadoras pró-carcinógenas e bloqueio da bioativação de agentes carcinogênicos pelas cumarinas bergamotina, imperatorina e isopimpinelina (SOUZA, 2005).

A dafnetina demonstrou ação antiproliferativa por ser inibidora de proteínas quinases. Ainda, neste sentido, foram constatados efeitos antiproliferativos da escopoletina por meio de indução a apoptose em células PC$_3$ (câncer de próstata). A 7-hidroxicumarina teve ação citostática por causar a diminuição da porcentagem de células de adenocarcinoma humano, enquanto que o aurapteno isolado de *Citrus* impediu o desenvolvimento de câncer de fígado, pele, língua, cólon e esôfago (SOUZA, 2005; DEL RÍO et al., 2014).

Além disso, a cumarina e a 7-hidroxicumarina induziram distúrbios no ciclo celular e apoptose em células do carcinoma humano e a 4-hidroxicumarina teve efeito na motilidade em células B16-F10 (melanoma) (SOUZA, 2005);

j) anticoagulante e antitrombótica: furanocumarinas isoladas de *Citrus* apresentaram atividade trombolítica (SÁ, 2011). As cumarinas também inibiram a agregação plaquetária e promoveram o relaxamento da musculatura lisa e cardíaca, possivelmente, devido à inibição das enzimas fosfodiesterases cAMP e GMPc e do influxo do cálcio, como as presentes no gênero *Angelica* (SAAD et al., 2016);

k) anti-HIV: cumarinas de *Calophyllum* (calanolídeos A e B) foram inibidoras da enzima transcriptase reversa do HIV. Por outro lado, a 4-hidroxi-3-(3-fenoxipropil) cumarina desempenha ação anti-HIV pela inibição da enzima protease do vírus. Ainda, cumarinas e biscumarinas (pabulenol, heraclenol, oxipeucedanina, pranferol e xantotoxina) da planta *Ferula sumbul*, foram inibidoras da replicação do HIV. Algumas cumarinas, como as 3-fenilcumarinas, também, suprimiram, em nível gênico, a expressão do HIV, inibindo sua transcrição viral na região do promotor (SOUZA, 2005);

l) antioxidante: foi verificada ação antioxidante para 7-hidroxicumarina e 4-metilcumarina. Da mesma forma, foram constatados efeitos protetores das cumarinas esculina, esculetina, 4-metilesculetina e fraxetina contra citotoxicidade induzida por peroxidação lipídica pela presença da unidade *orto* catecol nas cumarinas, além de eliminarem o ânion radical superóxido e *quelarem* íons ferro. A fraxetina, também, protegeu *in vivo* a *Drosophila melanogaster* contra os efeitos do estresse oxidativo, por causar aumento importante das reservas da enzima glutationa redutase (SOUZA, 2005; SIMÕES et al., 2007);

m) analgésica: escopoletina, umbeliferona e esculetina (PAIXÃO, 2016);

n) broncodilatadora: a atividade broncodilatadora do guaco se deve à presença de cumarinas que podem atuar por meio de estimulação direta dos canais de cálcio ativados por potássio, assim como alterações na

concentração intracelular de cálcio, uma vez que este íon está diretamente envolvido nas contrações do músculo liso (SAAD et al., 2016);
o) antiadipogênica: esculetina, fraxina, fraxidina, fraxetina e esculina (VENUGOPALA et al., 2013);
p) inibidora da enzima acetilcolinesterase (AChE): inibidores reversíveis da AChE são, atualmente, usados em ensaios clínicos no tratamento da doença de *Alzheimer*. Algumas cumarinas de *Citrus* apresentaram essa inibição, o que possibilita o desenvolvimento de novos fármacos para o tratamento da doença (SÁ, 2011). Outra cumarina é o decursinol, composto majoritário isolado de *Angelica gigas* que demonstrou ter o maior potencial inibitório da AChE (MIYAZAKI, 2013).

A escoparona (6,7-dimetoxicumarina), isolada da planta chinesa *Artemisia scoparia*, teve atividade imunosupressora, relaxante vascular, hipolipidêmica e hipotensora (SIMÕES et al., 2007). A escopoletina e outras cumarinas extraídas de espécies vegetais de *Viburnum* apresentaram ação antiespasmódica. Do mesmo modo, diversas di-hidrofurano- e di-hidropiranocumarinas, isoladas de plantas da família *Apiaceae*, mostraram atividades vasodilatadora, espasmolítica e antitrombótica (SIMÕES et al., 2007).

Segundo Souza (2005), outras atividades biológicas das cumarinas são: antipruritica, antialérgica, diurética, combate à osteoporose, antidepressiva, antifilarial, hepatoprotetora, anti-*Helicobacter pylori*, acaricida e estimulante da memória.

As atividades antibacteriana e antifúngica, também, são importantes propriedades biológicas das cumarinas, como demonstrado no Quadro 4. Da mesma forma, no caso dos fungos, as cumarinas sintetizadas por esses organismos já demonstraram ação antibacteriana, como a novobiocina, a coumermicina A e a clorobiocina isoladas de várias espécies de *Streptomyces*, sendo potentes inibidoras da DNA girase (LACY; O' KENNEDY, 2004).

Exemplo

É essencial saber que as furanocumarinas são extremamente fototóxicas e a manifestação mais comum desta toxicidade é a fotodermatite, reação epidérmica caracterizada por erupções bolhosas, hiperpigmentação e eritema, em mamíferos (FRACAROLLI, 2015). As furanocumarinas lineares (psoralenos) são mais fototóxicas em comparação às angulares (angelicanos). Contudo, sob orientação de um profissional habilitado, os psoralenos podem ser utilizados como protetores solares e como produtos para bronzeamento (SILVA, 2009). Neste sentido, as furanocumarinas são usadas no tratamento da pele (estimulando os melanócitos para a produção de melanina) e em doenças de pele, como vitiligo, psoríase, micoses, dermatite e eczemas. Por exemplo, o psoraleno, o bergapteno e o xantotoxino são compostos fotossensibilizadores empregados no tratamento da psoríase, do vitiligo e outras doenças de pele (RODRIGUES, 2005; GUEOGIIAN, 2011).

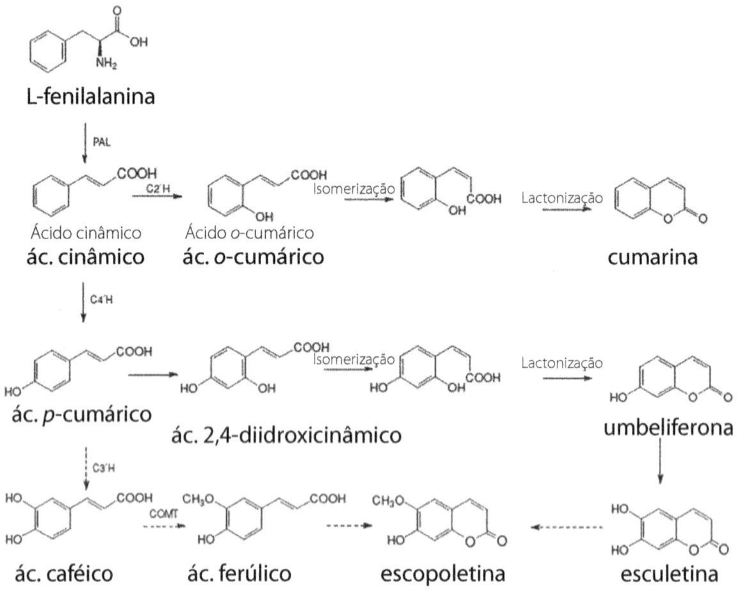

Figura 1. Proposta da rota biossintética de cumarinas em vegetais superiores.
Fonte: Adaptada de Mendes (2008).

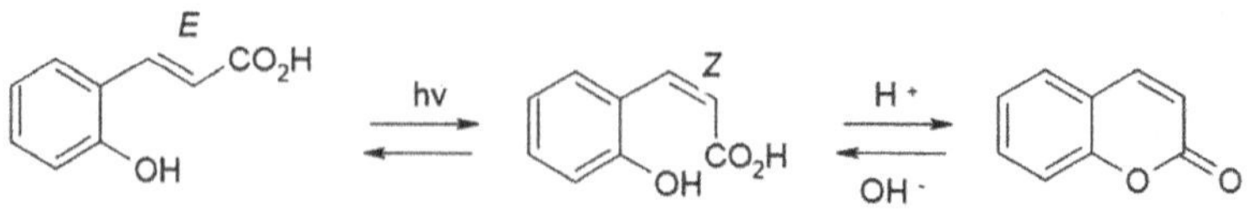

Figura 2. Isomerização do ácido cinâmico.
Fonte: Santos (2005).

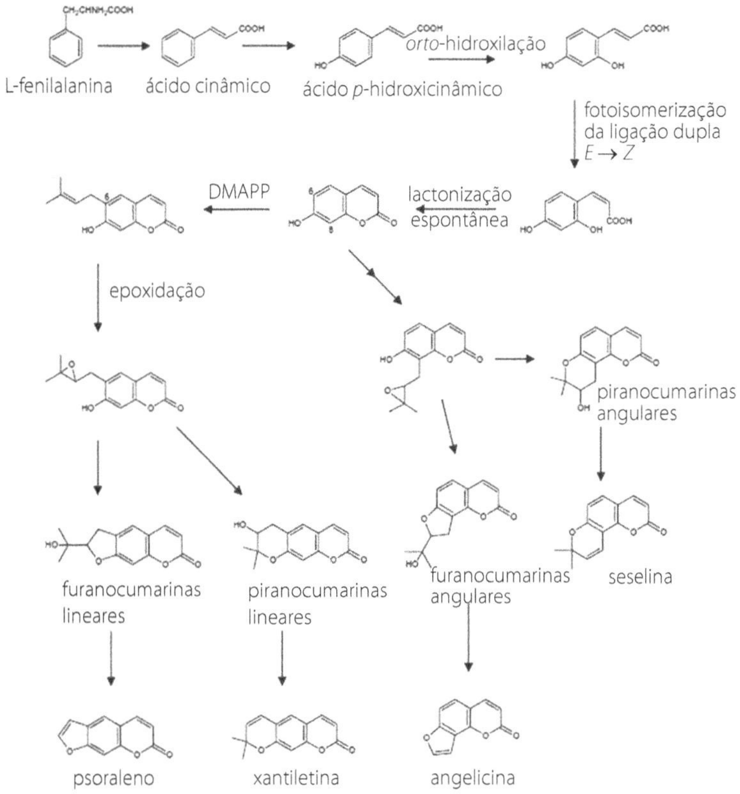

Figura 3. Origem biogenética de cumarinas e derivados.

Fonte: Adaptada de Simões (2007).

Quadro 3. Propriedades e aplicações das cumarinas

Composto	Aplicação
Cumarina	adoçante, condimento, aromatizante
4-Hidroxicumarina	produção do dicumarol e warfarina
Warfarina	rodenticida
3,4-Di-hidrocumarina	perfume industrial
6-Metilcumarina	melhora o aroma
7-Hidroxicumarina	protetor solar
Aminometil cumarina	rótulo fluorescente
4-Metilumbeliferona	corante a laser

Fonte: Adaptado de Montagner (2007).

Figura 8.1 Representação esquemática do ciclo celular

Micróbio	Cumarina	Método
Gram positiva		
Bacillus cereus	Dafnetina	Réplica em prato de Lederberg
	Aesculetina	Réplica em prato de Lederberg
	Escopoletina	Réplica em prato de Lederberg
Bacillus subtilis	Xantotoxina	Difusão em meio sólido
Staphylococcus	Dafnetina	Réplica em prato de Lederberg
aureus	Aesculetina	Réplica em prato de Lederberg
	Preniletina	Difusão em meio sólido
	Haplopinol	Difusão em meio sólido
	Xantotoxina	Difusão em meio sólido
	Psoraleno	Microdiluição em meio líquido
	Ostol	Difusão em meio sólido
Staphylococcus		
aureus (MRS)	Dafnetina	Réplica em prato de Lederberg
Sarcina lutea	Aesculetina	Réplica em prato de Lederberg
	Cumarina	Microdiluição em meio líquido
Streptococcus		
pneumoniae		
Gram negativa		
Escherichia coli	Dafnetina	Réplica em prato de Lederberg
	Aesculetina	Réplica em prato de Lederberg
	Haplopinol	Difusão em meio sólido
	Umckalina	Microdiluição em meio líquido
	Umbeliferona	Difusão em meio sólido
	Bergapteno	Difusão em meio sólido
	Psoraleno	Microdiluição em meio líquido
Haemophilus	Cumarina	Microdiluição em meio líquido
influenzae		
Enterobacter	Psoraleno	Microdiluição em meio líquido
cloacae	Psoraleno	Microdiluição em meio líquido
Klebsiella erogenes	Herniarina	Microdiluição em meio líquido
Klebsiella	Dafnetina	Réplica em prato de Lederberg
pneumoniae	Umckalina	Microdiluição em meio líquido
Pseudomonas	Ostol	Difusão em meio sólido
aeruginosa	Dafnetina	Réplica em prato de Lederberg
Salmonella		
typhimurium		

(Continua)

(Continuação)

Quadro 4. Atividade antimicrobiana das cumarinas

Micróbio	Cumarina	Método
Fungos		
Penicillium chrysogenum	Escopoletina	Réplica em prato de Lederberg
Aspergillus niger	Angelicina	Microdiluição em meio líquido
	Alopsoraleno	Microdiluição em meio líquido
	Psoraleno	Microdiluição em meio líquido
Byssochlamys fulva	Escopoletina	Réplica em prato de Lederberg
Candida albicans	Angelicina	Microdiluição em meio líquido
	Psoraleno	Microdiluição em meio líquido
Cryptococcus neoformans	Angelicina	Microdiluição em meio líquido
Saccharomyces cerevisiae	Angelicina	Microdiluição em meio líquido
	Xantotoxina	Difusão em meio sólido

Fonte: Adaptado de Souza (2005).

Exercícios

1. Em meio alcalino, a abertura do anel lactônico das cumarinas ocasiona:
a) aumento da fluorescência.
b) diminuição da fluorescência.
c) não ocorre alteração na fluorescência.
d) perda total da fluorescência natural das cumarinas.
e) aumento ou diminuição, dependendo do composto químico.

2. As cumarinas são lactonas resultantes da condensação de dois grupos funcionais. Quais são eles?
a) Álcool e cetona.
b) Álcool e ácido carboxílico.
c) Ácido carboxílico e cetona.
d) Ácool e éter.
e) Ácido carboxílico e éter.

3. O dicumarol, importante cumarina descoberta em *Melilotus officinalis*, serviu de modelo para o desenvolvimento de uma classe de medicamentos. Que classe foi essa?
a) Imunossupressores.
b) Hipotensores.
c) Vasodilatadores periféricos.
d) Espasmolíticos.
e) Anticoagulantes.

4. *Mikania glomerata* e *Mikania laevigata* são duas espécies de guaco muito utilizadas na medicina popular, apresentam cumarinas com ação broncodilatadora. Assinale a alternativa correta quanto

às três cumarinas encontradas nessas duas espécies vegetais:
a) Cumarina; di-hidrocumarina; 7-hidroxicumarina.
b) Cumarina; di-hidrocumarina; ácido o-cumárico.
c) 6-hidroxicumarina; dihidrocumarina; ácido o-cumárico.
d) Cumarina; di-hidrocumarina; 6-hidroxicumarina.
e) Ácido o-cumárico; 6-hidroxicumarina; cumarina.

5. A cumarina (1,2-benzopirona) foi isolada pela primeira vez de *Dipteryx odorata*, planta nativa do Brasil, não endêmica, popularmente conhecida como:
a) fava-tonka.
b) sucupira-branca.
c) chambá.
d) poaia-branca.
e) emburana.

Referências

BARROS, I. B. *Avaliação química e das atividades biológicas de Coccoloba mollis*. 2009. 127 p. Dissertação (Mestrado em Química dos Recursos Naturais) – Universidade Estadual de Londrina, Londrina, 2009.

BERTOLDI, F. C. et al. Validação de um método analítico rápido por CLAE-UV para determinação de cumarina em guaco (Mikania glomerata Sprengel) confirmado com espectrometria de massas. *Revista Brasileira de Plantas Medicinais*, v. 18, n. 1, supl. 1, p. 316-325, 2016. Disponível em: <http://www.scielo.br/pdf/rbpm/v18n1s1/1516-0572-rbpm-18-1-s1-0316.pdf>. Acesso em: 05 dez. 2018.

BRENZAN, M. A. *Estudo fitoquímico e avaliação da atividade antileishmania do Calophyllum brasiliense Cambess (Clusiaceae)*. 2006. 134 p. (Mestrado em Ciências Farmacêuticas) – Universidade Estadual de Maringá, Maringá, 2006.

DEL RÍO, J. A. et al. Furanocoumarins: biomolecules of therapeutic interest. *Studies in Natural Products Chemistry*, v. 43, p. 145-195, 2014.

FRACAROLLI, L. *Isolamento, caracterização e avaliação da atividade fotossensibilizadora de cumarinas e furanocumarinas extraídas de espécies de Citrus*. 2015. 144 p. Dissertação (Mestrado em Ciências) – Universidade de São Paulo, Ribeirão Preto, 2015.

JIANG, C. et al. Decursin and decursinol angelate inhibit estrogen-stimulated and estrogen-independent growth and survival of breast cancer cells. *Breast Cancer Research*, v. 9, p. 1-12, 2007. Disponível em: <https://breast-cancer-research.biomedcentral.com/articles/10.1186/bcr1790>. Acesso em: 05 dez. 2018.

LACY, A.; O'KENNEDY, R. Studies on coumarins and coumarin-related compounds to determine their therapeutic role in the treatment of cancer. *Current Pharmaceutical Design*, v. 10, n. 30, p. 3797-3811, 2004. doi: 10.2174/1381612043382693.

LOZHKIN, A. V.; SAKANYAN, E. I. Natural coumarins: methods of isolation and analysis. *Pharmaceutical Chemistry Journal*, v. 40, n. 6, p. 337-346, 2006.

MENDES, B. G. *Polygala sabulosa A. W. Bennett*: obtenção de estirilpironas e cumarinas, preparo de análogos e ensaios de atividades biológicas. 2008. 192 p. Tese (Doutorado em Química) – Universidade Federal de Santa Cataria, Florianópolis, 2008.

MIYAZAKI, C. M. S. *Estudo das atividades biológicas in vitro da 5-(2,3-dihidroxi-3--metilbutiloxi)-6,7-metilenedioxicumarina isolada de Pterocaulon lorentzii Malme e Pterocaulon alopecuroides DC. com ênfase na atividade anti-helmíntica em nematoides gastrintestinais de ovinos*. 2013. 117 p. Tese (Doutorado em Ciências Farmacêuticas) – Universidade Federal do Paraná, Curitiba, 2013.

MONTAGNER, C. *Atividades antifúngica, citotóxica (células tumorais humanas) e hemolítica de cumarinas naturais e semi-sintéticas*. 2007. 125 p. Dissertação (Mestrado em Biotecnologia) – Universidade Federal de Santa Catarina, Florianópolis, 2007.

PAIXÃO, T. P. *Estudo fitoquímico e avaliação do efeito antinociceptivo de uma fração rica em cumarina de Ayapana triplinervis (Asteraceae)*. 2016. 106 p. Dissertação (Mestrado em Ciências Farmacêuticas) – Universidade Federal do Pará, Belém, 2016.

RIBEIRO, C. V. C.; KAPLAN, M. A. C. Tendências evolutivas de famílias produtoras de cumarinas em angiospermae. *Química Nova*, v. 25, n. 4, p. 533-538, 2002. Disponível em: <http://www.scielo.br/pdf/qn/v25n4/10524.pdf>. Acesso em: 05 dez. 2018.

RODRIGUES, R. F. *Extração da cumarina a partir das sementes da emburana (Torresea cearensis) utilizando dióxido de carbono supercrítico*. 2005. 115 p. Dissertação (Mestrado em Engenharia Química) – Universidade Estadual de Campinas, Campinas, 2005.

SÁ, C. G. *Extração e testes de atividades farmacológicas do óleo essencial de Citrus sinensis (L.) Osbeck direcionados para a doença de Alzheimer*. 2011. 83 p. Dissertação (Mestrado em Ciências Farmacêuticas) – Universidade Federal do Piauí, Teresina, 2011.

SAAD, G. A. et al. *Fitoterapia contemporânea*: tradição e ciência na prática clínica. 2. ed. Rio de Janeiro: Guanabara Koogan, 2016.

SANTOS, S. C. *Caracterização cromatográfica de extratos medicinais de guaco*: Mikania laevigata Schultz Bip. ex Baker e M. glomerata Sprengel e ação de M. laevigata na inflamação alérgica pulmonar. 2005. 93 p. Dissertação (Mestrado em Ciências Farmacêuticas) – Universidade do Vale do Itajaí, Itajaí, 2005.

SILVA, L. C. R. C. *Desenvolvimento de estratégias analíticas para determinação de flavanonas e psoraleno por CLAE-DAD em sucos de laranjas de diferentes procedências*. 2009. 146 p. Dissertação (Mestrado em Química) – Universidade Federal da Bahia, Salvador, 2009.

SIMÕES, C. M. O. et al. (Org.). *Farmacognosia*: da planta ao medicamento. 6. ed. Florianópolis: UFSC, 2007.

SOUZA, S. M. *Atividade antibacteriana de cumarinas naturais e derivados*. 2005. 94 p. Dissertação (Mestrado em Biotecnologia) – Universidade Federal de Santa Catarina, Florianópolis, 2005.

ULUBELEN, A.; ÖZTÜRK, M. Alkaloids, coumarins and lignans from Haplophyllum Species. *Records of Natural Products*, v. 2, n. 3, p. 54-69, 2008. Disponível em: <http://www.acgpubs.org/RNP/2008/Volume%202/Issue%201/RNP-0806-22.pdf>. Acesso em: 05 dez. 2018.

VENUGOPALA, K. N. et al. Review on natural coumarin lead compounds for their pharmacology activity. *BioMed Research International*, v. 2013, p. 1-14, 2013. doi: 10.1155/2013/963248.

Leituras recomendadas

GOBBO-NETO, L.; LOPES, N. P. Plantas medicinais: fatores de influência no conteúdo de metabólitos secundários. *Química Nova*, v. 30, p. 374-381, 2007. Disponível em: <http://quimicanova.sbq.org.br/imagebank/pdf/Vol30No2_374_25-RV05289.pdf>. Acesso em: 05 dez. 2018.

GOMES, J. P. M. *Pesquisa de atividade antitumoral e mutagênica in vitro de produtos naturais*. 2008. 86 p. Dissertação (Mestrado em Ciências Farmacêuticas) – Universidade Estadual Paulista, Araraquara, 2008.

GUEOGJIAN, K. *Funcionalização de cumarinas via reação de acoplamento de Suzuki--Miyaura de sais de organotrifluoroboratos de potássio*. 2011. 151 p. Dissertação (Mestrado em Ciências Farmacêuticas) – Universidade de São Paulo, São Paulo, 2011.

JOSEPH, C. C. et al. Larvicidal and mosquitocidal extracts, a coumarin, isoflavonoids and pterocarpans from Neorautanenia mitis. *Transactions of the Royal Society of Tropical Medicine and Hygiene*, v. 98, n. 8, p. 451-455, 2004.

LÓPEZ-PÉREZ, J. L. et al. Cytotoxic 4-Phenylcoumarins from the Leaves of Marila pluricostata. *Journal of Natural Products*, v. 68, n. 3, p. 369-373, 2005.

Flavonoides

Objetivos de aprendizagem

Ao final deste texto, você deve apresentar os seguintes aprendizados:

- Identificar a biossíntese, as estruturas químicas e a classificação dos flavonoides.
- Descrever os métodos de extração, o isolamento, a purificação e a identificação dos flavonoides.
- Explicar as propriedades biológicas e farmacológicas dos flavonoides.

Introdução

Flavonoides são substâncias polares encontradas normalmente nos vacúolos das plantas. Pertencem a classe dos polifenóis, substâncias que possuem um ou mais núcleos aromáticos, com a presença de hidroxilas ou seus derivados, ésteres, éteres, glicosídeos e outros.

São amplamente distribuídos nas plantas, desempenhando inúmeras funções como pigmentação de pétalas, atração de polinizadores, filtração do UV, fixação do nitrogênio simbiótico, mensageiros químicos, reguladores fisiológicos e inibidores de ciclo celulares.

Neste capítulo, você verá a biossíntese, a estrutura química fundamental, as classificações, processos de extração e identificação, e quais as propriedades farmacológicas mais estudas dos flavonoides.

Biossíntese, estrutura química e classificação dos flavonoides

Os flavonoides são biossintetizados a partir dos derivados da via do acetato e do ácido chiquímico oriundos do metabolismo de carboidratos e da via dos fenilpropanoides. Os precursores dos flavonoides são as estruturas de 4-cumaril-CoA e 3 moléculas de malonil-CoA (Figura 1). Essa reação também é chamada de *via do malonato* (SIMÕES et al., 2017; ROBBERS; SPEEDIE; TYLER, 1996).

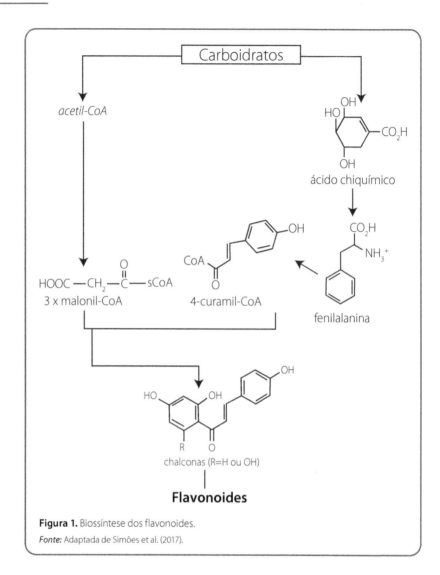

Figura 1. Biossíntese dos flavonoides.
Fonte: Adaptada de Simões et al. (2017).

A biossíntese dos flavonoides ocorre pela reação enzimática catalisada pela chalcona sintase, formando o composto denominado *chalcona* que dá origem à flavanona. O anel central da flavanona é formado pela adição de um grupo hidroxila na dupla ligação da cadeia carbônica que liga os dois anéis fenólicos.

A partir da flavanona, outras reações acontecem, formando os di-hidro-flavonoides e as antocianinas. Além disso, outras classes são formadas (Figura 2), como as isoflavonas, as auronas, as flavonas, as proantocianidinas e os flavonóis, bem como os derivados de compostos intermediários da rota metabólica dos flavonoides (SCHIJLEN et al., 2004; SIMÕES et al., 2017; HELDT; PIECHULLA, 2004).

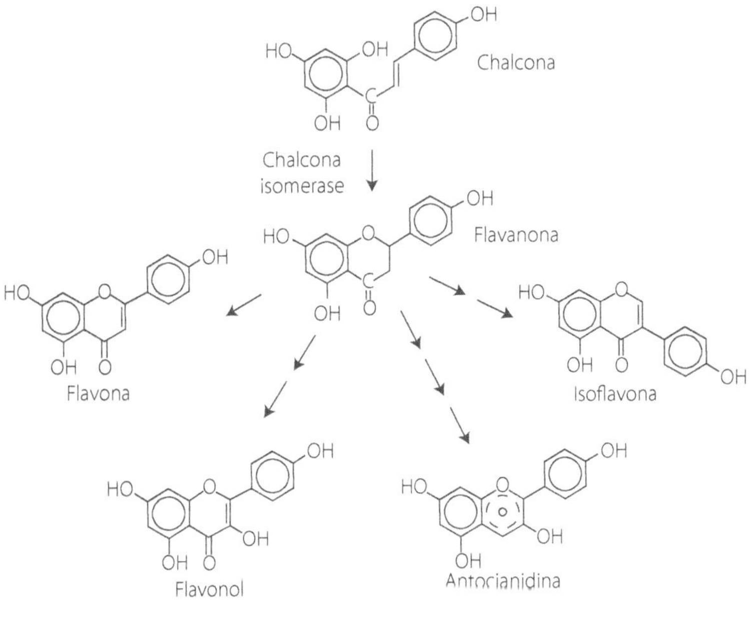

Figura 2. Chalcona como precursora da síntese de vários flavonoides.
Fonte: Adaptada de Heldt e Piechulla (2004).

O núcleo fundamental dos flavonoides é formado por 15 carbonos e 2 fenilas ligadas por uma cadeia de 3 carbonos entre elas (Figura 3).

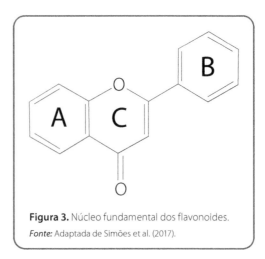

Figura 3. Núcleo fundamental dos flavonoides.
Fonte: Adaptada de Simões et al. (2017).

Os flavonoides naturais são, em grande parte, oxigenados, podendo apresentar estruturas glicosiladas ligadas aos anéis. Quando a estrutura tem um glicosídeo presente, o flavonoide é chamado de *heterosídeo*. Denomina-se como *o*-heterosídeos ou *o*-glicosilados o que acontece quando a ligação ocorre por meio de uma hidroxila e *c*-heterosídeos ou *c*-glicosilados, quando a ligação ocorre em um átomo de carbono da cadeia. Caso a estrutura do flavonoide se apresente sem o glicosídeo, esta é denominada *aglicona* ou *genina*.

Dessa forma, a classificação dos flavonoides (Quadro 1) é realizada pelo estado de oxidação, pelo grau de instauração do anel heretocíclico central e pela sua origem biossintética.

As flavonas e os flavonóis são, em geral, classificados juntos, pois apresentam substituição na posição C-3 por uma hidroxila, sendo também encontrados nos produtos naturais e na forma oxigenada, com agrupamentos hidroxilas e metoxilas. Nas plantas, esses flavonoides são frequentemente encontrados com um ou mais glicosídeos ligados às hidroxilas por uma ligação hemiacetal. Algumas das flavonas mais comuns são apigenina, diosmetina, luteolina e crisina. Já os flavonóis mais comuns são quercetina, rutina, miricetina, entre outros.

Os flavonoides *c*-glicosilados são mais resistentes à hidrólise ácida do que os *o*-glicosilados, sendo que a ligação é feita entre o carbono anomérico (C-1) do açúcar e um ou dois carbonos do anel A do flavonoide. Os flavonoides

Quadro 1. Classificação dos flavonoides

Classes	Exemplo	Espécies	Atividades biológicas	Fonte
Flavonas, flavonóis, o- e c- heterosídeos.	Apigenina Rutina	*Cajanus cajan* *Kitaibelia vitifolia*	Anti-inflamatoria Antifungica	Fu et al. (2008) Seleem, Pardi e Murata (2017)
Antocianos	Mavidina	*Vitis vinifera*	Antioxidante	Escribano-Bailón et al. (2001)
Chalconas	Isoliquiritigenina	*Glycyrrhiza glabra*	Inibe câncer de prostata	Kanazawa et al. (2003)
Auronas	Leptosina	*Leptosphaeria* sp.	Citotóxico	Takahashi et al. (1994)
Di-hidroflavonóis	Astilbina	*Rhizoma smilacis*	Antioxidante	Zhang, Q. e Zhang, Z. e Cheung (2009)
Flavanonas	Naringenina	*Citrus reticulata*	Antioxidante	Hsiu et al. (2002)
Di-hidrochalconas	Floretina	*Pyrus malus*	Inibe *Staphylococcus aureus*	MacDonald e Bishop (1952)
Flavanas, leucoantocianid nas e proantocianidinas	Proantocianidinas	*Hypericum perforatum*	Antioxidante	Škerget et al. (2005)
Isoflavonoides	Genisteína	*Glycine max*	Antitumoral	Coward et al. (1993)
Neoflavonoides	Coutareagenina	*Hintonia latiflora*	Antidiabética	Coreca et al. (2000)
Biflavonoides	Caesalflavona	*Caesalpinia pyramidalis*	Citotóxico	Bahia et al. (2005)

Fonte: Adaptado de Simões et al. (2017).

mais comuns dessa classe são: vitexina, violantina, escoparina, orientina, entre outros.

Os antocianos são caracterizados pela forte pigmentação nos vegetais, como as cores laranja, rosa, vermelha, violeta e azul. Sua principal ação nas plantas é ser atrativo para polinizadores. Na indústria, são considerados aditivos eficazes e seguros, além de ter atividades farmacológicas comprovadas. As antocianidinas podem se apresentar mais estáveis quando glicosiladas, nesse caso, são chamadas de *antocianosídeos*. As antocianidinas mais encontradas na natureza são: cianidina, delfinidina, maldivina, peonidina, entre outras.

As chalconas têm como característica principal a cor amarela, mas que passa para a cor vermelha quando está em meio alcalino. As chalconas naturais são sempre substituídas. Entre os substituintes mais comuns, encontram-se as hidroxilas, as metoxilas, as o-glicosilas, as c-glicosilas e as c-alquilas. As chalconas ainda podem existir em duas formas tautoméricas: quando hidroxiladas no carbono β, a dicetônica e enólica, sendo a segunda predominante. As chalconas mais comuns, por exemplo, são a mareína, a ocanina e a buteína.

Grande parte das auronas naturais apresentam a configuração Z-olefina ou Z-auronas, podendo também ser encontradas na forma de heterosídeos. As auronas frequentemente encontradas são: leptosina, auresina, aureusidina, entre outras.

Fique atento

As chalconas e as auronas são identificadas, em geral, nas mesmas plantas, participando também da pigmentação destas e implicando na atração dos polinizadores, bem como ocorre com as antocianidinas.

Os di-hidroflavonoides são representados pelas di-hidroflavonas, pelos di-hidroflavonóis e pelas di-hidrochalconas. Eles têm uma ligação simples entre os carbonos 2 e 3 em seu núcleo fundamental, apresentando centros de assimetria em suas moléculas, ao contrário das outras classes de flavonoides. Os compostos mais comuns encontrados são: alpinona, astilbina, taxifolina, asebotina, floretina, entre outros.

Flavanas, leucoantocianidinas e proantocianidinas são flavonoides que apresentam estruturas oligomerizadas, sendo que as proantocianidinas também fazem parte da classe dos taninos.

O isoflavonoides têm como característica principal uma cadeia arila-C3-arila, do tipo difenil-1,2-propano. Cerca de 20 estruturas podem se formar por meio da diferenciação de seu nível de oxidação e variação do núcleo fundamental. Nos vegetais, grande parte dos isoflavonoides se comporta como fitoalexinas em resposta à agressão infecciosa por agentes patogênicos. O número de isoflavonoides glicosilados é muito escasso. Algumas das estruturas dos isoflavanoides mais comuns são: rotenoides, pterocarpo, isoflavona, isoflavanona e isoflavana.

Os neoflavonoides são substâncias que contêm 15 carbonos em sua estrutura e sua biossíntese está associada aos flavonoides e aos isoflavonoides. Entre os mais comuns estão as 4-arilcumarinas e as dalbergionas. Já os biflavonoides são compostos diméricos, em maior parte dímeros de flavonas e flavanonas, sendo os heterosídeos pouco frequentes.

Extração, isolamento, purificação e identificação dos flavonoides

A extração dos flavonoides se dá por meio do uso de solventes de polaridade crescente. A extração pode ocorrer por meio da extração sólido-líquido (planta-solvente) e posterior particionamento com extração líquido-líquido (extrato-solvente). No entanto, se a extração for somente líquido-líquido, na primeira etapa é possível usar solvente apolar (p. ex., hexano).

Nessa extração, serão retirados os pigmentos (clorofila), os esteroides, os óleos voláteis e os ácidos graxos. Na segunda extração ou partição, pode-se utilizar solventes um pouco mais polares (clorofórmio, diclorometano, éter etílico e acetato de etila), é possível ainda fazer uma terceira extração com acetato de etila para separar melhor os flavonoides. Dessa forma, conforme se aumenta a polaridade do solvente, extraem-se agliconas, flavonas, auronas, chalconas e flavonoides glicosilados.

Pode-se também utilizar proporções diferentes de água, a fim de aumentar a polaridade da solução extrativa, reduzindo a interferência de substância lipofílicas no extrato e aumentando a extração dos flavonoides (RODRIGUES; GONÇALVES; SILVA, 2004). A extração sólido-líquido pode ser realizada com água quente (p. ex., infusão ou decocção), no entanto, essa técnica irá extrair os heterosídeos mais polares. A extração a frio pode ser realizada com álcool etílico e água (maceração), obtendo-se agliconas e heterosídeos. Em meio ácido, é possível extrair as antocianidinas e as antocianinas.

Outras técnicas não convencionais também podem ser aplicadas na extração dos flavonoides, entre elas, destacam-se a extração com fluido supercrítico, a extração por ultrassom, a extração mecânico-química, a extração por micro--ondas e a extração com infravermelho e líquido pressurizado (MARQUES et al., 2015).

Vários fatores podem influenciar a extração dos flavonoides, interferindo no rendimento e no doseamento destes. Podemos citar aqui a estabilização correta da planta ou do produto natural para evitar hidrólise ou alteração das substâncias, bem como a escolha adequada do sistema de extração, pois temperaturas elevadas podem degradar grande parte dessas substâncias e a escolha do solvente, conforme dito anteriormente, deve ter polaridade crescente. Algumas misturas são aconselhadas para otimizar ou aumentar o rendimento, além do tempo de extração, concentração e números de ciclos (PEIXOTO SOBRINHO et al., 2010; MARQUES et al., 2015).

Para isolar e purificar os flavonoides, pode-se empregar diferentes técnicas, como: cromatografia em coluna aberta (poliamida, sílica gel, Sephadex LH-20, amberlite ou resina de troca iônica), cromatografia circular, cromatografia em camada delgada preparativa, cromatografia a líquido de média pressão (CLMP) e cromatografia líquida de alta eficiência acoplada a espectro UV (CLAE-UV) e recristalização com etanol, metanol ou clorofórmio. A cromatografia a gás acoplada a espectro de massas (CG-MS) pode ser utilizada, mas é restrita a poucas agliconas termoestáveis e voláteis, geralmente é necessária a derivatização para aumentar a volatização das substâncias.

A CLAE é frequentemente utilizada na separação de misturas complexas de substâncias orgânicas, no entanto, sua aplicação é ainda maior no doseamento do teor de flavonoides em compêndios oficiais. Atualmente, também se tem empregado a cromatografia líquida de ultraeficiência (CLUE), que está acoplada a um espectro de massas, sendo mais utilizada na pesquisa, apesar disso, ela ainda não é exigida pela Farmacopeia Brasileira 5ª edição.

A identificação dos flavonoides pode ser realizada desde a utilização de técnicas mais simples, como *screening* fitoquímico e cromatografia em camada delgada (CCD), até técnicas mais sofisticadas, como cristalografia.

A técnica por CCD pode demonstrar a presença de flavonoides por meio do fator de retenção e também pela fluorescência característica de algumas substâncias, como, por exemplo, as cores laranja, verde e amarelo, na forma de manchas fluorescentes sob radiação UV (366 nm) que sugerem a presença de vitexina e orientina, utilizando como fase móvel o acetato de etila/ácido fórmico/água (6:1:1 v/v) e como revelador o reagente difenilamina tetraborato/polietilenoglicol (PEG 400) (FERREIRA; COLOMBO, 2011).

O espectro de ultravioleta é a principal técnica de detecção e monitoramento de pureza dos flavonoides durante o isolamento. O núcleo benzopirona dos flavonoides é detectado em dois máximos de absorção no UV, sendo 240 e 285 nm (banda II) e outro entre 300 e 400 nm (banda I). De forma geral, a banda II ocorre devido à existência do anel A e a banda I pela existência do anel B.

Nas flavonas, a banda I aparece entre 304 e 385 nm. Di-hidroflavonóis, flavanonas e isoflavonas apresentam a banda I com baixa intensidade, lembrando um ombro da banda II.

As chalconas e auronas apresentam espectro UV com uma banda I dominante e uma banda II menor. Em chalconas, observa-se uma banda II com máximos de absorção entre 220 e 270 nm e banda I com máximos entre 340 e 390 nm, ocorrendo um pico entre 300 e 320 nm.

As antocianinas e antocianidinas apresentam uma banda I com máximo de absorção entre 465 e 550 nm e banda II representada por um pequeno sinal entre 270 e 280 nm. O aumento do grau de hidroxilação do núcleo eleva o efeito batocrômico e, como consequência, os espectros se deslocam no sentido dos maiores comprimentos de onda.

As técnicas de eletroforese capilar (EC) têm sido bastante utilizadas na identificação de espécies vegetais e quantificação de marcadores fitoquímicos. No entanto, devido às vantagens da espectrometria UV-Visível, por conta do menor custo e da simplicidade operacional, os documentos oficiais, como as Farmacopeias Francesa, Europeia e Brasileira, ainda adotam o método oficial para a análise quantitativa de vários marcadores em materiais vegetais, entre eles os flavonoides (FERREIRA; COLOMBO, 2011).

No entanto, há técnicas mais robustas e muito utilizadas para caracterizar a estrutura de substâncias químicas isoladas para sua identificação, entre elas, podemos citar o IV (infravermelho), a RMN (ressonância magnética nuclear), o espectro de massas (EM) e a cristalografia.

O espectro IV pode fornecer informações sobre a estrutura de uma molécula, na qual cada ligação ou grupos funcionais podem apresentar picos de absorbâncias características. Para obter as informações necessárias para elucidar a estrutura de uma molécula, são necessários conhecimentos amplos sobre as frequências de absorção dos grupos funcionais. Na identificação de flavonoides, por exemplo, deve-se observar as frequências em que podem ser encontrados os grupos pertencentes ao núcleo fundamental e também aos radicais $-OH$, $=O$, $-O-$, CH_2, CH_3, CH, aos anéis aromáticos, entre outros. Os alcenos ($C=C$), por exemplo, apresentam picos de estiramentos na frequência de 1680-1600 (cm-1), álcoois e fenóis livres (O-H) têm estiramentos entre 3650-

3600 (cm-1) e os anéis aromáticos apresentam estiramentos entre 3150-3050 (cm-1) e dobramento fora do plano entre 900-690 (cm-1).

O espectro de massas, de forma geral, leva a amostra até uma fonte de íons, na qual as moléculas são ionizadas por meio de um campo magnético, separando os íons em razão da massa/carga (m/z), tendo como produto um espectro. Essa análise degrada a estrutura da molécula e é irreversível. Quando há pouca amostra, principalmente de isolados advindos de produtos naturais, deve-se avaliar a possibilidade de utilizar uma técnica não destrutiva, como a RMN.

No método de espectroscopia RMN, vários núcleos podem ser estudados, mas os mais comuns são o de 1H e 13C. De forma simplificada, a RMN revela informações sobre os números de átomos magneticamente distintos do isótopo estudado, que é obtido pela excitação do *spin* da molécula na presença de um campo magnético. Como resultado, obtêm-se espectros com picos de absorção (ppm), denominados *sinais*, nos quais os diferentes tipos de prótons apresentam deslocamento químico característico. No entanto, essa ferramenta é muito útil na elucidação de estruturas moleculares de flavonoides, podendo predizer a presença de anéis aromáticos, grupos funcionais, átomos isolados, como H e O, e ainda correlacionar em qual posição está o átomo em uma cadeia carbônica ou em um anel, por exemplo (PAVIA et al., 2010).

Saiba mais

É interessante saber que, além das plantas em geral, os flavonoides podem ser encontrados em fungos endofíticos, os quais, por definição, são fungos que colonizam a planta hospedeira, mas não causam sintomas aparentes nesta. Com isso, há vários estudos sobre atividades biológicas e isolamento de flavonoides desses fungos, que podem fornecer moléculas promissoras no desenvolvimento de novos fármacos (QIU et al., 2010).

Propriedades biológicas e farmacológicas dos flavonoides

Os flavonoides são ingeridos diariamente na alimentação, sendo encontrados em frutas, vegetais, cereais, vinhos, entre outros. Os flavonoides se tornaram populares pelos seus benefícios à saúde humana e devido às propriedades terapêuticas estudadas, tornando-se moléculas promissoras no estudo e desenvolvimento de novos fármacos.

Essas substâncias têm diversos efeitos biológicos comprovados em mamíferos, tanto em células com *in vivo*. Entre as atividades mais estudas, destacam-se: antimicrobiana, antiviral, antiulcerogênico, citotóxico, antineoplásico, mutagênico, anti-inflamatório, antioxidante, anti-hepatotóxico, anti-hipertensivo, hipolipidêmico e antiplaquetário (GUARDIA et al., 2001).

A quercetina, por exemplo, é conhecida por aliviar o estado febril, as eczemas, a asma e as sinusites. As principais atividades biológicas evidenciadas em estudos científicos serão descritas a seguir.

Atividade antioxidante

Os flavonoides são muito conhecidos pela sua atividade antioxidante. A quercetina, por exemplo, assim como outros flavonoides, demonstrou a capacidade de capturar radicais livres, estando associada à ação vasoprotetora. Basicamente, os flavonoides podem atuar de forma a capturar ânions superóxidos, evitando a formação de trombos na parede vascular. Além disso, foi demonstrado, em estudos científicos, que alguns flavonoides, como a quercetina, a miricetina e a rutina, têm a capacidade de inibir a oxidação enzimática da xantina ao ácido úrico, evitando a formação de ânions superóxidos (ROBAK; GRYGLEWSKI, 1988).

De forma geral, o mecanismo de ação possivelmente se deve à facilidade de o núcleo categórico sofrer oxidação e à formação de um radical orto--semiquinona estável. Nas flavonas, a presença dos grupos orto-di-hidroxi nas posições 3' e 4' é importante para essa atividade.

Podemos dizer que há 3 características importantes que determinam as atividades antioxidantes dos flavonoides:

1. Presença de grupos hidroxilas que atuam como doadores de hidrogênio e permitem que os flavonoides sofram uma reação redox que os ajuda a capturar radicais livres com facilidade.
2. Presença de anéis aromáticos, heterocíclicos e insaturações que permitem a melhor distribuição dos elétrons.
3. Características estruturais específicas: presença de grupos hidroxilas na posição C3 e C5 do grupo catecol no anel B, instauração na posição C2-C3, em conjunção com a função 4-oxo do anel C (RICE-EVANS et al., 1997; BORS et al., 1990).

Contudo, podemos citar como exemplos vários estudos com plantas que contêm flavonoides com forte potencial antioxidante, como amoras, *Olea europaea*, *Polygonum hydropiper* e *Diospyros kaki* (SUN et al., 2011; ZHISHEN; MENGCHENG; JIANMING, 1999; PENG et al., 2013; BENAVENTE-GARCIA et al., 2000).

Atividade anti-inflamatória

Inúmeros são os trabalhos que demonstram o potencial dos flavonoides em prevenir e atenuar respostas inflamatórias, tornando-os substâncias com propriedades cardioprotetoras, neuroprotetoras e quimiopreventivas. O interesse em buscar substâncias anti-inflamatórias nos produtos naturais se baseia na necessidade de melhorar os efeitos adversos de medicamentos sintéticos, como os anti-inflamatórios não esteroidais (AINEs) (YUNES; CECHINEL FILHO, 2012).

Vários mecanismos foram propostos para explicar a atividade anti-inflamatória dos flavonoides. Um dos mais importantes é a inibição das enzimas fosfolipase A_2 (FLA$_2$), ciclo-oxigenase (COX), lipoxigenase (LOX) e do óxido nítrico sintetase (NOS) envolvidos na produção de ácido araquidônico (AA), prostaglandinas, leucotrienos e óxido nítrico (ON) mediadores da resposta inflamatória (YUNES; CECHINEL FILHO, 2012).

Vários estudos demonstraram a capacidade dos flavonoides em inibir a 5-lipoxigenase e a COX, confirmando que algumas características estruturais podem estar relacionadas com essa atividade. Por exemplo, para a inibição da 5-lipoxigenase, é melhor em compostos poli-hidroxilados, contendo um grupamento diol vicinal e um substituinte lipofílico. Além disso, alguns mecanismos são importantes no desempenho dessa atividade, como a capacidade de quelar íons de ferro, independente da inibição da peroxidação lipídica. Podemos citar como exemplos a quercetina, a miricetina, a dafinetina e a esculetina (HOULT; MORONEY; PAYÁ, 1994).

Também foram estudados modelos de inflamação *in vivo*, nos quais foi possível notar atividade proliferativa e exsudativa, além da inibição do edema de pata causada por óleo essencial de cróton, reduzindo o desenvolvimento do granuloma induzido por meio da ação dos catecóis e de um grupo guaicol na estrutura do flavonoide. Alguns autores descrevem a ação de rutina e quercetina na artrite reumatoide e na inflamação aguda e crônica, induzindo a expressão de metaloproteinases na matriz e a formação de novos vasos sanguíneos, estimulando também as prostaglandinas (COX) (GUARDIA et al., 2001).

Atividade antitumoral

A atividade antitumoral dos flavonoides é muito explorada. Há vários estudos com substâncias isoladas de plantas e outros produtos naturais que relatam a atividade antitumoral *in vitro* e *in vivo*.

Alguns trabalhos com quercetina, por exemplo, demonstraram sua capacidade de prevenir o câncer de pele, demonstrando que baixas doses de quercetina podem bloquear a ação dos carcinógenos TPA (12-o-tetradecanoil--forbol-13-acetato) e que altas doses de metilcolantreno podem estimular essa ação nos flavonoides. Além disso, a quercetina também reduziu a indução de tumores de mama, pelos carcinógenos DMBA (7,12-dimelbenz[a]antraceno) e N-nitrosometilo ureia, de forma a inibir o acúmulo de proteína p53 (FORMICA; REGELSON, 1995).

Outras atividades

Há relatos científicos sobre a ação antiviral da quercetina contra herpes simples tipo I, pneumovírus, Doença de Aujeszky (Pseudoraiva), parainfluenza tipo 3 e vírus de Sindbis. Os mecanismos desse flavonoide parecem estar relacionados à sua capacidade de se ligar à proteína viral e interferir com a síntese do ácido nucleico (FORMICA; REGELSON, 1995). Também há estudos com flavonoides como quercetina, miricetina e campferol que apresentaram atividade contra cepas de *Cândida albicans* (SELEEM; PARDI; MURATA, 2017). Estudos demonstraram que os flavonoides também podem prevenir a formação de LDL (lipoproteína de baixa intensidade, do inglês *low density lipoprotein*) reduzindo o desenvolvimento de aterosclerose (KABERA et al., 2014).

Link

O artigo disponibilizado no link a seguir descreve a composição química e as atividades biológicas da *Cynara scolymus* L., demonstrando, como principais constituintes, os flavonoides glicosilados (cinarosida e ascolimosida).

https://goo.gl/pnRqqm

Exercícios

1. Os flavonoides são utilizados como marcadores taxonômicos em vegetais e como marcadores analíticos no controle de qualidade. A que se deve essa aplicação?
a) São amplamente utilizados porque são exclusivos de algumas espécies, sendo rapidamente identificados e muito estáveis.
b) São amplamente utilizados pela sua especificidade em algumas espécies, tendo facilidade de identificação e estabilidade
c) São muito utilizados porque são amplamente distribuídos em todas as espécies vegetais, sendo rapidamente identificados e muito estáveis.
d) São muito utilizados porque são amplamente distribuídos em todas as espécies vegetais, sendo rapidamente identificados e pouco estáveis.
e) São muito utilizados pela sua especificidade em algumas espécies, tendo facilidade de identificação e estabilidade, apesar de serem pouco estáveis.

2. Os flavonoides encontrados em plantas podem apresentar concentrações diferentes nas plantas da mesma espécie. Por que isso ocorre?
a) Devido à influência climática e do solo.
b) Devido à influência do pH do solo e à quantidade de nitrogênio.
c) Devido ao impacto ambiental causado pelo homem, mas o clima não é capaz de alterar as concentrações na planta.
d) Porque em cada estação do ano a planta produz quantidades de metabólitos diferentes, no entanto, a concentração é a mesma em todas as partes das plantas.
e) Pela genética da planta, que leva à produção variada de metabólitos, não sendo alterada pelo clima.

3. As antocianinas são frequentemente empregadas como corantes naturais na indústria alimentícia, o que ocorre devido à sua propriedade corante, que forma cores variadas, como laranja, rosa, vermelho e azul. No entanto, algumas dificuldades na sua aplicação são apresentadas devido às:
a) antocianinas serem instáveis em alterações de pH, mas serem termorresistentes.
b) antocianinas serem pouco instáveis, mas apresentam dificuldade de isolamento e purificação.
c) antocianinas serem estáveis em pH neutro, mas serem fotossensíveis e de difícil isolamento.
d) antocianinas serem instáveis em alterações de pH, além de apresentarem sensibilidade à luz.
e) antocianinas não serem instáveis em alterações de pH, além de apresentarem sensibilidade à luz.

4. Os flavonoides são encontrados nos vacúolos das plantas, dessa forma, podem ser identificados por meio de ensaios cromáticos no material vegetal, como a histoquímica. Qual a maior dificuldade encontrada nesse teste?

a) A maior dificuldade está relacionada com a ação da polifenoloxidase durante a análise.
b) A maior dificuldade encontrada é a presença de compostos incolores que não reagem ao cloreto férrico.
c) A maior dificuldade é realizar a reação química sem afetar os vacúolos.
d) A maior dificuldade é a presença de outras substâncias que podem interferir na reação química.
e) A maior dificuldade é a presença de amido na planta, o que pode interferir na reação química.

5. A atividade farmacológica dos flavonoides é comprovada por alguns estudos, no entanto, no desenvolvimento de um fármaco, alguns parâmetros devem ser levados em consideração, entre eles:

a) a farmacocinética é o fator principal no desenvolvimento de um fármaco à base de flavonoides.
b) a toxicidade é o fator principal no desenvolvimento de um fármaco à base de flavonoides.
c) como os flavonoides não têm estudos que descrevem sua toxicidade, a farmacocinética é o fator principal no desenvolvimento de novos fármacos.
d) o mecanismo de ação, além da farmacocinética, deve ser conhecido para o desenvolvimento de novos fármacos, sendo que os flavonoides, de forma geral, não apresentam toxicidade. Esse parâmetro é importante, mas não é essencial.
e) a farmacocinética, o mecanismo de ação e a toxicidade dos flavonoides devem ser bem estabelecidos para o desenvolvimento de novos fármacos.

Referências

BAHIA, M. V. et al. Efeitos de agathisflavonas de Caesalpinia pyramidalis sobre a viabilidade e proliferação de células de glioblastoma. *Journal of the Brazilian Chemical Society*, v. 16, n. 6B, p. 1402-1405, 2005.

BENAVENTE-GARCIA, O. et al. Antioxidant activity of phenolics extracted from Olea europaea L. leaves. *Food Chemistry*, v. 68, n. 4, p. 457-462, 2000.

BORS, W. et al. Flavonoids as antioxidants: determination of radical-scavenging efficiencies. In: METHODS in enzymology. New York: Academic Press, 1990. v. 186. p. 343-355.

COWARD, L. et al. Genistein, daidzein, and their. beta.-glycoside conjugates: antitumor isoflavones in soybean foods from American and Asian diets. *Journal of Agricultural and Food Chemistry*, v. 41, n. 11, p. 1961-1967, 1993.

ESCRIBANO-BAILÓN, T. et al. Color and stability of pigments derived from the acetaldehyde-mediated condensation between malvidin 3-O-glucoside and (+)-catechin. *Journal of Agricultural and Food Chemistry*, v. 49, n. 3, p. 1213-1217, 2001.

FERREIRA, C. H. A.; COLOMBO, R. Validação de método e determinação espectrométrica dos flavonoides das folhas e do vinhoto da cana-de-açúcar e comparação com método CLAE-UV. *Química Nova*, v. 15, p. 1-5, 2011.

FORMICA, J. V.; REGELSON, W. Review of the biology of quercetin and related bioflavonoids. *Food and Chemical Toxicology*, v. 33, n. 12, p. 1061-1080, 1995.

FU, Y. J. et al. Enzyme assisted extraction of luteolin and apigenin from pigeonpea [Cajanuscajan (L.) Millsp.] leaves. *Food Chemistry*, v. 111, n. 2, p. 508-512, 2008.

GUARDIA, T. et al. Anti-inflammatory properties of plant flavonoids: effects of rutin, quercetin and hesperidin on adjuvant arthritis in rat. *Il Farmaco*, v. 56, n. 9, p. 683-687, 2001.

HELDT, H.-W.; PIECHULLA, B. *Plant biochemistry*. New York: Elsevier, 2004.

HOULT, J. R. S.; MORONEY, M. A.; PAYÁ, M. Actions of flavonoids and coumarins on lipoxygenase and cyclooxygenase. In: METHODS in enzymology. New York: Academic Press, 1994. v. 234. p. 443-454.

HSIU, S. L. et al. Comparison of metabolic pharmacokinetics of naringin and naringenin in rabbits. *Life Sciences*, v. 70, n. 13, p. 1481-1489, 2002.

KABERA, J. N. et al. Plant secondary metabolites: biosynthesis, classification, function and pharmacological properties. *Journal of Pharmacy and Pharmacology*, v. 2, p. 377-392, 2014.

KANAZAWA, M. et al. Isoliquiritigenin inhibits the growth of prostate cancer. *European Urology*, v. 43, n. 5, p. 580-586, 2003.

MACDONALD, R. E.; BISHOP, C. J. Phloretin: an antibacterial substance obtained from apple leaves. *Canadian Journal of Botany*, v. 30, n. 4, p. 486-489, 1952.

MARQUES, I. et al. Estudo da extração e acilação enzimática de flavonoides obtidos a partir da casca de Passiflora edulis. *Blucher Chemical Engineering Proceedings*, v. 1, n. 3, p. 1446-1451, 2015.

PAVIA, D. L. et al. *Introdução à espectroscopia*. New York: Cengage Learning, 2010.

PENG, Z. F. et al. Antioxidant flavonoids from leaves of Polygonum hydropiper L. *Phytochemistry*, v. 62, n. 2, p. 219-228, 2003.

QIU, M. et al. Isolation and identification of two flavonoid-producing endophytic fungi from Ginkgo biloba L. *Annals of Microbiology*, v. 60, n. 1, p. 143-150, 2010.

RICE-EVANS, C.; MILLER, N.; PAGANGA, G. Antioxidant properties of phenolic compounds. *Trends in Plant Science*, v. 2, n. 4, p. 152-159, 1997.

ROBAK, J.; GRYGLEWSKI, R. J. Flavonoids are scavengers of superoxide anions. *Biochemical Pharmacology*, v. 37, n. 5, p. 837-841, 1988.

ROBBERS, J. E.; SPEEDIE, M. K.; TYLER, V. E. *Pharmacognosy and pharmacobiotechnology*. Pensilvânia: Williams & Wilkins, 1996.

RODRIGUES, P. O.; GONÇALVES, T. C.; SILVA, W. B. Influência de diferentes sistemas de solventes no processo de extração de Calendula officinalis L. (Asteraceae). *Acta Farmacéutica Bonaerense*, v. 23, n. 1, p. 27-31, 2004.

SCHIJLEN, E. G. W. M. et al. Modification of flavonoid biosynthesis in crop plants. *Phytochemistry*, v. 65, n. 19, p. 2631-2648, 2004.

SELEEM, D.; PARDI, V.; MURATA, R. M. Review of flavonoids: a diverse group of natural compounds with anti-Candida albicans activity in vitro. *Archives of Oral Biology*, v. 76, p. 76-83, 2017.

SIMÕES, C. M. O. et al. *Farmacognosia*: do produto natural ao medicamento. Porto Alegre: Artmed, 2017.

ŠKERGET, M. et al. Phenols, proanthocyanidins, flavones and flavonols in some plant materials and their antioxidant activities. *Food Chemistry*, v. 89, n. 2, p. 191-198, 2005.

PEIXOTO SOBRINHO, T. J. S. et al. Otimização de metodologia analítica para o doseamento de flavonóides de Bauhinia cheilantha (Bongard) Steudel. *Química Nova*, v. 33, p. 288-91, 2010.

SUN, L. et al. Evaluation to the antioxidant activity of total flavonoids extract from persimmon (Diospyros kaki L.) leaves. *Food and Chemical Toxicology*, v. 49, n. 10, p. 2689-2696, 2011.

TAKAHASHI, C. et al. Leptosins, antitumour metabolites of a fungus isolated from a marine alga. *Journal of the Chemical Society, Perkin Transactions*, v. 1, n. 13, p. 1859-1864, 1994.

YUNES, R. A.; CECHINEL FILHO, V. *Química de produtos naturais, novos fármacos e a moderna Farmacognosia*. Itajaí, SC: UNIVALE, 2012.

ZHANG, Q. F.; ZHANG, Z. R.; CHEUNG, H. Y. Antioxidant activity of Rhizoma Smilacis Glabrae extracts and its key constituent-astilbin. *Food Chemistry*, v. 115, n. 1, p. 297-303, 2009.

ZHISHEN, J.; MENGCHENG, T.; JIANMING, W. The determination of flavonoid contents in mulberry and their scavenging effects on superoxide radicals. *Food Chemistry*, v. 64. n. 4, p. 555-559, 1999.

Leituras recomendadas

CHAABAN, H. et al. Effect of heat processing on thermal stability and antioxidant activity of six flavonoids. *Journal of Food Processing and Preservation*, v. 41, n. 5, p. e13203, 2017.

COUTINHO, M. A.; MUZITANO, M. F.; COSTA, S. S. Flavonoides: Potenciais agentes terapêuticos para o processo inflamatório. *Revista Virtual de Química*, v. 1, n. 3, p. 241-256, 2009.

DU, J. et al. Antiviral flavonoids from the root bark of Morus alba L. *Phytochemistry*, v. 62, n. 8, p. 1235-1238, 2003.

FERNÁNDEZ, S. et al. Sedative and sleep-enhancing properties of linarin, a flavonoid--isolated from Valeriana officinalis. *Pharmacology Biochemistry and Behavior*, v. 77, n. 2, p. 399-404, 2004.

FERRERES, F. et al. Leaves and stem bark from Allophylus africanus P. Beauv.: an approach to anti-inflammatory properties and characterization of their flavonoid profile. *Food and Chemical Toxicology*, v. 118, p. 430-438, 2018.

FU, M. et al. Effects of different temperature and humidity on bioactive flavonoids and antioxidant activity in Pericarpium Citri Reticulata (Citrus reticulata 'Chachi'). *LWT*, v. 93, p. 167-173, 2018.

HOFFMANN-RIBANI, R.; RODRIGUEZ-AMAYA, D. B. Otimização de método para determinação de flavonóis e flavonas em frutas por cromatografia líquida de alta eficiência utilizando delineamento estatístico e análise de superfície de resposta. *Química Nova*, v. 31, n. 6, p. 1378-1384, 2008.

KORECA, R.; SENSCHB, K. H.; ZOUKASB, T. Effects of the neoflavonoid coutareagenin, one of the antidiabetic active substances of Hintonia latiflora, on streptozotocin-induced diabetes mellitus in rats. *Arzneimittelforschung*, v. 50, n. 02, p. 122-128, 2000.

LI, Y. L. et al. Antiviral activities of flavonoids and organic acid from Trollius chinensis Bunge. *Journal of Ethnopharmacology*, v. 79, n. 3, p. 365-368, 2002.

RAHMAN, M. J.; CAMARGO, A. C.; SHAHIDI, F. Phenolic profiles and antioxidant activity of defatted Camelina and Sophia seeds. *Food Chemistry*, v. 240, p. 917-925, 2018.

SANTOS, D. S.; RODRIGUES, M. M. F. Atividades farmacológicas dos flavonoides: um estudo de revisão. *Estação Científica (UNIFAP)*, v. 7, n. 3, p. 29-35, 2017.

TSUCHIYA, Y. et al. Antiviral activity of natural occurring flavonoids in vitro. *Chemical and Pharmaceutical Bulletin*, v. 33, n. 9, p. 3881-3886, 1985.

UNIDADE 3

Taninos

Objetivos de aprendizagem

Ao final deste texto, você deve apresentar os seguintes aprendizados:

- Identificar a biossíntese, a estrutura química e a classificação dos taninos.
- Descrever os métodos de extração e identificação dos taninos.
- Explicar as propriedades farmacológicas dos taninos.

Introdução

Os taninos são compostos fenólicos que são comumente encontrados em raízes, rizomas, lenho, cascas, sementes, frutos e folhas de vegetais. Trata-se de substâncias que têm característica adstringente e são solúveis em água e capazes de se ligar e precipitar proteínas e outras macromoléculas. Além disso, os taninos também são conhecidos pela capacidade de se ligar a metais e formar complexos, de cor azul a preto, com os sais de ferro (III), e ter massas moleculares entre 500 e 3000 g/mol[-1] (SALMINEN; KARONEN, 2011; SIMÕES et al., 2017).

Estrutura química, classificação dos taninos e biossíntese

Os taninos são moléculas de estrutura química complexa, classificados segundo sua estrutura, em dois grupos principais: taninos hidrolisáveis e taninos condensados.

Na Figura 1(a), está demonstrada a estrutura geral de um tanino condensado, na qual *n* representa de 1 a 10 moléculas ligadas, podendo haver uma terceira hidroxila no anel B. A Figura 1(b) representa a estrutura química de um tanino hidrolisável, da espécie *Rhus semialata*, que consiste na presença de uma glicose e oito moléculas de ácido gálico (TAIZ et al., 2017).

180 Taninos

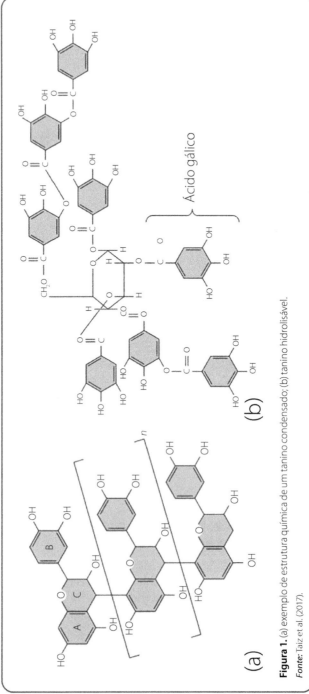

Figura 1. (a) exemplo de estrutura química de um tanino condensado; (b) tanino hidrolisável.
Fonte: Taiz et al. (2017).

Há, ainda, uma terceira classificação para os taninos, a qual é denominada *florotanino*. Esse tipo de tanino é encontrado em organismos marinhos, como as algas marrons. Além disso, esse tipo de tanino é estruturalmente mais simples, com duas ou mais unidades de floroglucinol conectadas entre si, via C-C ou ligações C-O-C, produzindo oligômeros como o florotanino tetramérico (Figura 2). Outras variações estruturais podem incluir hidroxilas substituintes nas moléculas ou ligações adicionais entre os monômeros. Essa definição com base na estrutura diferencia claramente os florotaninos de outros tipos de compostos fenólicos (SALMINEN; KARONEN, 2011).

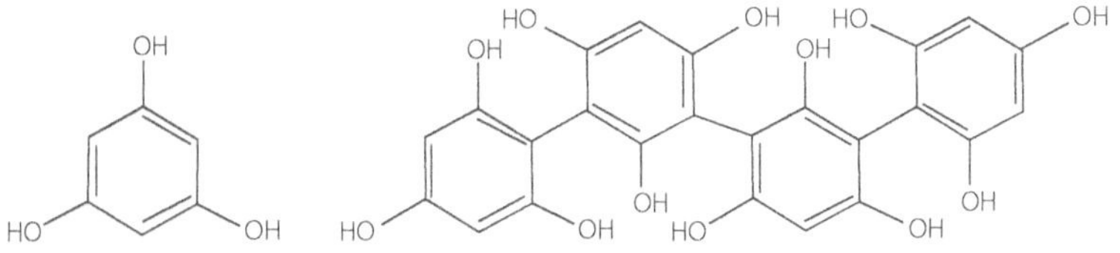

(a) Floroglucinol   (b) Florotanino tetramérico

Figura 2. (a) estrutura do floroglucinol; (b) florotanino tetramérico constituído de quatro unidades de floroglucinol.
Fonte: Salminen e Karonen et al. (2011).

Os taninos hidrolisáveis são caracterizados por um poliol central (β-D-glicose), cujas hidroxilas são esterificadas com o ácido gálico (ácido 3,4,5-tri-hidroxibenzoico), o qual é formado na via do chiquimato. A substância β-1,2,3,4,6-pentagaloil-D-glicose é considerada um precursor imediato para ambas as classes de taninos hidrolisáveis: galotaninos e elagitaninos. Estruturalmente, os taninos hidrolisáveis são mais complexos, podendo apresentar mais probabilidade de erro na identificação e na quantificação. Além disso, eles são subclassificados em derivados simples do ácido gálico, elagitaninos e galotaninos.

Os derivados de ácido gálico simples contém menos de 5 grupos galoil, sendo estes comumente esterificados em glicose (monogaloil e pentagaloil) ou em ácido quínico (ácido monogaloil-quínico). Os derivados de ácido gálico que contêm seis ou mais grupos de galoil são classificados como galotaninos e caracterizados, ainda, por ter um ou mais grupos de digaloil (heptagaloil glicose).

Os galotaninos são formados pela união de unidades de ácido gálico via ligações meta-depsídicas, sendo moléculas mais difíceis de serem encontradas na natureza. No entanto, os galotaninos são os principais componentes (hexa para decagaloil glicoses) do ácido tânico comercial disponível e os responsáveis pela alta capacidade de precipitar proteínas dessa preparação de tanino hidrolisável.

Os elagitaninos têm um ou dois resíduos de hexa-hidroxidifenoil-D-glicose, que são obtidos pelo acoplamento oxidativo C-C entre dois resíduos de ácido gálico. Após a hidrólise ácida das ligações éster, ocorre a liberação do ácido difênico, que se rearranja para formar o ácido elágico. Os elagitaninos têm, ainda, seis subgrupos: ésteres hexahidroxidifenoil (HHDP), ésteres dehidro-HHDP e suas modificações, ésteres nonahidroxitrifenoil (NHTP), flavonoelagitaninos, oligômeros com ambos os graus de oligomerização e tipos de ligações entre os monômeros. Além disso, a biossíntese dos elagitaninos produz outros metabólitos, nos quais os grupos HHDP são modificados via oxidação biossintética. Esses compostos não produzem nenhum ácido elágico na hidrólise, mas podem ser reconhecidos pela origem biossintética.

Outro fator importante na estrutura dos taninos está relacionado às unidades de galoil à molécula, pois, conforme aumenta o número de unidades galoil, consequentemente ocorre o aumento da capacidade de precipitação de taninos, com isso, a capacidade oxidativa é reduzida. O ácido gálico e vários derivados simples de ácido gálico são encontrados na maioria dos ácidos tânicos como impurezas, podendo atuar como pró-oxidantes (SALMINEN; KARONEN, 2011; SIMÕES et al., 2017).

Saiba mais

Como informação adicional, o ácido tânico é uma mistura de polifenóis que difere o teor desses compostos na formulação.

Os taninos condensados, ou proantocianidinas, são o grupo mais comum de taninos e têm a capacidade de produzir pigmentos vermelhos, como a classe das antocianidinas, após a degradação com ácido mineral diluído a quente. Taninos condensados são oligômeros (2-10 unidades monoméricas) e polímeros (> 10 unidades monoméricas) formados pela policondensação de duas ou mais unidades de flavan-3-ol e flavan-3,4-diol, produtos do metabolismo do fenilpropanol. As unidades de flavan-3-ol são produtos finais da rota biossintética dos flavonoides e podem diferir no padrão de hidroxilação dos anéis A e B e na estereoquímica do C-3 (MONTEIRO et al., 2005).

Esses taninos se apresentam com duas ou mais unidades de (+)-catequina monoméricas ou (-)-epicatequinas chamadas de *procianidinas*. Eles podem também apresentar unidades de (+)-galocatequina ou (-)-epigalocatequina, denominados *prodelfinidinas*. Estudos demonstraram que as prodelfinidinas são polímeros capazes de inibir a oxidação dos elagitaninos em pH elevado *in vitro*, enquanto os oligômeros e os polímeros de procianidinas são menos eficazes (SALMINEN; KARONEN, 2011; SIMÕES et al., 2017).

As proantocianidinas, bem como a cianidina e a delfinidina, apresentam uma rica diversidade estrutural resultante de padrões de substituições entre unidades flavânicas, diversidade de posições entre suas ligações e a estereoquímica de seus compostos, sendo que a ocorrência desses compostos é mais comum em angiospermas e gimnospermas, principalmente em plantas lenhosas (MONTEIRO et al., 2005).

Como visto anteriormente, as estruturas dos taninos são complexas, no entanto, o conhecimento da sua biossíntese pode fornecer informações sobre as diferenças no teor de taninos entre as espécies e seus tecidos. Isso ocorre, por exemplo, porque uma célula vegetal típica não produz simultaneamente galotaninos e elagitaninos. Por essa razão, os elagitaninos e os taninos condensados não se acumulam em altas concentrações no mesmo tecido. Há certos padrões sazonais no teor desses compostos, nos quais os elagitaninos atingem o teor máximo em tecidos jovens e os taninos condensados são mais abundantes em tecidos maduros.

Na biossíntese geral dos compostos fenólicos, os cloroplastos das células vegetais fixam o dióxido de carbono por meio do ciclo de Calvin pela entrada do gliceraldeído-3-fosfato, que pode ser transformado e acumulado no armazenamento de carboidratos, como sacarose e amido. Essas substâncias são degradadas em moléculas mais simples pela via glicolítica, formando como produtos principais: gliceraldeído-3-fosfato, fosfoenolpiruvato e piruvato ou, ainda, por meio da via oxidativa das pentoses-fosfato, cujos principais produtos são eritrose-4-fosfato e gliceraldeído-3-fosfato.

O primeiro ramo da via dos taninos (Figura 3) ocorre entre as vias de acetato/malonato e chiquimato. Ambas as vias são importantes na biossíntese dos taninos condensados, enquanto os taninos hidrolisáveis são biossintetizados exclusivamente pela via do ácido chiquímico (SALMINEN; KARONEN, 2011; HASSANPOUR; MAHERISIS; ESHRATKHAH, 2011).

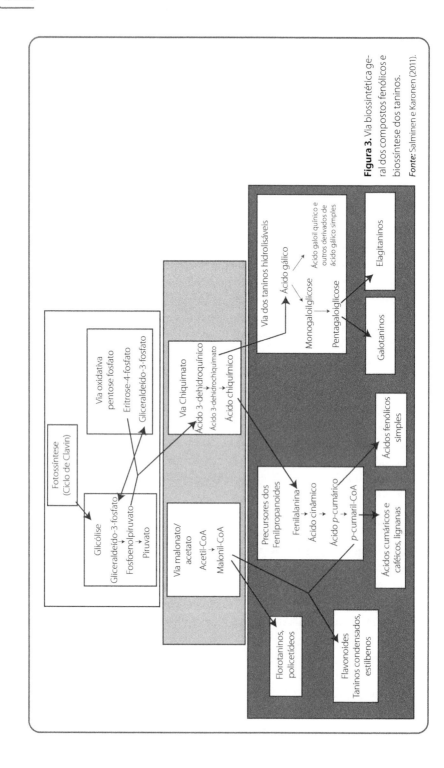

Figura 3. Via biossintética geral dos compostos fenólicos e biossíntese dos taninos.
Fonte: Salminen e Karonen (2011).

Se os níveis significativos de fosfoenolpiruvato glicolítico forem direcionados para a via do ácido chiquímico (junto com uma eritrose-4-fosfato), a produção de piruvato na via acetato/malonato é reduzida. Isso gera um efeito negativo na biossíntese de taninos condensados, pois estes precisam de malonil-CoA para a sua formação. Na segunda ramificação da via, ocorre a síntese de 3-dehidrochiquímico, precursor do ácido gálico.

O ácido gálico é formado via desidrogenação do 5-dihidrochiquimato, embora a etapa de desidratação via ácido protocatecuico subsequente à monoxigenação não possa ser descartada. Além disso, a evidência enzimática da existência de um citocromo monoxigenase P450 ou dioxigenase 2-oxoglutarato dependente, como ocorre na formação das cumarinas, ajudaria a resolver a contribuição dessas possibilidades. Uma elevada produção de ácido gálico afeta negativamente a síntese de ácido chiquímico e seus produtos: taninos condensados, flavonoides e derivados do ácido cafeico e cumárico. A terceira ramificação da via ocorre na síntese de pentagaloilglicose, precursor dos galotaninos e elagitaninos (SALMINEN; KARONEN, 2011; VOGT, 2010).

A via galoil glicose e a vida dos galotaninos é bastante simples, uma vez que são sintetizados pela adição de novos grupos galoil em taninos menores. Já a biossíntese dos elagitaninos não está totalmente elucidada. Os taninos condensados são formados pela vida acetato/malonato, a partir de moléculas de malonil-CoA, na qual ocorre a condensação de duas ou mais unidades monoméricas.

Em relação ao papel ecológico dos taninos, tradicionalmente, pensava-se que a precipitação de proteína dos taninos era a única responsável por seu efeito protetor contra herbívoros. Esse conceito elevou a importância de taninos condensados que têm capacidade de precipitação de proteínas maior que os elagitaninos, por exemplo. No entanto, estudos, ao longo dos anos, demonstraram que as interações tanino-proteína podem ser totalmente inibidas em muitos herbívoros e artrópodes por meio de surfactantes intestinais e condições intestinais altamente alcalinas, como nas larvas de lepidópteros. No entanto, essa visão não pode ser generalizada para todos os tipos de taninos, pois alguns tipos de elagitaninos têm baixa capacidade de ligação em proteínas em pH baixo e neutro (SALMINEN; KARONEN, 2011).

De forma geral, os taninos são toxinas que atuam como repelentes de grande variedade de animais. Quando verdes, por exemplo, os frutos têm os níveis de taninos elevados, o que impede que predadores se alimentem das frutas até que as suas sementes estejam maduras o suficiente para dispersão. Dessa forma, os taninos ocasionam a precipitação de glicoproteínas salivares, o que leva à perda do poder lubrificante e à adstringência no sabor (MONTEIRO et al., 2005; TAIZ et al., 2017).

Devido à sua estrutura química, os taninos são muito reativos e formam ligações de hidrogênio intra e intermoleculares, sendo esta a base da precipitação das proteínas. No entanto, por serem quimicamente instáveis, são substâncias facilmente oxidáveis, podendo levar ao escurecimento de suas soluções (MONTEIRO et al., 2005).

Métodos de extração e identificação dos taninos

Para extração e identificação dos taninos, o preparo prévio do material vegetal exige que este seja adequadamente seco em temperatura ambiente e que os extratos sejam preferencialmente obtidos por liofilização para evitar perdas do teor de taninos e outros compostos fenólicos. Outro fator importante que pode interferir no teor de taninos nas plantas é a sazonalidade. Diversos estudos relatam a diferença no teor de taninos em plantas coletadas e analisadas em períodos diferentes, sendo que a sazonalidade natural, as condições hídricas e a adubação do solo afetam a composição química devido a processos de desidratação e maturação. A escolha do solvente também é primordial na extração dos taninos, os quais geralmente são extraídos com água/acetona ou metanol (MONTEIRO et al., 2005; SIMÕES et al., 2017).

Para quantificar os taninos, pode-se se realizar a análise direta do extrato por cromatografia líquida de alta eficiência (CLAE), ou por meio de métodos espectrofotométricos, utilizando-se metanol/água como solvente em proporções variadas. Porém, devido à variabilidade estrutural dos taninos, é preciso escolher a técnica adequada para avaliar cada classe separadamente, pois os taninos hidrolisáveis podem ser quantificados por CLAE, porém, os taninos condensados têm uma estrutura mais complexa, sendo assim, podem não ser quantificados por técnicas cromatográficas devido à dificuldade de separação dessas moléculas (SALMINEN; KARONEN, 2011; SIMÕES et al., 2017).

Por essa razão, a análise quantitativa simplificada dos taninos é mais eficiente, podendo fazer uso de métodos espectrofotométricos com HCl--butanol específico para taninos condensados. Os taninos condensados também podem ser quantificados pelo método da proantocianidinas, o qual utiliza degradação ácida das cadeias poliméricas, formando antocianidinas coloridas. O método de vanilina para quantificar taninos condensados também pode ser empregado, no entanto, o sucesso desse ensaio depende do tipo do solvente usado, da concentração e da natureza do ácido, do tempo de reação, da temperatura e da concentração da vanilina. Devido à reatividade das subunidades de polímeros de taninos, que leva à falta de especificidade para taninos condensados, este se caracteriza como o maior problema na aplicação desse método (MONTEIRO et al., 2005; SIMÕES et al., 2017; SALMINEN; KARONEN, 2011).

Apesar dos taninos hidrolisáveis apresentarem melhor quantificação em análises cromatográficas, essa classe é mais problemática do que os taninos condensados devido à variabilidade de produtos de hidrólise, sendo o ácido gálico e o elágico os mais comuns. Há três métodos de quantificação dos taninos hidrolisáveis após hidrólise, entre eles, podemos citar o ensaio de rodamina, no qual o ácido gálico liberado na hidrólise dos galotaninos é complexado com o corante rodamina, enquanto o ácido elágico, resultado da hidrólise dos elagitaninos, forma um complexo colorido com nitrito de sódio. A técnica de iodato de potássio pode quantificar o teor de moléculas de galoil e o método de nitrito de sódio, que é o único ensaio simples capaz de estimar a concentração de elagitaninos contendo hexaidroxidifenóis (HHDP) (SALMINEN; KARONEN, 2011).

Existem técnicas mais simples que podem predizer a presença de taninos de forma qualitativa em um extrato ou fração, como a cromatografia em camada delgada (CCD) (Quadro 1). Pode-se, ainda, utilizar técnicas testes de *screening*, as quais utilizam a precipitação de gelatina 1%, contendo 10% de cloreto de sódio ou soluções de cinchonina, cafeína ou estricnina de 1 e 2%. No entanto, é preciso estar atento aos vieses que essas técnicas qualitativas podem apresentar, como a dificuldade de definir a cor da reação entre verde/azul para diferenciar os taninos e também a baixa concentração no material vegetal, que pode não reagir e não desenvolver coloração, levando a falsos negativos.

Técnicas colorimétricas mais simples para o doseamento de fenólicos totais podem ser eficazes para um doseamento mais amplo, como o método de folin-ciocalteu, que avalia o teor de compostos fenólicos totais e mede hidroxilas fenólicas livres. Ensaios colorimétricos, com solução de FeCl3, vanilina-HCl ou dimetilamino-benzaldeído, também podem diferenciar os dois tipos de taninos (SALMINEN; KARONEN, 2011; SIMÕES et al., 2017).

Quadro 1. Fase móvel para cromatografia em CCD para identificação de taninos

Taninos hidrolisáveis	Taninos condensados	Reveladores
Tolueno : formiato de etila : ácido fórmico (1:7:1)	Acetato de etila : ácido fórmico : água (90:5:5)	FeCl3 1% em etanol
	Acetona : tolueno : ácido fórmico (3:3:1)	Ou vanilina/HCl 1% + aquecimento

Fonte: Adaptado de Simões et al. (2017).

Segundo Salminen e Karonen (2011), nenhum dos métodos para taninos hidrolisáveis citados acima é eficaz de forma isolada, tornando-se interessante a análise de duas técnicas diferentes que possam quantificar tanto os grupos galoil como o HHDP. Isso se justifica devido ao grupo galoil ser o único ligado ao núcleo de carboidratos derivados do ácido gálico e dos galotaninos, sendo que a sua presença varia em elagitaninos, podendo ser quase nula. Dessa forma, a quantificação dos elagitaninos pode ser subestimada em comparação aos derivados do ácido gálico nos ensaios de rodamina e iodato de potássio, entretanto, o método do nitrito de sódio pode não ser adequado para quantificar os elagitaninos, já que o HHDP faz parte de alguns grupos funcionais ligados a porções de glicose dos elagitaninos, podendo subestimar o teor desses compostos. Portanto, como os grupos galoil também fazem parte dos grupos funcionais dos elagitaninos, além do HHDP, utilizando-se os dois métodos de quantificação dessas moléculas de forma combinada, é possível obter um resultado mais confiável.

Entretanto, em vista da dificuldade em quantificar os galotaninos, pode ser necessário o uso de técnicas mais específicas, como a cromatografia líquida de alta eficiência acoplada ao espectro de massas (CLAE-MS), por exemplo.

Quando o objetivo for isolar taninos puros, acetona/água (50-80%) é o mais adequado. Nesse caso, deve-se eliminar a acetona em evaporador rotatório, sob pressão reduzida e em temperatura controlada de até 40 °C. A fase aquosa resultante é filtrada e pode ser liofilizada. É possível, ainda, fazer particionamentos (fracionamentos) líquido-líquido com solventes, como acetato de etila e n-butanol (SIMÕES et al., 2017; SALMINEN; KARONEN, 2011).

Fique atento

Os taninos são facilmente degradados e fotossensíveis. A extração dos taninos deve ser feita em temperaturas abaixo da temperatura ambiente (25 °C), com fotoproteção, evitando-se o uso de ácidos, como ácido acético e o clorídrico. Entretanto, pode-se utilizar uma solução de ácido ascórbico 0,1% (m/v) adicionada ao solvente para evitar a oxidação dos taninos (SIMÕES et al., 2017).

Após a obtenção de extratos e frações liofilizados, por exemplo, é possível proceder com a separação das substâncias em coluna cromatográfica (Sephadex LH-20, gel de sílica de fase reversa C-18 ou polímeros vinílicos). Como eluente, pode-se utilizar um gradiente de água, água/metanol e metanol ou água/acetona. Para a purificação das substâncias obtidas, deve-se realizar o ensaio em CLAE, coluna C18 de fase reversa preparativa, utilizando, como sistema de solventes, as misturas de metanol e água ou acetonitrila e água.

Quando isolados e puros, os taninos hidrolisáveis têm estabilidade razoável e podem ser armazenados em temperatura ambiente, enquanto os taninos condensados são menos estáveis e precisam ser armazenados em baixas temperaturas, além de ficarem protegidos da luz (SIMÕES et al., 2017).

Saiba mais

No isolamento de taninos, pode-se ainda utilizar técnicas cromatográficas mais eficientes, como cromatografia de contracorrente (CCC) em alta velocidade. A CCC é caracterizada como uma partição líquido-líquido em que a fase líquida estacionária é retida no aparelho sem o uso de suportes sólidos. De forma geral, uma das fases do sistema de solventes bifásico permanece estacionária, enquanto a outra é eluída por ela, sendo as das fases utilizadas, imiscíveis (LEITÃO, 2013).

A elucidação estrutural dos taninos pode ser obtida por espectro de RMN (espectroscopia de ressonância magnética nuclear), avaliando os núcleos de ^{1}H e ^{13}C. Devido à grande variabilidade das estruturas químicas dos taninos condensados e hidrolisáveis, o processo de isolamento, a quantificação e a identificação se tornam muito complexos (MONTEIRO et al., 2005; SIMÕES et al., 2017).

A interpretação dos dados espectrais de RMN, no entanto, é problemática no caso das proantocianidinas, primeiramente devido às limitações espectroscópicas em relação ao isomerismo rotacional da molécula, que é dependente do solvente, resultando em duplicação ou ampliação das ressonâncias de RMN, dependendo da presença de (+)-catequina ou (-)-epicatequina. No entanto, a combinação de métodos bidimensionais, como a detecção direta ou inversa (COSY de longo alcance, COZY, HETCOR ou HMQC e HETCOR de longo alcance ou HMBC), não apenas funciona com uma ferramenta para distinguir os diferentes isômeros, mas também pode fornecer um espectro para atribuição de formas fenólicas livres dos diferentes isômeros das procianidinas (GROSS; HEMINGWAY; YOSHIDA, 2012).

Propriedades farmacológicas dos taninos

Estudos sobre as atividades biológicas dos taninos têm demonstrado diversas ações importantes: ação contra determinados microrganismos, anticarcinogênica, hepatoprotetora, anti-inflamatória, cicatrizante, inibidora da transcriptase reversa em HIV (vírus da imunodeficiência humana, do inglês *human immunodeficiency virus*), entre outras. No entanto, as propriedades terapêuticas dos taninos, dependem do tipo e da dose utilizada (MONTEIRO et al., 2005).

Os taninos condensados têm uma ampla atividade biológica e farmacológica, incluindo capacidade antioxidante, cardioprotetora, antitumoral, antibacteriana, antiviral, anti-inflamatória, antinociceptiva e efeitos imunomoduladores. Já os taninos hidrolisáveis, assim como os ésteres de galoil glicose e elagitaninos, têm a capacidade de capturar radicais livres devido à presença dos grupos hidroxilas na sua estrutura química (SIMÕES et al., 2017).

O tanino cristalino chamado geranina é um dehidroelagitanino e foi isolado da espécie *Geranium thunbergii*, sendo essa planta utilizada na Medicina tradicional japonesa para o tratamento e o controle da função intestinal. Alguns estudos relataram efeitos inibitórios da peroxidação lipídica em mitocôndrias do fígado de ratos de 27 tipos de taninos, sendo a pedunculagina uma molécula com dois grupos HHDP, a qual é a mais potente. A geranina também apresentou atividade hepatoprotetora em lesões induzidas por CCl4 em ratos. A peroxidação lipídica causada pelo sistema oxidase xantina-xantina nas membranas celulares do olho do rato é um processo que induz a formação de catarata. No entanto, estudos com alguns taninos demonstraram que a pentagonilglucose, a geranina e o ácido elágico foram potentes inibidores dessa condição (BASTIAN et al., 2018; OKUDA; ITO, 2011).

O ácido malotusiníco é um tanino com um grupo HHDP que pode ser encontrado nas folhas de *Mallotus japonicus*, um remédio comum na Medicina popular para tratar úlcera gástrica. A granatina B é utilizado para tratar infecções de garganta e dor de cabeça. O isoterquebina tem um grupo DHHDP (ácido dehidro hexa-hidroxi-difenico), oriundo do fruto *Cornus officinalis*, e é um tônico usado na Medicina tradicional chinesa. A terquebina, o ácido quebulinico e o ácido quebulágico, da *Terminalia chebula*, são frequentemente utilizados na Medicina Ayurveda na Índia (OKUDA et al., 2005).

Acredita-se que as atividades farmacológicas dos taninos se devem a 3 características gerais: formação de complexos com íons metálicos, atividade antioxidante por meio do sequestro de radicais livres e formação de complexos com outras moléculas, como proteínas e polissacarídeos (SIMÕES et al., 2017).

Link

No estudo intitulado *Quantificação dos teores de taninos e fenóis totais e avaliação da atividade antioxidante dos frutos de aroeira*, é possível verificar o procedimento de extração de tanino da aroeira (*Schinus terebinthifolius Raddi*), bem como sua quantificação e a determinação da atividade antioxidante pelo ensaio de redução do radical DDPH.
Para ler o texto na íntegra, acesse o link a seguir.

https://goo.gl/wN4ki2

As aplicações terapêuticas dos taninos estão relacionadas, de forma geral, com suas propriedades adstringentes. Ao precipitar proteínas, os taninos propiciam um efeito antimicrobiano e antifúngico. No caso de processos de cicatrização e inflamações, os taninos auxiliam a recuperação, formando uma camada protetora por meio do complexo tanino-proteína e/ou polissacarídeo sobre os tecidos epiteliais lesionados, ocorrendo, abaixo dessa camada, o processo curativo de forma natural (MONTEIRO et al., 2005).

A maioria dos efeitos antinutricionais dos taninos estão relacionados ao ácido tânico e a outros taninos hidrolisáveis. No entanto, os taninos hidrolisáveis estão presentes em poucas quantidades na maioria dos alimentos que consumimos, logo, os taninos condensados são os que predominam nos alimentos e são os mais preocupantes em relação a esses efeitos. Apesar dos efeitos indesejáveis dos taninos na absorção de proteína, carboidratos e minerais, por exemplo, esses polifenóis também apresentam efeitos benéficos ao organismo humano. Muitos estudos relataram os efeitos antioxidantes, cardioprotetor, anti-inflamatório, anticarcinogênico e antimutagênico, entre outros, sendo que essas atividades podem estar relacionadas com a capacidade de capturar radicais livres e de ativar enzimas.

Alguns estudos com taninos demonstraram um efeito benéfico na captura da glicose circulante por meio de mediadores da sinalização de insulina, como PI3K (fosfoinositídeo 3-quinase) e ativação de p38 MAPK (proteína quinase ativada por mitógeno) e translocação GLUT-4. Dessa forma, a redução dos níveis glicêmicos, por meio da ingestão dos polifenóis, tem sido atribuída à redução da absorção de nutrientes (p. ex., as catequinas de alguns chás inibem a absorção de glicose intestinal), à redução da ingestão de alimentos (p. ex., o galato de epigalocatequina [EGCG] encontrado no chá verde reduz a ingestão de alimentos), à indução da regeneração de células β e à ação direta sobre as células de gordura do tecido adiposo que aumentam a atividade da insulina. Alguns estudos relataram a atividade anti-hiperglicêmica dos taninos em ratos diabéticos,

Os compostos fenólicos modificam atividades enzimáticas e transcricional. A habilidade dos taninos em modular uma ampla variedade de genes revela que estes são moléculas-alvo no tratamento de desordens, como diabetes e dislipidemia. Logo, os receptores nucleares estão implicados no controle da homeostase lipídica. Eles estabelecem uma rede de coordenação de sensores metabólicos que integram o metabolismo lipídico, a inflamação, o metabolismo de drogas, a síntese de ácidos biliares, a homeostase glicolítica e outros processos.

A maioria dos compostos ativos no chá preto são taninos, dos quais 90% são catequinas. A epicatequina é o principal componente do tanino nas uvas. Os taninos hidrolisáveis dos vinhos envelhecidos são oriundos dos barris de carvalho, compostos, principalmente, por ácido gálico e ésteres de ácido elágico.

A epicatequina atua na redução da glicemia, induzindo a regeneração de células β. A EGCG contribuiu com essa atividade devido à redução da ingestão de alimentos e por compartilhar vias de sinalização da insulina pela modulação do estado redox da célula nos hepatócitos. Dessa forma, os chás contendo catequinas inibem a absorção intestinal de glicose (KUMARI; JAIN, 2012).

Os taninos têm atividade antimicrobiana bem documentada. O ácido gálico e a catequina, por exemplo, mostraram-se tóxicos para cepas de *Chaetomium cupreum* e o catecol para *Fames annosus*, entretanto, o pirogalol e o ácido gálico demonstraram ser menos tóxicos do que o ácido tânico para bactérias metanogênicas. Estudos demonstraram também atividade inibitória do catecol e do ácido gálico para *Cellvibrio jiilvus* e alguns *Bacillus*. Outros taninos também apresentaram atividade inibitória para *Clostridium botulinurn*, *Machaerium floribundum*, *Pseudomonas multophilia* e *Enterobacter cloacae*.

O mecanismo de toxicidade pode estar relacionado com as características físico-químicas, em particular a adstringência. Além disso, alguns ligantes presentes na estrutura química dos taninos podem competir com os ligantes microbianos, como enzimas, por exemplo, levando à inibição do crescimento microbiano. O mesmo mecanismo, com base no caráter adstringente e na adição de ligantes na estrutura dos taninos, também pode explicar a redução da virulência de alguns vírus, como o vírus do mosaico do tabaco ou o herpes simplex. A adstringência também pode explicar a propriedade larvicida de *Bacillus thuringiensis* por meio da interação com as suas endotoxinas.

Os taninos também podem afetar diretamente o metabolismo de microrganismos pela modificação da morfologia do tubo germinativo, como demonstrado em estudos com *Crinipellis perniciosa*. Dessa forma, há vários mecanismos para inibir o crescimento microbiano. A ação nas membranas pelo ácido tânico, por exemplo, inibe a fosforilação oxidativa pelas mitocôndrias em *Photohncterium fosforum* (SCALBERT, 1991).

A Epicatequina-(4β-8)-epicatequina-(4β-8, 2β-o-7)-catequina isolada de *Vaccinium vitis* apresentou atividade antimicrobiana contra cepas de *Porphyromonas gingivalis* e *Prevotella intermedia*, podendo ser potencialmente utilizada para o tratamento de doenças periodontais (HO et al., 2001).

Em relação à atividade antitumoral, os taninos apresentam também atividade no chá verde, cujo principal componente é o (-)-EGCG, que, em estudos com animais, apresentou inibição da ligação do 12-0-tetradecanoilforbol-13--acetato (TPA), causando diminuição no número de receptores de ésteres de forbol na pele do rato, inibindo também a ativação da proteína cinase C por teleocidina (YOSHIZAWA et al., 1987).

Vários ensaios *in vitro* e *in vivo* apresentaram atividade antitumoral de elagitaninos, com estruturas altamente oxidáveis, como dehidroelagitanino, dímeros macrocíclicos e taninos hidrolisáveis oligoméricos com a presença de HHDP. Os dímeros macrocíclicos representados por oenoteína B, woodifordina C e hirtelína B são metabólitos produzidos pelos acoplamentos de grupos galoil e HHDP, os quais demonstraram significativa atividade antitumoral em sarcoma-ISSO em ratos. A woodfordina também apresentou atividade inibitória contra DNA topoisomerase-II (GROSS; HEMINGWAY; YOSHIDA, 2012).

Exercícios

1. Os elagitaninos pertencem ao grupo de taninos hidrolisáveis da classe de polifenóis oriundos do metabolismo secundário de espécies como dicotiledôneas e angiospermas. Os taninos condensados estão presentes em várias espécies vegetais, no entanto, os elagitaninos e os taninos condensados não se acumulam em altas concentrações no mesmo tecido celular. Por que isso ocorre?

a) Isso ocorre, pois os elagitaninos são oriundos da rota do ácido gálico e os taninos condensados são oriundos da via dos fenilpropanoides, não apresentando conexão entre as duas rotas metabólicas.

b) Isso ocorre, pois os elagitaninos são oriundos da rota do ácido gálico e são produzidos em células de tecido em desenvolvimento, e os taninos condensados são oriundos da via dos fenilpropanoides e são produzidos em maior concentração quando o fruto está desenvolvido.

c) Isso ocorre, pois os elagitaninos são oriundos da rota do ácido gálico e os taninos condensados oriundos da via dos fenilpropanoides, logo, a formação de taninos condensados é favorecida pela rota dos fenilpropanoides pela ativação da via glicolítica.

d) Isso ocorre, pois os elagitaninos são oriundos da rota do ácido gálico e os taninos condensados são oriundos da via dos fenilpropanoides, havendo um equilíbrio na formação desses compostos, de forma a produzir mais taninos hidrolisáveis na planta.

e) Isso ocorre, pois os elagitaninos são oriundos da rota do ácido gálico e os taninos condensados oriundos da via dos fenilpropanoides, logo, a formação de taninos hidrolisáveis é favorecida no processo de desenvolvimento da planta.

2. Os taninos são metabólitos secundários das plantas, reconhecidos pelo potencial adstringente e, ecologicamente, pela capacidade de proteger vegetais ou frutos imaturos contra predadores. Como ocorre esse mecanismo de proteção?

a) Isso ocorre em plantas desenvolvidas, formando elagitaninos que levam à precipitação de proteínas presentes nas papilas gustativas, quando em pH alcalino.

b) Isso ocorre pela precipitação de glicoproteínas salivares em frutos imaturos, devido à proteção da semente, sendo diferente o mecanismo nas folhas.

c) Isso ocorre em plantas em estágios de desenvolvimento, quando a presença desses compostos leva à precipitação de proteínas de herbívoros no intestino.

d) Isso ocorre em plantas com frutos em estágios de desenvolvimento, nos quais as sementes não estão prontas para dispersão, sendo que esses compostos levam à precipitação de proteínas presentes nas papilas gustativas, quando em pH alcalino.

e) Isso ocorre em plantas em estágios de desenvolvimento, quando a presença desses compostos leva à precipitação de proteínas nas papilas gustativas de predadores.

3. Os taninos podem ser quantificados por diversos tipos de ensaios, seja por precipitação de metais ou proteínas e ainda por métodos colorimétricos. Qual é o método mais adequado para quantificar os taninos em produtos naturais?

a) Os ensaios colorimétricos são mais específicos para determinar o teor de taninos do que os de precipitação de proteína. Entretanto, é necessário usar mais de uma metodologia.

b) Os ensaios colorimétricos são usados para quantificar grupos de taninos específicos, podendo detectar grupos galoil e HHDP.

c) Não há um método adequado para determinar o teor de taninos, por isso, recomenda-se o emprego de mais de uma metodologia.

d) Nos ensaios com precipitação de metais, o FeCl3 é mais eficiente para a determinação de taninos em amostras vegetais.

e) Não há um método ideal para a determinação de taninos em amostras de produtos naturais, mas a aplicação de testes com precipitação de gelatina, juntamente com o ensaio de vanilina-HCl, é mais adequada.

4. Os polifenóis, entre eles os taninos, têm atividade antioxidante conhecida, porém, apesar dos efeitos benéficos ao organismo, os taninos são indesejáveis na alimentação em situações específicas. Por que isso ocorre?

a) Isso ocorre porque os taninos podem inibir a digestibilidade de proteínas por meio de ligações de hidrogênio com as proteínas ou ligações hidrofóbicas com as proteínas.

b) Isso ocorre porque os taninos podem reduzir a digestibilidade de proteínas por meio de ligações de hidrogênio e ligações hidrofóbicas com as proteínas.

c) Isso ocorre porque em baixas concentrações os taninos podem inibir a digestibilidade de proteínas em ruminantes.

d) Isso ocorre porque em altas concentrações os taninos podem se ligar às proteínas, levando à redução da absorção destas por meio das ligações hidrofóbicas.

e) Isso ocorre porque em altas concentrações os taninos podem se ligar às proteínas, levando à redução da absorção destas por meio das ligações de hidrogênio.

5. Os taninos são polifenóis, com características adstringente, indesejáveis na nutrição devido à sua capacidade de precipitação de moléculas. Em vista dessa propriedade, como os taninos podem auxiliar na recuperação de um tecido lesionado?

a) Eles auxiliam a recuperação de tecidos lesionados, formando

uma camada protetora a partir do complexo tanino-proteína.
b) Eles induzem a recuperação de tecidos lesionados, formando uma camada protetora a partir do complexo tanino-proteína.
c) Eles estimulam a recuperação de tecidos lesionados, formando uma camada protetora a partir do complexo tanino-proteína e tanino-polissacarídeos.
d) Eles contribuem para a recuperação de tecidos lesionados, formando uma camada protetora a partir do complexo tanino-proteína e tanino-polissacarídeos.
e) Eles contribuem para a recuperação de tecidos lesionados, formando uma camada protetora a partir do complexo tanino-proteína e lipídios de membrana.

Referências

BASTIAN, F. et al. Simultaneous quantification of ellagitannins and related polyphenols in geranium thunbergii using quantitative NMR. *Molecules*, v. 23, n. 6, p. 1346, 2018.

GROSS, G. G.; HEMINGWAY, R. W.; YOSHIDA, T. (Ed.). *Plant polyphenols 2*: chemistry, biology, pharmacology, ecology. New York: Springer Science & Business Media, 2012. (Basic Life Science, v. 66).

HASSANPOUR, S.; MAHERISIS, N.; ESHRATKHAH, B. Plants and secondary metabolites (Tannins): a review. *International Journal of Forest, Soil and Erosion*, v. 1, n. 1, p. 47-53, 2011.

HO, K. Y. et al. Antimicrobial activity of tannin components from Vaccinium vitisidaea L. *Journal of Pharmacy and Pharmacology*, v. 53, n. 2, p. 187-191, 2001.

KUMARI, M.; JAIN, S. Tannins: an antinutrient with positive effect to manage diabetes. *Research Journal of Recent Sciences*, v. 2277, p. 2502, 2012.

LEITÃO, G. G. Uso da cromatografia contracorrente na obtenção de padrões de origem vegetal. *Revista Fitos Eletrônica*, v. 1, n. 2, p. 48-50, 2013.

MONTEIRO, J. M. et al. Taninos: uma abordagem da química à ecologia. *Química Nova*, v. 28, n. 5, p. 892, 2005.

OKUDA, T. Systematics and health effects of chemically distinct tannins in medicinal plants. *Phytochemistry*, v. 66, n. 17, p. 2012-2031, 2005.

OKUDA, T.; ITO, H. Tannins of constant structure in medicinal and food plants: hydrolyzable tannins and polyphenols related to tannins. *Molecules*, v. 16, n. 3, p. 2191-2217, 2011.

SALMINEN, J. P.; KARONEN, M. Chemical ecology of tannins and other phenolics: we need a change in approach. *Functional Ecology*, v. 25, n. 2, p. 325-338, 2011.

SCALBERT, A. Antimicrobial properties of tannins. *Phytochemistry*, v. 30, n. 12, p. 3875-3883, 1991.

SIMÕES, C. M. O. et al. *Farmacognosia*: do produto natural ao medicamento. Porto Alegre: Artmed, 2017.

TAIZ, L. et al. *Fisiologia e desenvolvimento vegetal*. 6. ed. Porto Alegre: Artmed, 2017.

VOGT, T. Phenylpropanoid biosynthesis. *Molecular Plant*, v. 3, n. 1, p. 2-20, 2010.

YOSHIZAWA, S. et al. Antitumor promoting activity of (-):epigallocatechin gallate, the main constituent of "Tannin" in green tea. *Phytotherapy Research*, v. 1, n. 1, p. 44-47, 1987.

Leituras recomendadas

SOUZA, G. H. B. D.; MELLO, J. C. P. D.; LOPES, N. P. *Revisões em processos e técnicas avançadas de isolamento e determinação estrutural de ativos de plantas medicinais*. Ouro Preto: Editora UFOP, 2011.

YUNES, R. A.; CECHINEL FILHO, V. *Química de produtos naturais, novos fármacos e a moderna Farmacognosia*. Itajaí, SC: UNIVALE, 2007.

Óleos essenciais, terpenos e esteroides

Objetivos de aprendizagem

Ao final deste texto, você deve apresentar os seguintes aprendizados:

- Reconhecer o conceito, a biossíntese, a classificação e as propriedades fisiológicas.
- Descrever os métodos de extração, tratamento e conservação.
- Identificar as propriedades farmacológicas e as aplicações dos óleos essenciais, terpenos e esteroides.

Introdução

Devido às propriedades aromáticas e terapêuticas, os óleos essenciais têm grande interesse econômico.

No Brasil, a produção de óleo essencial é basicamente para fins de exportação. Esses óleos essenciais são compostos, principalmente, de mono e sesquiterpenos e de fenilpropanoides, metabólitos que conferem suas características organolépticas. A extração é realizada por meio de várias técnicas, sendo a técnica de arraste a vapor a mais utilizada, podendo, ainda, ser possível a obtenção de óleos por prensagem do pericarpo de frutos cítricos, extração por fluidos supercríticos, entre outros.

Neste capítulo, você vai conhecer o conceito de óleo essencial, sua rota metabólica, sua classificação e a importância na fisiologia da planta, bem como os métodos mais utilizados para extrair, tratar e conservá-los. Além disso, você verá as aplicações dos óleos essenciais nas seguintes áreas: Farmacologia, Cosmetologia e Terapêutica.

Biossíntese, classificação e propriedades fisiológicas

Os óleos voláteis também são denominados *óleos essenciais* ou *óleos etéreos*. É importante ressaltar que os óleos essenciais são obtidos das plantas, mas que as essências vendidas comercialmente são produtos sintéticos e industrializados. Os óleos essenciais são caracterizados por conter uma mistura de substâncias complexas e voláteis, lipofílicas, em geral odoríferas e líquidas.

Os óleos essenciais são obtidos de partes de plantas, por meio de destilação por arraste a vapor com água, ou por espremedura do pericarpo de frutos cítricos. Eles se diferem dos óleos fixos por apresentarem volatilidade. Além disso, têm aroma, muitas vezes agradáveis, e por isso também são chamados de óleos essenciais. Esses óleos são solúveis em solventes orgânicos apolares, como o éter, recebendo a denominação de óleos etéreos. Em água, os óleos essenciais são pouco solúveis, mas podem aromatizar soluções aquosas, as quais são chamadas de hidrolatos (SIMÕES et al., 2018).

Por apresentarem uma mistura complexa, os constituintes dos óleos essenciais das plantas são variáveis, sendo que os terpenos e os fenilpropenos são as classes mais comumente encontradas na composição química. Embora os terpenos representem a maior porção dos componentes do óleo, os fenilpropanoides, quando presentes, fornecem sabor indispensável e significativo, bem como odor ao óleo essencial (SANGWAN et al., 2001; TOMAZ et al., 2014).

A composição química dos óleos essenciais é complexa, apresentando cerca de 20 a 200 compostos em uma única mistura. Na maioria das vezes, são encontrados hidrocarbonetos terpênicos, aldeídos, cetonas, fenóis, ésteres, éteres, óxidos, peróxidos, furanos, ácidos orgânicos, lactonas, cumarinas e até compostos como o enxofre.

Em geral, os terpenoides são predominantes na composição dos óleos essenciais vegetais, entretanto, muitos desses óleos também têm, em sua composição, outras substâncias, como os fenilpropanoides. Dessa forma, a composição dos óleos essenciais se torna complexa devido à variabilidade de substâncias presentes pertencentes a diferentes classes químicas, sendo estes formados, ainda, por vários tipos esqueléticos (por exemplo, limoneno, mirceno, terpeneno, farneseno, eugenol, etc.). Além disso, pode haver, na composição química do óleo, alcanos e alquenos lineares e constituintes contendo heteroátomos, como N (derivados do ácido antranílico) e S (artefatos) (SANGWAN et al., 2001; SIMÕES et al., 2018).

Os terpenoides são substâncias derivadas do isopreno (2-metilbutadieno). Essa molécula, após a ligação com radicais fosfato, origina duas unidades básicas de C5: o difosfato de isopentenila (IPP) e o difosfato de dimetilalila (DMAPP), a partir das quais os terpenoides são biossintetizados. A reação ocorre depois da ativação desses dois compostos, que sofrem uma condensação, originando hidrocarbonetos acíclicos, os quais podem se dobrar de formas diferentes sobre as enzimas (SIMÕES et al., 2018).

As diferentes classes de terpenoides são formadas com múltiplos de 5: os monoterpenoides são substâncias que têm 10 carbonos na estrutura química e os sesquiterpenoides têm 15 carbonos na estrutura química. Essas duas classes representam parte da composição da maioria dos óleos voláteis obtidos por hidrodestilação. Os diterpenoides têm 20 carbonos na estrutura química, sendo obtidos em óleos extraídos com solventes e por fluido supercrítico, enquanto os triterpenos têm esqueletos com 30 carbonos, compreendendo, cinco anéis de seis membros cada ou quatro anéis de seis membros mais um anel de cinco. A maioria dos triterpenos é pentacíclica, porém, é possível ocorrer estruturas acíclicas, monocíclicas, bicíclicas, tricíclicas e hexacíclicas (SILVA; DUARTE; VIEIRA FILHO, 2014; SIMÕES et al., 2018).

Os terpenoides podem ser formados por duas rotas biossintéticas distintas: a primeira ocorre no citoplasma, por meio da via do ácido mevalônico, formando os sesquiterpenoides, e a segunda ocorre nos plastídeos, pela rota do 2-C-metileritritol-4-fosfato (MEP), formando os monos e os diterpenoides (SIMÕES et al., 2018).

Os fenilpropanoides são formados por diferentes aminoácidos aromáticos, como a fenilalanina, tirosina e a di-hidroxifenilalanina, oriundos da via do ácido chiquímico, os quais originam os ácidos cinâmicos e os p-cumáricos. A partir destes, são formados os propenilbenzenos e/ou alilbenzenos, que, por meio de reações de oxidação e degradação, formam os aldeídos aromáticos (SIMÕES et al., 2018).

Sendo a atividade dos óleos essenciais das plantas intimamente ligada à composição química, é interessante enfatizar que os aldeídos têm maior atividade antimicrobiana quando comparados aos álcoois. Em alguns estudos, observou-se que os constituintes majoritários de *C. citratus* foram os aldeídos monoterpênicos (neral e geranial que, isomericamente, formam o citral). No caso de *C. nardus*, foi um aldeído (citronelal) e dois álcoois (geraniol e citronelol), haja vista que os aldeídos demonstraram efeito bacteriostático superior (OLIVEIRA et al., 2011).

Biogeneticamente, os terpenoides e os fenilpropanoides originam vias biossintéticas distintas. Os terpenoides são formados por unidades isoprênicas, utilizando, como blocos de construção, o IPP, sendo este um isopreno na forma ativa e que está em equilíbrio com seu isômero, o DMAPP. O IPP e o DMAPP são obtidos pela via do ácido mevalônico no citoplasma (Figura 1), por meio da condensação de 3 moléculas de acetil coenzima (acetil-CoA), seguido da descarboxilação. Além disso, há uma via alternativa para a formação desses compostos, que se dá nos plastídeos a partir da via glicolítica, na qual ocorre a formação dos intermediários 1-desoxi-D-xilulose (DOX) e MEP, os quais levam também à formação do IPP e do DMAPP. A partir dessas moléculas, são obtidos os blocos de construção de hemiterpenos (C-5), monoterpenos (C-10), diterpenos (C-20) e tetraterpenos (C-40).

As reações ocorrem por meio da condensação dos terpenos com participação do fosfato. É possível, ainda, subdividir a biossíntese dos terpenos em duas rotas principais (SANGWAN et al., 2001; SIMÕES et al., 2018).

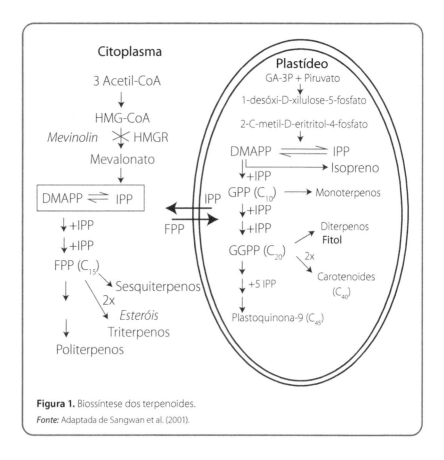

Figura 1. Biossíntese dos terpenoides.
Fonte: Adaptada de Sangwan et al. (2001).

Os fenilpropanoides, bem como os fenóis, são originados da via do chiquimato, tendo como precursores os aminoácidos aromáticos (por exemplo, fenilalanina e tirosina).

Apesar de os fenilpropanoides não serem muito comuns em óleos essenciais de plantas, os óleos essenciais de algumas espécies contêm proporções abundantes ou significativas. Os principais fenilpropanoides que foram identificados no óleo de algumas gramíneas e quimiotipos são: eugenol, metil eugenóis, miristicina, cinamato de metila, elemicina, chavicol, metilchavicol, dilapiol, anelol, estragol, apiol, entre outros.

Para entender a biossíntese dos fenilpropanoides (Figura 2), pode-se partir da via glicolítica que sofre ação da 3-desoxi-D-arabino-heptulosonato-7-fosfato sintase, a qual atua na catálise do intermediário fosfoenolpiruvato (PEP). Essa enzima também atua na via da pentose fosfato, originando o composto eritrose-4-fosfato. Os intermediários PEP e eritrose-4-fosfato dão início, juntos, à via do ácido chiquímico. Por sua vez, o ácido chiquímico é convertido em um heterocíclico de sete carbonos e termina com a geração de corismato, o precursor biogenético da fenilalanina, da tirosina e do triptofano.

Os fenilpropanoides de óleos essenciais são derivados da fenilalanina e, em menor grau, da tirosina. A fenilalanina é convertida, pela fenilalanina amônia liase (FAL), em ácido trans-cinâmico. O ácido cinâmico é convertido em p-cumárico pela ação catalítica da cinamato-4-hidroxilase. Em menor proporção, o cumarato pode surgir da via da tirosina, sob efeito catalítico da tirosina amônia liase (TAL) (SANGWAN et al., 2001).

Os fenilpropenos miristicina e elimicina, encontrados em muitos óleos essenciais, são derivados independentemente de um precursor comum — o metileugenol. Evidências indicam que a miristicina é um precursor do dilapiol (SANGWAN et al., 2001).

Propriedades fisiológicas dos óleos essenciais nos vegetals

As plantas produtoras de óleos essenciais não estão restritas a um grupo taxonômico específico, pelo contrário, elas ocorrem de forma ampla no reino vegetal. No entanto, as angiospermas dicotiledôneas são plantas abundantes em óleos essenciais, além disso, quase todas as espécies de *Apiaceae*, *Lamiaceae*, *Lauraceae*, *Myrtaceae*, *Piperaceae* e *Rutaceae* contêm óleos voláteis (SANGWAN et al., 2001; SIMÕES et al., 2018).

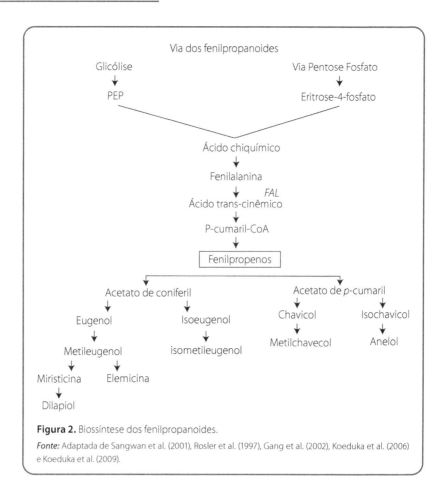

Figura 2. Biossíntese dos fenilpropanoides.
Fonte: Adaptada de Sangwan et al. (2001), Rosler et al. (1997), Gang et al. (2002), Koeduka et al. (2006) e Koeduka et al. (2009).

Plantas contendo óleos voláteis se diferenciam pelas estruturas morfológicas específicas, as quais são responsáveis pela sua secreção e estocagem. Entre as estruturas secretoras especializadas, destacam-se as células oleíferas. Os óleos essenciais também podem ocorrer em estruturas localizadas entre a cutícula e a membrana celular, como, por exemplo, os tricomas e as escamas glandulares.

Esses óleos são geralmente estocados em órgãos distintos, dependendo da espécie. Na laranjeira e na bergamoteira, por exemplo, os óleos essenciais são estocados nas flores, o eucalipto e louro estocam os óleos nas folhas, as canelas em suas cascas e nos caules, o sândalo e o pau-rosa na madeira, o vetiver nas raízes, a cúrcuma e o gengibre no rizoma, o anis-estrelado, a erva-doce e o funcho em seus frutos e a noz-moscada na semente (SIMÕES et al., 2018).

A escala de distribuição de óleo essencial nas plantas está relacionada a uma variedade de estruturas celulares produtoras e sequestradoras de óleo e a uma miríade de combinações quantitativas e qualitativas dos constituintes químicos dessas plantas (SANGWAN et al., 2001).

Os óleos essenciais de uma mesma espécie podem variar no teor e na composição química. Isto ocorre devido à localização geográfica e aos fatores extrínsecos, como condições do solo, época de coleta, condições climáticas e agressões por agentes externos (insetos, herbívoros, pedras, vento, chuvas, etc.). Dessa forma, a planta sob estado de estresse ou ataque de agentes agressores irá produzir mais óleo essencial necessário para sua defesa e proteção. Além disso, os óleos essenciais têm um papel importante na atração de polinizadores contra a desidratação da planta sob aumento de temperatura, na proteção contra estresse oxidativo, na sinalização entre órgãos vegetais distintos, no efeito alelopático e na comunicação entre indivíduos da mesma espécie.

Outros fatores que podem afetar a composição do óleo, bem como o seu teor, incluem os quimiotipos, o ciclo vegetativo e o processo de obtenção. Na ocorrência de quimiotipos, os vegetais são botanicamente iguais, mas diferentes em termos químicos. Em relação ao ciclo vegetativo, os constituintes do óleo podem variar durante o desenvolvimento do vegetal.

Em nível de cultivo, para obter plantas com maiores porcentagens de rendimento de óleo essencial, diversas condições agroclimáticas, sazonais e do solo têm sido foco de investigação, não apenas no desenvolvimento de melhores cultivares, quimiotipos e ecotipos, mas também no discernimento de modulações fisiológicas da produção de óleo essencial. Para isso, o conhecimento da biossíntese desses óleos é primordial.

A época em que uma planta é coletada pode afetar a constituição química dos seus metabólitos, visto que o teor destes não é constante durante o ano, demonstrando forte impacto da sazonalidade no rendimento e na composição química do óleo.

Tais variações podem estar relacionadas ao ciclo fisiológico intrínseco de cada planta, pois, no inverno, por exemplo, há baixa atividade biossintética e os sesquiterpenos totais (compostos de síntese mais complexa) podem apresentar redução da sua biossíntese em relação à produção de monoterpenos totais (BOTREL et al., 2010).

Alguns estudos com horários e épocas de colheita distintos com folhas de citronela de java (*Cymbopogon winterianus Jowitt*) demonstraram que, durante a época seca, houve redução do teor de limoneno, citronelol, geraniol e farnesol e aumento do teor de citronelal e neral. Já no estudo com o óleo essencial de folhas e caules de jaborandi (*Pilocarpus microphyllus*), pesquisadores observaram que os maiores teores de 2-tridecanona, β-cariofileno, 2-pentadecanona, óxido de cariofileno e germacreno D foram obtidos em estações chuvosas (BOTREL et al., 2010).

Como características físico-químicas, quando recém-extraídos, os óleos essenciais apresentam aspecto incolor ou, em algumas espécies, levemente amarelado, azulado, esverdeado ou marrom-avermelhado em alguns casos. Além disso, os óleos são fotossensíveis e instáveis em condições de altas temperaturas, umidade, presença de metais e oxigênio, pois podem sofrer oxidação devido aos hidrocarbonetos terpênicos insaturados, sendo essa condição intensificada quando há a presença de luz solar. Em geral, os óleos essenciais apresentam densidade inferior à da água (SIMÕES et al., 2018).

Saiba mais

Em relação à sua solubilidade, os óleos essenciais têm afinidade por solventes lipofílicos, como éter de petróleo, clorofórmio, éter, etanol e metanol, mas são pouco solúveis em água (SIMÕES et al., 2018).

Métodos de extração, tratamento e conservação

Há vários métodos que podem ser utilizados para a extração de óleos essenciais de plantas. O método de enfloração, por exemplo, já foi muito usado, mas atualmente é mais utilizado em algumas indústrias de perfumes nos casos de plantas com baixo teor de óleo essencial e alto valor econômico. Nesse caso, as flores são colocadas sobre uma camada de gordura, por um determinado tempo, até a saturação total tratada com álcool. Posteriormente, para a obtenção do óleo volátil, o álcool é destilado com o uso de baixa temperatura (SIMÕES et al., 2018).

Na hidrodestilação, o material vegetal é transferido para um balão (acoplado ao condensador) com água e submetido ao aquecimento. Com a formação do vapor de água, este carrega os óleos voláteis, que retornam ao estado líquido ao chegar ao condensador. Logo, o óleo pode ser separado da água pela diferença de densidade. Nesse método, é frequentemente utilizado o aparelho de clevenger (Figura 3) para a extração do óleo (SIMÕES et al., 2018; MORAIS, 2009).

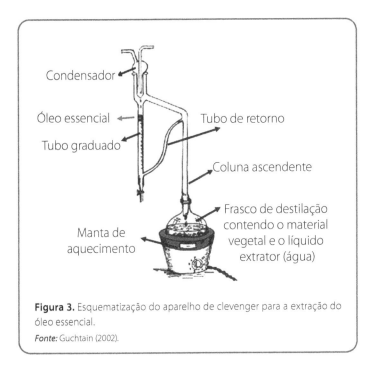

Figura 3. Esquematização do aparelho de clevenger para a extração do óleo essencial.
Fonte: Guchtain (2002).

Na extração por arraste a vapor d'água, o princípio do método é semelhante ao anterior. No entanto, nesse procedimento, o material vegetal não entra em contato direto com a água fervente. O que ocorre é que o vapor produzido por uma caldeira flui até a parte superior do extrator, na qual se encontra o material vegetal que está armazenado em uma cesta perfurada.

A extração por prensagem a frio ou espremedura, apesar de não gerar aquecimento, o que evita o processo hidrolítico que ocorre nos dois métodos anteriores, apresenta baixo rendimento do óleo essencial. Essa técnica é muito utilizada para extrair óleo essencial de pericarpos de frutos cítricos devido à instabilidade térmica dos aldeídos. Nesse método, ocorre a ruptura das glândulas de óleo por meio da prensagem do pericarpo, sendo o óleo removido por um jato de água. O procedimento forma uma emulsão em que o óleo é separado por meio de decantação, centrifugação ou destilação fracionada.

Além do baixo rendimento, essa técnica apresenta, como desvantagem, a extração de cumarinas, pigmentos, entre outras substâncias. Dessa forma, é necessário usar outro processo de purificação, o que irá aumentar a etapa de obtenção do óleo (SIMÕES et al., 2018).

Fique atento

Durante o processo de extração do óleo essencial, a água, a acidez e a temperatura podem provocar hidrólise de ésteres, rearranjos, isomerações, racemizações e oxidações (SIMÕES et al., 2018).

Pode-se, ainda, obter o óleo essencial por meio de extração com solventes orgânicos (éter de petróleo, hexano, éter etílico, etanol e diclorometano). Nesse método, além dos óleos essenciais, óleos fixos também podem ser extraídos, bem como resinas, ceras epicuticulares e pigmentos. A extração com o uso desses solventes pode ser feita com percolação a frio, extração assistida por micro-ondas ou ultrassom. No entanto, essa técnica pode levar a perdas de moléculas com baixo peso molecular e a alterações no aroma dos óleos essenciais (SIMÕES et al., 2018).

Na extração por fluido supercrítico (Figura 4), é possível recuperar vários aromas naturais, sendo este o método mais empregado em escala industrial, pois reduz gastos e tempo de trabalho. Nesse procedimento, o CO_2 é, primeiramente, liquefeito por compressão e, em seguida, aquecido a uma temperatura acima de 31°C, quando o CO_2 atinge um quarto estado, com viscosidade semelhante à de um gás. Após a extração, o CO_2, retorna ao estado gasoso, sendo eliminado.

Essa extração apresenta, como vantagens, alta difusibilidade, baixa viscosidade, densidade e constante dielétrica ajustável. Os fatores que podem influenciar a seletividade do fluido supercrítico são: pressão, temperatura, fluxo do fluido, tempo de contato, teor de umidade, tamanho da partícula e sua distribuição, bem como a possível utilização de cossolventes (SIMÕES et al., 2018; SOUZA et al., 2006).

Durante a extração, deve-se levar em consideração o tempo de destilação que pode afetar a composição química dos óleos essenciais, sendo esta diretamente influenciada pelo tempo de exposição do material vegetal às temperaturas da destilação. Alguns autores sugerem que o calor e a pressão utilizados durante a extração podem interferir na qualidade final do óleo essencial devido à degradação de moléculas, o que pode gerar subprodutos com menor eficácia ou com toxicidade (OLIVEIRA et al., 2014).

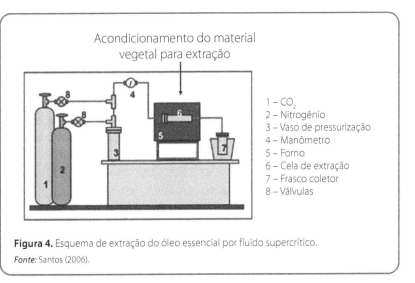

Figura 4. Esquema de extração do óleo essencial por fluido supercrítico.
Fonte: Santos (2006).

Após a extração em nível comercial, os óleos essenciais podem passar por um tratamento para branquear, neutralizar ou retificar. A retificação a seco, ou por jato de vapor de água, permite eliminar componentes irritantes ou com odor desagradável. A desterpenização, que é um tipo especial de retificação, tem por objetivo eliminar os hidrocarbonetos terpênicos. A cromatografia de exclusão, por exemplo, pode ajudar a separar os óleos voláteis e outros compostos lipofílicos não voláteis (SIMÕES et al., 2018).

Como os óleos essenciais são muito instáveis, são inúmeras as possibilidades de degradação que podem ser estimadas por índices de peroxidação e refração, por exemplo, além da determinação de características físico-químicas, como viscosidade, miscibilidade com álcool e poder rotatório.

Para assegurar a conservação de suas propriedades, os óleos essenciais devem ser armazenados dessecados (utilizando-se sulfato de sódio anidro) e livres de impurezas insolúveis, em frascos pequenos, com embalagens neutras feitas de alumínio, aço inoxidável ou vidro âmbar, os quais devem estar completamente cheios e hermeticamente fechados. Além disso, eles devem ser estocados em baixas temperaturas, ou em atmosfera de nitrogênio. Tais cuidados devem ser tomados para evitar alterações na composição do óleo, bem como a sua degradação por meio de reações de oxidação, polimerização e resinificação, que levam à alteração da cor, do sabor, do odor e da viscosidade (SIMÕES et al., 2018).

A caracterização do óleo essencial pode ser determinada por meio de técnicas que utilizam a cromatografia em camada delgada (CCD) e cromatografia gasosa. O uso da CCD permite a confirmação da identidade de um óleo e até mesmo a detecção de falsificações. Para determinar os componentes majoritários do óleo, pode-se utilizar a cromatografia gasosa geralmente acoplada ao espectro de massa (CG-MS). Nesse método, é possível quantificar e identificar as substâncias presentes no óleo essencial. A identificação dos compostos pode ser realizada pela comparação do tempo de retenção relativo da amostra com padrões, ou ainda pelo índice de Kovats (IK) que relaciona o tempo de retenção de uma série de hidrocarbonetos homólogos (SIMÕES et al., 2018).

Para quantificar a composição química do óleo essencial, é utilizado o método de normalização ou método dos 100%, mas este não é um método muito exato, pois utiliza como 100% o valor total das áreas dos picos do cromatograma. Para ter segurança na identificação, o método de CG-MS é mais adequado.

Para a detecção de esteroides e triterpenos em plantas, utiliza-se a reação de Liebermann-Burchard, que consiste no tratamento da amostra com anidrido acético em presença de ácido acético e algumas gotas de ácido sulfúrico. A mistura desses reagentes causa desidratação, seguida de oxidação do sistema de anéis do ciclopentanoperidrofenantreno, formando um esteroide aromático e gerando a formação de coloração azul-esverdeada. Já para os triterpenos, ocorre o desenvolvimento das cores vermelha, rosa, púrpura ou violeta (SIMÕES et al., 2018).

Propriedades farmacológicas e aplicações dos óleos essenciais, terpenos e esteroides

As plantas aromáticas são comercializadas como ervas frescas ou secas, ou ainda, ao terem o seu óleo essencial extraído, estes são comercializados na sua forma pura. Quando se fala em propriedades farmacológicas do óleo essencial, não se pode dizer que uma planta que contém determinado tipo de óleo, com atividade biológica ou farmacológica conhecida, também tenha o mesmo efeito. O efeito do óleo essencial geralmente é observado de forma isolada na sua forma pura. Não se pode extrapolar os resultados de ensaios farmacológicos com os óleos para infusos e tinturas, por exemplo (SIMÕES et al., 2018).

Para isso, são necessários testes com esses preparados para poder estimar a sua ação farmacológica. Isso acontece devido à dose-resposta, pois, em um material vegetal, a porcentagem de óleo essencial é variável e, para atingir a dose utilizada nos testes farmacológicos, precisa-se de uma quantidade maior de planta. Além disso, tratando-se da planta como um todo de composição química complexa, outros metabólitos secundários ali presentes, às vezes em maior porcentagem que o óleo, podem interferir na ação farmacológica esperada, pois as substâncias podem atuar como antagonistas ou sinergistas (SIMÕES et al., 2018).

Logo, quando avaliado de forma isolada, o óleo essencial deve ser utilizado na sua forma isolada. Há muitos estudos que avaliam as atividades biológicas dos óleos essenciais, bem como a sua composição química e o percentual de rendimento em uma planta. Uma das atividades mais comuns é a antimicrobiana, na qual os constituintes do óleo podem danificar os micro-organismos. Quando adicionados em preparações farmacêuticas, como cremes, loções e géis, que sofrem degradação por fungos e bactérias, os óleos podem atuar como conservantes naturais, como, por exemplo, o eucalipto, o alecrim e o cravo-da-índia (SIMÕES et al., 2018).

Em estudos com folhas e frutos da Aroeira da praia, alguns autores determinaram a atividade antifúngica do óleo essencial obtido dessa espécie, contra *C. gloeosporioides*, na qual a composição química apresentou predominância de monoterpenos, principalmente os terpenos α-pineno, germacreno D, canfeno, β-felandreno, γ-terpineno, α-felandreno e δ-3-careno (OLIVEIRA JÚNIOR et al., 2013; OLIVEIRA et al., 2014).

Em outros estudos com atividades antimicrobianas dos óleos essenciais, alguns autores evidenciaram a presença de ilangeno, α-capaeno, β-cariofileno, α-humuleno, γ-elemeno, δ-cadineno e esteroides nas folhas de *Pterodon emarginatus Vogel*, uma vez que o óleo essencial apresentou atividade frente a bactérias Gram-positivas (SANTOS et al., 2010).

Estudos com o óleo essencial das folhas de *Croton zehntneri*, cujo composto majoritário é o estragol, demonstraram atividade antibacteriana, sendo o melhor resultado obtido contra a cepa de *Shigella flexneri* (COSTA et al., 2008). Outras pesquisas também demonstraram tanto a ação antibacteriana, como a antioxidante do óleo essencial do cravo-da-índia obtido por hidrodestilação, constituindo-se uma opção para a formulação de novos produtos alimentícios (SILVESTRI et al., 2015)

Alguns óleos essenciais também apresentam ação rubefaciente, os quais, quando aplicados sobre a pele, têm ação terapêutica. Essa ação é acompanhada de sensações por vezes subjetivas, como calor, queimação, prurido e leve sensação de dor. Muitas vezes, são aplicados em fórmulas farmacêuticas, como emplastros, linimentos, cremes, etc., para tratar mialgias, contusões, distensões, reumatismo, entre outras condições patológicas (SIMÕES et al., 2018).

Em caso de inalação, os óleos essenciais são muito utilizados como expectorantes, fluidificando o muco. Em doses baixas, pode-se aumentar as secreções brônquicas e traqueal, enquanto em altas doses é possível ocorrer a redução dessa condição. Os óleos podem atuar como expectorantes diretos, estimulando a secreção de células serosas, resultando a alteração da composição e do volume da secreção. Como exemplos de óleos expectorantes, podemos citar os obtidos a partir do eucalipto, do tomilho, da menta, da hortelã, do alecrim e de terebintina (SIMÕES et al., 2018).

Para o uso interno, os óleos podem ser utilizados como carminativos, espasmolíticos e colagoga. Os óleos atuam como irritantes locais e induzem, de maneira reflexiva, a uma série de efeitos digestivos. Entre as drogas vegetais mais utilizadas para esse fim, destacam-se a casca da laranja amarga, as inflorescências de camomila, os rizomas de cúrcuma, as folhas de hortelã, os frutos da erva-doce e do funcho, o anis-estrelado, entre outros.

Em relação ao estímulo olfativo, certos aromas podem levar ao estímulo fisiológico, sendo empregados como adjuvantes em terapias psicossomáticas (SIMÕES et al., 2018).

Alguns estudos demonstraram que, entre as raras atividades biológicas de *Baccharis* atribuídas aos triterpenos, observou-se a atividade repelente a insetos fitófagos do ácido oleanólico isolado da espécie *B. linearis* (VERDI; BRIGHENTE; PIZZOLATTI, 2005). Alguns estudos também evidenciaram a atividade de óleo essencial de *Tagetes patula*, sobre *Sitophilus zeamais*, indicando a ação repelente e inseticida (RESTELLO; MENEGATT; MOSSI, 2009).

Os triterpenos pentacíclicos presentes em alguns óleos essenciais são de grande interesse devido às diversas atividades biológicas apresentadas, servindo como candidatos ou protótipos de novos medicamentos. Estudos com a friedelina indicaram atividades antiproliferativa, proapoptótica, anti-inflamatória, analgésica e antipirética. Além disso, alguns triterpenos pentacíclicos são responsáveis pela atividade terapêutica em quadros de queratose actínica (SILVA; DUARTE; VIEIRA FILHO, 2014).

Os óleos essenciais são absorvidos no organismo pelo trato gastrintestinal devido à lipossolubilidade. Os terpenoides presentes em alguns óleos são facilmente absorvidos pela pele. Após a absorção, a distribuição dos seus componentes ocorre por todos os tecidos, sendo que os terpenoides possivelmente chegam ao sistema nervoso central. Alguns componentes do óleo podem ser eliminados pela respiração, ou em sua forma inalterada pela urina, sendo que a maioria sofre metabolização oxidativa (SIMÕES et al., 2018).

Óleos essenciais, terpenos e esteroides | 213

Por outro lado, os efeitos adversos dos óleos essenciais também têm relação com sua lipossolubilidade e ação irritante local. A ingestão em doses tóxicas pode gerar irritação do trato gastrintestinal, provocando náuseas, vômitos e diarreia. Depois da absorção, podem ocorrer também: ação abortiva por alguns óleos, quando utilizados de forma incorreta, irritação renal, retenção urinária, albuminúria e hematúria. Em doses elevadas, é possível que haja lesões hepáticas, dores de cabeça, vertigens, excitação, convulsão e parada respiratória (SIMÕES et al., 2018).

Exercícios

1. Os óleos voláteis contêm uma mistura de substâncias complexas e voláteis, lipofílicas, em geral odoríferas e líquidas. Eles apresentam, em sua composição, diversas classes de substâncias, entre elas, os mais encontrados são os terpenos e os fenilpropanoides. Apesar de os terpenos serem encontrados em maior proporção, a presença dos fenilpropanoides pode ser vantajosa. Por quê?

   a) Isso ocorre porque os fenilpropanoides dão origem à fenilalanina e à tirosina.

   b) Isso ocorre pelas moléculas aromáticas formadas por essa via, como aminoácidos e aldeídos aromáticos, e quando os terpenos estão presentes em baixas concentrações.

   c) Isso ocorre porque os fenilpropanoides fornecem sabor e aroma característicos quando presentes no mesmo meio que os terpenos.

   d) Isso ocorre quando eles estão presentes no mesmo meio que os terpenos e devido à formação de aldeídos aromáticos.

   e) Isso ocorre pelas moléculas aromáticas formadas por essa via, como aminoácidos e aldeídos aromáticos.

2. Os terpenoides podem ser formados por duas rotas biossintéticas distintas: a primeira ocorre no citoplasma e a segunda nos plastídeos. Levando em consideração a biossíntese dos terpenos, como podemos classificá-los?

   a) Os terpenoides são oriundos de unidades de isopreno, sendo classificados, principalmente, em monoterpenos e sesquiterpenos.

   b) Os terpenoides são oriundos de unidades de isopreno, haja vista que são classificados pela quantidade de carbonos presentes, sendo que os monoterpenos têm 10 carbonos e os triterpenos até 30 carbonos em sua estrutura.

   c) Os terpenoides são classificados de acordo com a unidade de isopreno presente.

Sendo esta múltipla de 5, os monoterpenos têm 5 unidades, os sesquiterpenos acima de 10 e os diterpenos 15 unidades.

d) Os terpenoides são classificados de acordo com a quantidade de carbono presente, sendo esta múltiplo de 5, os monoterpenos possuem 5 carbonos, os sesquiterpenos acima de 10 carbonos, e os diterpenos 15 carbonos.

e) Os terpenoides são oriundos de unidades de isopreno, sendo classificados apenas em monoterpenos, sesquiterpenos e triterpenos.

3. As plantas contendo óleos voláteis apresentam estruturas morfológicas específicas, responsáveis pela sua secreção e estocagem. Esses óleos são geralmente estocados em órgãos distintos, dependendo da espécie. No entanto, em uma mesma espécie, é possível não obter a mesma composição química ou o teor dos compostos presentes no óleo essencial Por que isso ocorre?

a) Isso ocorre devido à escala de distribuição de óleo essencial nas plantas, que é igual em espécies de uma mesma região, podendo ser alterada sob altas temperaturas, além de época do ano e presença de predadores.

b) Isso ocorre devido à escala de distribuição de óleo essencial nas plantas, que pode ser alterada sob variações de temperaturas e condições climáticas, além da época do ano.

c) Isso ocorre devido à variedade de estruturas celulares produtoras e sequestradoras de óleo, as quais podem ser alteradas em regiões de pouca umidade, altas temperaturas, condições climáticas anormais e época do ano.

d) Isso ocorre devido à variedade de estruturas celulares produtoras e sequestradoras de óleo, as quais podem ser alteradas sob condições de estresse, altas temperaturas, condições climáticas anormais e época do ano.

e) Isso ocorre devido à variedade de estruturas celulares produtoras e sequestradoras de óleo, as quais podem ser alteradas sob condições de estresse, altas temperaturas, condições climáticas anormais e época do ano.

4. Os óleos essenciais são comumente obtidos por hidrodestilação, no entanto, pode-se empregar, ainda, a extração com solventes orgânicos. Na técnica de hidrodestilação, pode ocorrer a hidrólise de alguns compostos. Dessa forma, por que o método com solventes orgânicos não é amplamente empregado?

a) A extração com solventes orgânicos pode levar à extração de óleos fixos também, dificultando o isolamento dos óleos essenciais, entretanto, pode extrair substâncias de baixo peso molecular, as quais podem ser responsáveis por várias atividades biológicas.

b) A extração com solventes orgânicos a frio pode levar à extração de óleos fixos também, dificultando o isolamento dos óleos essenciais, entretanto, pode evitar a hidrólise de ésteres, rearranjos, isomerações, racemizações e oxidações oriundas de altas temperaturas.

c) A extração com solventes orgânicos pode levar à extração de óleos fixos, resina e ceras, dificultando o isolamento dos óleos essenciais, além disso, pode ocasionar isomerações e racemizações.

d) A extração com solventes orgânicos a frio pode levar à extração de óleos fixos também, dificultando o isolamento dos óleos essenciais, não podendo evitar a hidrólise de ésteres, rearranjos, isomerações, racemizações e oxidações oriundas de altas temperaturas.

e) A extração com solventes orgânicos pode levar à extração de óleos fixos e ceras, dificultando o isolamento dos óleos essenciais, entretanto, o método tem alta difusibilidade, baixa viscosidade, densidade e constante dielétrica ajustáveis.

5. Uma das atividades mais comuns dos óleos essenciais é ação antimicrobiana. Quando adicionados em preparações farmacêuticas, como cremes, loções e géis, os óleos podem atuar como conservantes naturais. No entanto, o mesmo efeito pode não ser observado se for adicionado óleo do extrato da planta. Por que isso ocorre?

a) Isso ocorre porque a concentração do óleo na planta é variável e, para se obter a dose farmacológica, pode ser necessário uma quantidade maior de matéria-prima, sendo que ainda pode haver sinergismo e antagonismo da atividade esperada.

b) Isso ocorre porque a concentração do óleo na planta não é variável, mas, para se obter a dose farmacológica, pode ser necessário uma quantidade maior de matéria-prima, sendo que ainda pode ocorrer a formação de isômeros durante a extração.

c) Isso ocorre porque a concentração do óleo na planta é variável em relação ao local de plantio e, para se obter a dose farmacológica, pode ser necessário uma quantidade maior de matéria-prima.

d) Isso ocorre porque as atividades do óleo essencial e do extrato são diferentes, e a composição do óleo na planta, mesmo que não seja variável, pode apresentar sinergismo e antagonismo da atividade esperada.

e) Isso ocorre porque as atividades do óleo essencial e do extrato são distintas, e a composição do óleo na planta, mesmo que seja variável, pode apresentar ação antagonista da atividade esperada.

Referências

BOTREL, P. et al. Teor e composição química do óleo essencial de Hyptis marrubioides Epl., Lamiaceae em função da sazonalidade. *Acta Scientiarum Agronomy*, v. 32, n. 3, p. 533-538, 2010.

COSTA, J. D. et al. Composição química e avaliação da atividade antibacteriana e toxicidade do óleo essencial de Croton zehntneri (variedade estragol). *Revista Brasileira de Farmacognosia*, v. 18, n. 4, p. 583-586, 2008.

MORAIS, L. A. S. de. Influência dos fatores abióticos na composição química dos óleos essenciais. In: CONGRESSO BRASILEIRO DE OLERICULTURA, 49., 2009, Águas de Lindoia. *Horticultura Brasileira*, v. 27, n. 2, p. S3299-S3302, ago. 2009.

GANG, D. R. et al. Characterization of phenylpropene O-methyltransferases from sweet basil: facile change of substrate specificity and convergent evolution within a plant O-methyltransferase family. *The Plant Cell*, v. 14, n. 2, p. 505-519, 2002.

GUCHTAIN, O. S. Coletânea sobre a Camomila Alemã (Matricaria recutita Linné, Asteraceae). 2002. Monografia (Graduação)- Universidade Federal do Paraná, Curitiba, 2002.

KOEDUKA, T. et al. Biosynthesis of t-anethole in anise: characterization of t-anol/isoeugenol synthase and an O-methyltransferase specific for a C7-C8 propenyl side chain. *Plant Physiology*, v. 149, n. 1, p. 384-394, 2009.

KOEDUKA, T. et al. Eugenol and isoeugenol, characteristic aromatic constituents of spices, are biosynthesized via reduction of a coniferyl alcohol ester. *Proceedings of the National Academy of Sciences*, v. 103, n. 26, p. 10128-10133, 2006.

OLIVEIRA, L. F. M. et al. Tempo de destilação e perfil volátil do óleo essencial de aroeira da praia (Schinus terebinthifolius) em Sergipe. *Revista Brasileira de Plantas Medicinais*, v. 16, n. 2, p. 243-249, 2014.

OLIVEIRA, M. M. M. et al. Rendimento, composição química e atividade antilisterial de óleos essenciais de espécies de Cymbopogon. *Revista Brasileira de Plantas Medicinais*, v. 13, n. 1, p. 8-16, 2011.

OLIVEIRA JUNIOR, L. F. G. et al. Fungitoxic effect of essential oil from aroeira (Schinus terebinthifolius RADDI) on Colletotrichum gloeosporioides. *Revista Brasileira de Plantas Medicinais*, v. 15, n. 1, p. 150-157, 2013.

RESTELLO, R. M.; MENEGATT, C.; MOSSI, A. J. Efeito do óleo essencial de Tagetes patula L. (Asteraceae) sobre Sitophilus zeamais Motschulsky (Coleoptera, Curculionidae). *Revista Brasileira de Entomologia*, v. 53, n. 2, p. 304-307, 2009.

ROSLER, J. et al. Maize phenylalanine ammonia-lyase has tyrosine ammonia-lyase activity. *Plant Physiology*, v. 113, n. 1, p. 175-179, 1997.

SANGWAN, N. S. et al. Regulation of essential oil production in plants. *Plant Growth Regulation*, v. 34, n. 1, p. 3-21, 2001.

SANTOS, A. P. et al. Composição química, atividade antimicrobiana do óleo essencial e ocorrência de esteróides nas folhas de Pterodon emarginatus Vogel, Fabaceae. *Revista Brasileira de Farmacognosia*, v. 20, n. 6, p. 891-896, 2010.

SILVA, F. C.; DUARTE, L. P.; VIEIRA FILHO, S. A. Celastráceas: fontes de triterpenos pentacíclicos com potencial atividade biológica. *Revista Virtual de Química*, v. 6, n. 5, p. 1205-1220, 2014.

SILVESTRI, J. D. F. et al. Perfil da composição química e atividades antibacteriana e antioxidante do óleo essencial do cravo-da-índia (Eugenia caryophyllata Thunb.). *Revista Ceres*, v. 57, n. 5, p. 589-594, 2015.

SIMÕES, C. M. O. et al. *Farmacognosia*: do produto natural ao medicamento. Porto Alegre: Artmed, 2018.

SOUZA, M. A. A. et al. Composição química do óleo fixo de Croton cajucara e determinação das suas propriedades fungicidas. *Revista Brasileira de Farmacognosia*, v. 16, supl., p. 599-610, 2006.

TOMAZ, M. A. et al. Composição química e atividade alelopática do óleo essencial de eucalipto. *Bioscience Journal*, v. 30, n. 5, p. 475-483, 2014.

VERDI, L. G.; BRIGHENTE, I. M. C.; PIZZOLATTI, M. G. Gênero Baccharis (Asteraceae): aspectos químicos, econômicos e biológicos. *Química Nova*, v. 28, n. 1, p. 85-94, 2005.

Leituras recomendadas

BIZZO, H. R.; HOVELL, A. M. C.; REZENDE, C. M. Óleos essenciais no Brasil: aspectos gerais, desenvolvimento e perspectivas. *Química Nova*, v. 32, n. 3, p. 588-594, 2009.

LIMA, R. K.; CARDOSO, M. G. Família Lamiaceae: importantes óleos essenciais com ação biológica e antioxidante. *Revista FITOS*, v. 3, n. 3, p. 14-24, 2007.

MARÓSTICA JÚNIOR, M. R.; PASTORE, G. M. Biotransformação de limoneno: uma revisão das principais rotas metabólicas. *Química Nova*, v. 30, n. 2, p. 382-387, 2007.

OOTANI, M. A. et al. Use of essential oils in agriculture. Journal of biotechnology and biodiversity. *Journal of Biotechnology and Biodiversity*, v. 4, n. 2, p. 162-175, 2013.

Saponinas

Objetivos de aprendizagem

Ao final deste texto, você deve apresentar os seguintes aprendizados:

- Reconhecer o conceito, classificação e características químicas das saponinas.
- Descrever os métodos de detecção, identificação, extração e purificação.
- Explicar as propriedades biológicas e farmacológicas das saponinas.

Introdução

As saponinas são compostos do metabolismo secundário que, além de participar da defesa da planta contra predadores, podem ser úteis para o desenvolvimento de novos fármacos, vacinas, cosméticos e produtos de higiene. São substâncias complexas, dividindo-se em dois núcleos principais: esteroide ou triterpenos que são ligados a cadeias glicosídicas. Por serem substâncias anfifílicas, são facilmente solúveis em água.

Neste capítulo você irá estudar o conceito, a classificação e as qualidades químicas das saponinas, além de verificar os métodos de detecção, identificação, extração e purificação, bem como, algumas de suas atividades biológicas e farmacológicas.

Conceito, classificação e características químicas das saponinas

As saponinas são metabólitos que atuam no sistema de defesa da planta, principalmente, contra o ataque fúngico, bacteriano ou predatório dos insetos, sendo consideradas fitoanticipinas e fitoprotetoras. São uma importante classe de substâncias químicas, de alta massa molecular (600–2.000), amplamente distribuídas nas plantas superiores e em alguns organismos marinhos (SANTOS et al., 2011a; MORRISSEY; OSBOURN, 1999).

Ocorrem em misturas complexas devido à presença concomitante de estruturas com números variados de açúcares. Estas substâncias correspondem a esteroides glicosídicos ou terpenos policíclicos com estrutura anfipática formada por agliconas (triterpênicas ou esteroides) e uma porção lipofílica ligada a resíduos hidrofílicos de açúcares (SANTOS et al., 2011a; SIMÕES et al., 2017; WINA; MUETZEL; BECKER, 2005). Observe na Figura 1 a estrutura básica das saponinas triterpênicas e das saponinas esteroides.

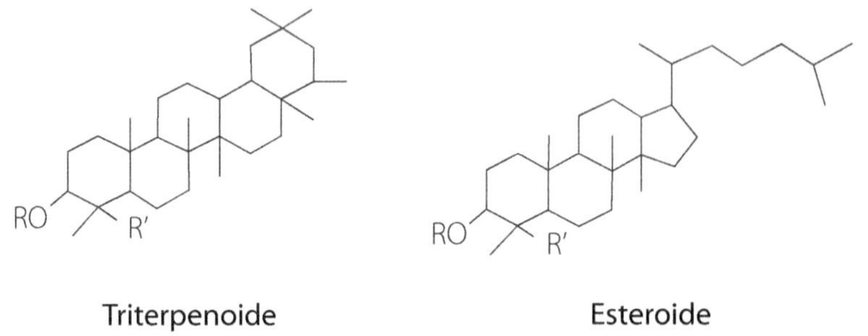

Figura 1. Estrutura básica das sapogeninas triterpênicas e esteroides.
Fonte: Francis et al. (2002).

Como propriedade geral, as saponinas, quando em solução aquosa, formam espuma persistente e abundante, semelhante ao sabão, por isso a derivação de seu nome. Apresentam uma ação detergente e emulsificante, o que é obtida pela parte lipofílica, denominada aglicona ou sapogenina e, também, pela parte hidrofílica. Quando em contato com a água, essas substâncias levam à redução da tensão superficial da água, devido à presença dos constituintes com características de polaridade distintos, o que caracteriza a saponina como anfifílica (SANTOS et al., 2011a; FRANCIS et al., 2002).

A cadeia de açúcares pode ser linear ou ramificada, o que confere a elas dificuldade de elucidação estrutural, por causa ligações interglicosídicas. O número de açúcares pode chegar a 12 unidades (saponina oligosídica). Assim, as saponinas podem ser classificadas conforme o núcleo fundamental da aglicona ou, de acordo com o caráter ácido, básico ou neutro.

Em relação à natureza da aglicona, as saponinas são divididas em **esteroides** e **triterpênicas**. As saponinas esteroides são quase que, exclusivamente, encontradas em monocotiledôneas angiospermas, enquanto que a triterpenoides ocorrem com mais frequência nas angiospermas dicotiledôneas. Ainda, há uma subclassificação para as saponinas esteroides, que são denominadas, por alguns autores, como glicosídeos nitrogenados esteroides (SIMÕES et al., 2017; BRUNETON, 2009).

Quanto ao caráter ácido, pode ocorrer a presença de um grupo carbonila na aglicona ou na cadeia de açúcares, como por exemplo, os ácidos glicurônico e galacturônico. Há outra classificação que está relacionada ao número de cadeias de açúcares ligadas à aglicona. Desta forma, saponinas monodesmosídicas possuem uma cadeia de açúcares, à medida que as saponinas bidesmosídicas consistem de um triterpenoide ou aglicona estedoide, com dois açúcares ligantes, geralmente, nas posições C-3 e C-28. Com menos frequência, é relatada a presença de saponinas tridesmosídicas (SIMÕES et al., 2017; GAUTHIER et al., 2008).

Os monossacarídeos ligados à aglicona são variáveis e os açúcares, comumente, encontrados são: D-glicose, D-galactose, L-ramnose, L-arabinose, D-xilose, D-fucose e os ácidos D-glicurônicos e D-galacturônicos. Sobre a estrutura química diferente, é importante ressaltar que as propriedades biológicas desses compostos são distintas. As ligações interglicosídicas podem ser α e β e os monossacarídeos ocorrem na forma de piranose ou furanose (SIMÕES et al., 2017).

De forma geral, as saponinas têm elevada solubilidade em água e em solventes polares, como metanol e etanol. Contudo, elas são insolúveis em solventes de baixa polaridade, como éter, clorofórmio ou éter de petróleo. A solubilidade em água pode aumentar conforme ocorre o aumento das unidades glicosídicas em sua estrutura. Isto pode ser observado, por exemplo, no caso das saponinas monodesmosídicas que possuem baixa solubilidade em água, enquanto que as saponinas bidesmosídicas contam com maior solubilidade (SIMÕES et al., 2017).

Algumas saponinas são capazes de causar desorganização nas membranas das células sanguíneas, levando à ação hemolítica. E sua complexação com esteroides pode ocasionar uma ação antifúngica e hipocolesterolemiante. Este efeito hemolítico das saponinas está relacionado com a natureza polar dos compostos ligados à aglicona (VOUTQUENNE et al., 2002; SIMÕES et al., 2017).

As saponinas monodesmosídicas e bidesmosídicas, além de diferirem em número de unidades de açúcares, podem ser diferentes nas atividades biológicas desempenhadas, como por exemplo, a ação hemolítica, em que fica mais evidente nas monodesmosídicas, pois representam alvos químicos atraentes para estudo da relação estrutura-atividade (VOUTQUENNE et al., 2002; GAUTHIER et al., 2008).

Fique atento

Não são todas as saponinas que podem apresentar as propriedades mencionadas, algumas possuem propriedades tão particulares que fazem parte de outra classificação, como é o caso dos glicosídeos cardiotônicos (SIMÕES et al., 2017).

A variação estrutural das agliconas é melhor entendida com a sua classificação em saponinas esteroides e saponinas triterpênicas. Geralmente, as saponinas ocorrem de forma variada nas espécies vegetais, mas em plantas de cultivo agrícola, as saponinas triterpênicas são predominantes, da mesma forma que as saponinas esteroides são mais comuns em ervas ou plantas medicinais (FENWICK et al., 1991).

Saponinas esteroides neutras

As saponinas esteroidais são encontradas em vários alimentos, como aveia, pimentas, berinjela, semente de tomate, aspargos, inhame, feno-grego e *ginseng*. A *yucca schidigera* é a fonte comercial mais comum desses compostos (FRANCIS et al., 2002).

Estas saponinas são formadas a partir do pirofosfato de isopentila, que leva à formação do óxido de esqualeno, por meio de ciclazição em conformação cadeira-barco-cadeira-barco, gerando o cicloartenol ou lanosterol (SIMÕES et al., 2017). Agora, acompanhe na Figura 2 a biossíntese geral dos esteroides e triterpenos.

Assim, neste tipo de saponinas, a aglicona esteroide é formada por um esqueleto de 27 carbonos dispostos em um sistema tetracíclico. Além disso, possuem duas estruturas básicas comuns: o espirostano e o furostano. O espirostano é o cetal de 16,26-di-hidróxi-22-colestanona, ao mesmo tempo que o hemiacetal correspondente, furostano-22,26-diol é estável, apenas, quando o grupo hidroxila em C-26 está ligado a um açúcar, permanecendo a estrutura pentacíclica. Quando este é desmembrado, ocorre a cetalização, formando o derivado espirostano (SIMÕES et al., 2017; SPARG; LIGHT; VAN STADEN, 2004). Confira na Figura 3 a ilustração da formação do espirostano, a partir do furostano.

Saponinas | 223

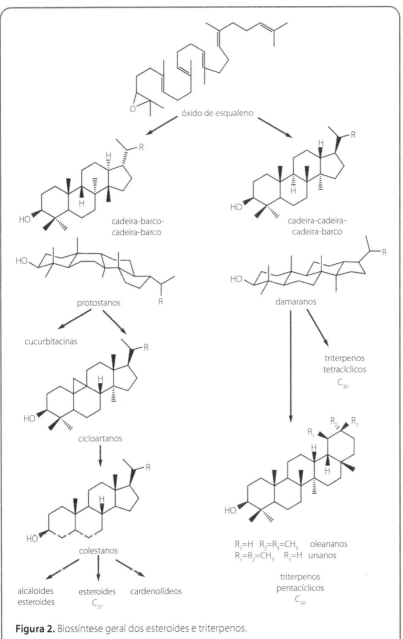

Figura 2. Biossíntese geral dos esteroides e triterpenos.
Fonte: Simões et al. (2017).

224 Saponinas

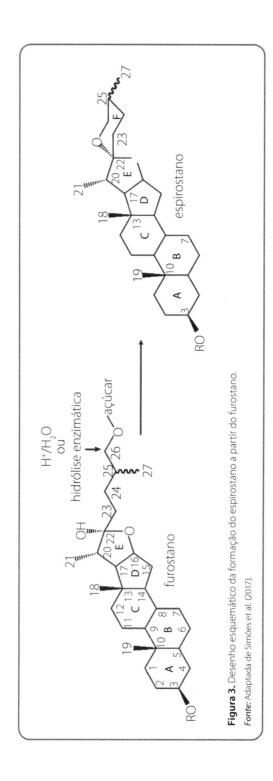

Figura 3. Desenho esquemático da formação do espirostano a partir do furostano.

Fonte: Adaptada de Simões et al. (2017).

As saponinas do tipo espirostano possuem um núcleo espirocetal em C-22 e podem ser divididas nas séries 25R (metila em posição α) ou 25S (metila em posição β). Já, as saponinas do núcleo furostano apresentam cadeia lateral com um açúcar ligado à hidroxila C-26, mas menos frequente. Em relação à conformação espacial, a fusão dos anéis A e B pode ser cis, como na esmilagenina ou trans, ou, ainda, como a digitogenina (SIMÕES et al., 2017).

Saponinas esteroides básicas

Elas pertencem ao grupo de alcaloides esteroides, pois possuem um anel F. São conhecidos dois tipos de estruturas, o espirossolano em que o nitrogênio é secundário e o solanidano em que o nitrogênio é terciário. Os compostos do grupo espirossolano podem existir nas configurações 22R, 25R ou 22S, 25S. Já, nos compostos do núcleo solanidano, o nitrogênio pertence aos dois anéis E e F, simultaneamente, sendo, também, conhecidos como indolizidinas. Estes compostos tem a configuração 22R e 25S, a metila é do carbono 25, em posição equatorial (SIMÕES et al., 2017).

Saponinas triterpênicas

As saponinas triterpênicas são, frequentemente, encontradas em chás, soja, feijão, ervilha, espinafre, beterrabas, castanhas, aveia, semente de girassol, entre outras fontes vegetais. Um exemplo de uma espécie com alto teor de saponinas triterpênicas é a Quillaja saponária, uma árvore nativa da região dos Andes. Os indígenas utilizam suas as cascas como xampu e elemento de purificação para rituais *shamans* (FRANCIS et al., 2002).

Ainda, entre os tipos de saponinas há as triterpênicas, com núcleo da mesma origem do esqueleto esteroidal, até a formação do esqualeno. Entretanto, o esqualeno, ao ciclizar em conformação cadeira-cadeira-cadeira-barco, pode originar os triterpenos tetraciclicos e pentaciclicos (SANTOS et al., 2011a; SIMÕES et al., 2017).

Os triterpenos tetracíclicos podem ser dividos em três grupos principais, de acordo com o seu esqueleto: β-amirina, α-amirina e lupeol. As saponinas do tipo β-amirina ou oleananos apresentam duas metilas em C-20. Aquelas do tipo α-amirina ou ursanos apresentam uma metila em C-20 e outra em C-19. Outros tipos de núcleos, menos comuns, podem ocorrer, como friedelano, taraxastano e hopano (SIMÕES et al., 2017).

Existem, também, as saponinas triterpênicas do tipo damarano que são encontradas em quantidades significativas nas raízes da espécie *Ampelozizyphus amazonicus,* pertencente à família Rhamnaceae, uma planta nativa da região amazônica, conhecida como *cerveja-de-índio, cervejeira* ou *saracura-mirá,* popularmente empregada na prevenção à malária (SANTOS et al., 2011a).

Como pode ser verificado, há várias classificações para os tipos de saponinas presentes nos vegetais e com biossíntese diferenciada. Desta maneira, alguns fatores podem, também, influenciar o teor dos compostos nas plantas, como a idade fisiológica, fatores ambientais e fatores agronômicos. Existem relatos de que o teor das saponinas é maior em plantas imaturas e menor em plantas mais velhas (YOSHIKI; KUDOU; OKUBO, 1998; FRANCIS et al., 2002).

Métodos de detecção, identificação, extração e purificação

Devido às suas propriedades físico-químicas, as saponinas são, facilmente, detectadas em material vegetal, seja pela redução da tensão superficial da água ou pela propriedade hemolítica. Assim, é possível observar a sua presença pela redução superficial da água, em que a partir do decocto do vegetal e com forte agitação, é vista a formação de espumas e adição de um ácido mineral diluído (SIMÕES et al., 2017).

Pode-se, ainda, determinar sua presença, por meio de teste hemolítico, com o uso de uma solução de eritrócitos tamponada, em que a presença de hemólise é avaliada pela liberação da hemoglobina, que gera uma coloração avermelhada no sobrenadante, após a centrifugação. No caso de Cromatografia de Camada Delgada (CCD), é contemplada a presença de halos esbranquiçados sobre o fundo avermelhado homogêneo, que indica a hemólise (SIMÕES et al., 2017).

Entretanto, essas técnicas poderiam ser melhor aplicadas na investigação de vários grupos químicos em uma espécie vegetal, pois outras substâncias, como os taninos, produzem hemólise e, além disso, algumas saponinas podem estar presentes no vegetal, mas não possuir a propriedade hemolítica.

Para a identificação das saponinas, pode-se utilizar as **técnicas cromatográficas**, como a já mencionada CCD ou Cromatografia Líquida de Alta Eficiência (CLAE) ou, ainda, a Cromatografia Líquida de Ultraeficiência (CLUE), podendo as técnicas estarem acopladas, também, a espectros de massas (SIMÕES et al., 2017).

As saponinas, como visto, são, geralmente, solúveis em água e pouco solúveis em solventes orgânicos, portanto, a sua extração torna-se vantajosa pelo baixo custo, menor teor de lipídeos e clorofila. Entretanto, é preciso reparar na contaminação e no crescimento microbiano favorecidos em meio aquoso, devido à presença de açúcares. Além da possibilidade de hidrólise durante a extração, bem como a baixa estabilidade dos extratos obtidos (SIMÕES et al., 2017).

Desta forma, o etanol, o metanol e, também, misturas hidroalcoólicas são muito utilizados para maceração, decocção, percolação ou extração exaustiva sob refluxo. Embora métodos específicos para a extração de cada tipo de saponina possam ser utilizados, o importante é prestar atenção no processo de extração a ser aplicado, pois a atividade biológica desses compostos, muitas vezes, pode estar relacionada não a uma substância isolada, mas sim, a um sinergismo de outras substâncias (SANTOS et al., 2011a).

É possível utilizar métodos, como a maceração assistida por ultrassom, que possui alta eficiência na interação solvente–amostra. Este método possui, como vantagem, a alta reprodutibilidade, rapidez no processamento da amostra e baixo custo. O uso de técnicas coadjuvantes, como por exemplo, a aplicação de cálculos matemáticos e a aplicação da metodologia de superfície de resposta, também, é aconselhável para otimizar a extração dessas substâncias, principalmente, aquelas com propriedades biológicas (SANTOS et al., 2011a).

Entretanto, deve-se levar em consideração o tempo de extração, pois períodos de extração muito longos, ocasionam transformações químicas não desejáveis e, até mesmo, perda do composto bioativo. Outro ponto a ser considerado, é a quantidade de material vegetal, porque o teor das saponinas pode variar, de acordo com as condições sazonais, entre outros fatores (SANTOS et al., 2011a).

Para a purificação desses compostos, parte-se de uma extração alcoólica, o extrato é, então, submetido à evaporação do solvente e particionado com solventes de baixa polaridade, como diclorometano e clorofórmio, em que é obtida uma fração apolar. Posteriormente, pode ser realizada uma nova partição com n-butanol para eliminar açúcares livres, aminoácidos e ácidos orgânicos, adquirindo-se, por fim, uma fração purificada de saponinas (SIMÕES et al., 2017).

Pode-se, também, utilizar a técnica de precipitação fracionada pela adição do extrato concentrado de saponinas e solventes de menor polaridade, como éter de etílico ou acetona. Outros métodos incluem a complexação com colesterol, a diálise, a cromatografia de troca iônica ou a extração seletiva utilizando a formação de sal, quando na presença de saponinas de reação ácida, além de outros métodos cromatográficos como, resinas, gel de sílica ou géis de exclusão molecular, tipo sephadex. Técnicas de extração tradicionais, como maceração, soxhlet e refluxo, podem ser utilizadas, mas a tendência é que sejam substituídas por outras, como extração assistida por ultrassom, micro-ondas, extração acelerada com solvente e, também, emprego de fluídos supercríticos (SIMÕES et al., 2017).

O processo de isolamento das saponinas é muito trabalhoso, pois sua composição contém misturas complexas e variação no número de açúcares ligantes. Quando os processos cromatográficos são utilizados, também, podem ser empregados outros métodos, como derivatização, acetilação, metilação e benzoilação, com posterior hidrólise. Dependendo do tipo de saponina, essa hidrólise pode ser em meio ácido, alcalino, por hidrotermólise ou enzimática (SIMÕES et al., 2017).

Como regra geral de isolamento dessas substâncias, é realizada uma extração com metanol ou etanol e após, evaporação em equipamento rotatório sob pressão reduzida, além de feita uma dissolução com uma pequena quantidade de água e n-butanol. Algumas saponinas com oligossacarídeo são extraídas com a fase butanólica. Uma nova purificação pode ser realizada com cromatografia líquida em coluna de sílica gel ou mais comumente, em CLAE. Os processos descritos podem ser repetidos para obtenção de alta pureza do composto (FRANCIS et al., 2002).

A elucidação estrutural das saponinas é realizada por métodos espectroscópicos, como Espectroscopia de Infravermelho (IV), Espectro de Massas (EM) e Espectroscopia de Ressonância magnética Nuclear (RMN). Ainda, assim, a presença de múltiplos açúcares ligantes nas estruturas das agliconas aumentam a dificuldade da elucidação estrutural da molécula. Desta forma, pode-se utilizar de técnicas de RMN bidimensionais, como HMBC, que permite definir os pontos de glicosilação com correlação de longa distância e a Espectroscopia de Correlação Total (TOCSY), que auxilia a determinação de acoplamentos entre hidrogênios de uma mesma unidade de açúcar (FRANCIS et al., 2002; SIMÕES et al., 2017).

No EM, pode ser necessário o uso de técnicas especiais que compreendam massas elevadas, como é o caso das saponinas. A Ionização de Dessorção a Laser Assistida por Matriz (MALDI) e a Ionização por Electrospray (ESI) podem, também, ser acopladas às cromatografias líquidas, melhorando, consideravelmente, o potencial analítico de ambas. Outros métodos clássicos podem ser utilizados para determinar a presença de saponinas em um extrato vegetal e elucidar sua composição, ao longo etapas de purificação. Como o ensaio cromatográfico, utilizando como reveladores, reagentes desidratados contendo aldeídos aromáticos (anisil aldeído em ácido sulfúrico). É possível, ainda, estimular a hidrólise das saponinas para avaliar suas porções glicosídicas (FRANCIS et al., 2002).

Link

O artigo descreve o aproveitamento do resíduo do desfibramento das folhas de *Agave sisalana*, testado para atividade larvicida em *Aedes aegypti* e *Culex quinquefasciatus*. Neste trabalho, é possível verificar, tanto a extração, como isolamento de saponinas, além do desenvolvimento do ensaio biológico. Acesse o link abaixo.

https://goo.gl/MrTrzy

Propriedades biológicas e farmacológicas das saponinas

A importância das saponinas é baseada nas diversas atividades biológicas que elas apresentam, destacando-se as atividades anti-inflamatória, analgésica, expectorante, antioxidante, redutora de colesterol, antiviral, antimicrobiana e antifúngica. As aplicações dos compostos estão relacionadas aos tipos de saponinas, que variam conforme as suas estruturas químicas. Na indústria farmacêutica, as saponinas demonstram várias outras aplicações, por exemplo, a utilização dos compostos precursores na síntese de compostos esteroidais, como hormônios, contraceptivos, diuréticos, entre outros (SANTOS et al., 2011a).

Além disso, as saponinas, como já mencionado, possuem caráter anfifílico, determinando a sua capacidade em formar complexos com esteroides, proteínas e fosfolipídios de membrana. Atuam sobre as membranas celulares, alterando a permeabilidade e destruição, além de gerar ações hemolítica, ictiotóxica e molusquicida (SIMÕES et al., 2017).

A ruptura das membranas dos eritrócitos é uma das propriedades mais conhecidas das saponinas e está relacionada com as suas propriedades anfifílicas, sendo que essa ação, também, tem relação com a presença de uma hidroxila em C-16, dos grupos CH2-OH na posição C-17 e o grupo acila em C-21, causando aumento da permeabilidade e perda de hemoglobina (VOUTQUENNE et al., 2002; KAISER; PAVEI; GONZALES ORTEGA, 2010; SIMÕES et al., 2017).

A complexação com o colesterol levou a inúmeros estudos com as saponinas, na busca por avaliar sua adição em dietas e a capacidade de reduzir o colesterol circulante. Estes efeitos puderam ser observados em plantas, como a *Calendula officinalis* e *Beta vulgaris*. A ação hipocolesterolemiante pode ser explicada pelo aumento da excreção do colesterol, pela formação do complexo dele com as saponinas, administrada via oral ou, ainda, pelo aumento da eliminação fecal dos ácidos biliares, o que ocasiona maior utilização do colesterol para a síntese dessas substâncias. Outro mecanismo está relacionado com a formação dos complexos entre as saponinas e o colesterol das membranas das células da mucosa intestinal, em que ocorre uma esfoliação da parede intestinal, com perda da função e redução da área de absorção (CHEEKE, 1999).

Além dessas ocorrências, as saponinas, também, são muito conhecidas pela sua atividade anti-inflamatória. Muitas plantas foram estudadas, em diferentes modelos, para avaliar a ação antiexsudativa e a interferência na permeabilidade vascular da inibição das enzimas lisossomais, como a elastase e a hialuronidase. Mecanismos de ação foram propostos, como a estimulação do Hormônio Adrenocorticotrófico (ACTH), o aumento da secreção associada à biossíntese de glicocorticoides no córtex adrenal ou, ainda, a inibição de enzimas responsáveis pela degradação de cortisol no fígado, no caso do ácido glicirrético (SIMÕES et al., 2017).

Há muitos estudos com saponinas isoladas de fontes vegetais que produziram inibição da inflamação no ensaio de edema de pata, induzido por carragenina camundongos. Em um trabalho com Fruticesaponin B, uma saponina bidesmosídicas, isolada de Bupleurum fruticescens L. (Apiaceae), mostrou ter alta atividade anti-inflamatória, quando testada em ensaios *in vivo* (SPARG; LIGHT; VAN STADEN, 2004).

As atividades antivirais têm sido, fortemente, estudadas, sendo algumas verificadas isoladas em plantas, como *Glycyrrbiza glabra*, *Gymnema sylvestre*, *Anagallis arvensis*, *Calendula arvensia*, *Bupleurum falcatum*, *Guettarda platypoda*, entre outras. Ainda, existem relatos de atividade antiviral pelas saponinas triterpênicas, do tipo oleananos, que inibiu a síntese de DNA do vírus herpes simplex tipo 1. Já, as saponinas, do tipo ursano, inibiram a síntese proteica da cápside viral do vírus herpes simplex tipo 1. Esta atividade antiviral, do herpes simplex, pode estar relacionada à estrutura glicosídica das saponinas (SIMÕES et al., SPARG; LIGHT; VAN STADEN, 2004).

As saponinas triterpênicas isoladas das folhas de Maesa lanceolata Forssk. (Myrsinaceae) foram testadas em relação à sua estrutura-atividade contra o vírus HSV-1 e o vírus HIV, demonstrando que o grupo OH livre, na posição

16 e a acilação do OH na posição 22, parece ser essencial para desempenho da atividade antiviral (APERS et al., 2001).

As saponinas são importantes em drogas vegetais para desempenhar atividades expectorantes e diuréticas e, como compostos isolados. São poucas as saponinas utilizadas de forma pura, destacando-se a glicirrizina, que não possui atividade hemolítica e seu derivado hemi-succinato sódico do ácido glicirrético, conhecido como carbenoxolona, utilizado como coadjuvante em vacinas (SIMÕES et al., 2017).

O efeito imunoadjuvante das saponinas é influenciado pela propriedade polar de seus componentes ligados ao núcleo aglicona. Há relatos de que a ação imunológica envolve a interação do composto com o colesterol das membranas celulares dos macrófagos ou células que apresentam antígenos facilita a formação do complexo celular (BOMFORD et al., 1992; SOLTYSIK, 1995; KENSIL et al., 1992). De forma geral, a atividade imunoadjuvante das saponinas é favorecida pela presença de hidroxila em C-21, um grupo metila em C-17, além dos açúcares ligados à aglicona (KAISER; PAVEI; GONZALES ORTEGA, 2010).

Devido à propriedade surfactante das saponinas, elas podem ter ação antiprotozoária, formando complexos com o colesterol das membranas celulares dos próprios protozoários, levando à lise celular (CHEEKE, 2002).

Vários estudos, também, têm evidenciado as propriedades citotóxicas das saponinas. No entanto, nem sempre as saponinas, com propriedades citotóxicas, podem ser utilizadas como agentes antitumorais, por causa de sua toxicidade. Uma nova saponina esteroidal, a furcreastatina, isolada do extrato etanólico das folhas de Furcraea foetida (L.) Haw. (Agavaceae) foi testada quanto à sua citotoxicidade seletiva para fibroblastos em ratos, demonstrando, assim, efeito antitumoral (SPARG; LIGHT; VAN STADEN, 2004).

Saiba mais

As saponinas esteroides têm atraído muita atenção devido à sua diversidade estrutural e atividades biológicas importantes, como efeitos imunoduladores, antifúngicos, inseticidas e, principalmente, antitumorais. Por exemplo, há várias espécies de *Chlorophytum* que foram estudadas química e biologicamente, em que foram encontradas saponinas esteroides, como cloromalosídeo A, que apresentou alta atividade citotóxica contra células cancerígenas humanas (SPARG; LIGHT; VAN STADEN, 2004).

Na nutrição animal, as saponinas têm sido utilizadas como aditivos em rações, a fim de melhorar a redução da produção de amônia e odor de fezes dos animais domésticos. As fontes mais utilizadas para esta finalidade são a *Yucca schidigera* e a *Quillaja saponária*. Apesar das propriedades hemolítica e antinutricional que as saponinas podem apresentar, alguns pesquisadores não observaram efeitos adversos na saúde e digestibilidade de proteínas na dieta de gatos (DEMATTÊ FILHO, 2004; SANTOS et al., 2011b).

A atividade larvicida, igualmente, foi evidenciada em saponinas monodesmosídicas, isoladas de *Pentaclethra macroloba*, demonstrando alta atividade contra larvas de *Aedes aegypti*, com evidências de que o grupo hidroxila, presente no C-28, constitui uma unidade essencial para a o desempenho dessa atividade (SANTIAGO et al., 2005). Algumas saponinas isoladas de Hedera helix L. (Araliaceae), como a α e β-hederina e hedeacolchisideo A1, demonstraram, também, atividade antiparasitária contra *Leishmania infantum*, exibindo forte ação antiproliferativa no desenvolvimento do parasita (DELMAS et al., 2000).

As saponinas, ainda, são empregadas para aumentar a absorção de outros medicamentos mediante aumento da solubilidade ou interferência nos mecanismos de absorção e como coadjuvante para aumentar a resposta imunológica. Entretanto, elas possuem um amplo uso na indústria cosmética, no emprego como tensoativos naturais, produtos de higiene infantil, loções, xampus, entre outras aplicações na área industrial, como a fabricação de sabões, bebidas e alimentos (SIMÕES et al., 2017).

Exercícios

1. As saponinas são, assim, denominadas pela sua capacidade de formar espumas, igual ao sabão. Desta forma, quando em contato com soluções aquosas e submetidas à forte agitação, é possível perceber a presença desses compostos. Baseado em sua estrutura química, como podemos explicar esse fenômeno?

a) A estrutura química anfifílica das saponinas pode aumentar a tensão superficial da água e formar espumas.

b) As espumas formadas pelas saponinas decorrem da redução da tensão superficial da água, causada pelos triterpenos pentacíclicos.

c) As saponinas podem formar espumas devido à presença de açúcares ligados aos esteroides, que podem reduzir a tensão superficial da água.

d) A capacidade das saponinas em formar espumas decorre da sua estrutura química, que pode conter esteroides ou triterpenos ligados à um glicosídeo.

e) A saponinas podem formar espumas por meio da redução da tensão superficial da água, ocasionada pelos esteroides.

2. As saponinas podem ser classificadas conforme o núcleo fundamental da aglicona, sendo divididas em esteroides e triterpênicas. Estas moléculas possuem alta solubilidade em água e baixa solubilidade em solventes orgânicos. Como pode ser explicada a alta solubilidade das saponinas em água?

a) As saponinas são solúveis em água devido ao seu núcleo fundamental esteroidal.

b) A solubilidade das saponinas em água ocorre devido à presença de unidades glicosídicas, sendo que, mesmo que o número de glicosídeos aumente, a solubilidade se mantém.

c) Apenas as saponinas tridesmosídicas possuem solubilidade em água, sendo que as saponinas bidesmosídicas apresentam baixa solubilidade.

d) A solubilidade das saponinas em água é aumentada, quando ocorre a presença de duas unidades de glicosídicas ligantes.

e) A solubilidade das saponinas em água está relacionada aos seus açúcares ligantes no núcleo fundamental da aglicona, sendo que, conforme aumenta o número de açúcares, aumenta a sua solubilidade em água.

3. As saponinas possuem um importante papel fisiológico nas plantas, atuando como protetoras contra agentes agressores. Entretanto, é percebido que frutos em desenvolvimento, o teor de saponinas é maior. Além disso, as saponinas podem apresentar alteração no teor dos frutos de uma mesma árvore, bem como de uma mesma espécie. Como se pode explicar a variação do teor de saponinas nesses frutos?

a) Isto se deve por causa da idade fisiológica da planta que influencia o desenvolvimento do fruto, devido à necessidade de protegê-lo contra altas temperaturas.

b) Isto se deve pelas modificações sazonais e idade fisiológica da planta que influenciam o desenvolvimento do fruto, bem como a sua propagação no meio ambiente.

c) As saponinas são sensíveis às modificações sazonais, podendo alterações bruscas de temperatura reduzir o seu teor nos frutos.

d) A alteração no teor de saponinas pode ocorrer devido a terrenos úmidos, além de que, com a idade, a planta tenha a tendência de sintetizar substâncias para sua proteção durante o desenvolvimento.

e) As saponinas são reduzidas quando ocorrem modificações sazonais, pois afetam a propagação da espécie.

4. As saponinas são moléculas complexas e o processo de isolamento é trabalhoso, principalmente, em razão do número variável de moléculas de açúcares. De forma geral, como é feito o isolamento dessas substâncias?

a) O Isolamento pode ser realizado por meio de extração alcoólica, seguida de dissolução em n-butanol.
b) Pode-se isolar as saponinas por meio de extração alcoólica em meio alcalino, utilizando-se cromatografia em camada delgada.
c) O Isolamento das saponinas é realizado com etanol, pelo uso de técnicas cromatográficas.
d) Para isolar as saponinas, é necessário realizar hidrólise ácida, após extração com metanol.
e) O Isolamento das saponinas só pode ser realizado por técnicas cromatográficas, seguido de hidrotermólise.

5. As saponinas possuem importância biológica, devido às diversas propriedades que possuem, entre elas, o efeito imunoadjuvante. Como pode ser explicada a ação das saponinas na imunoterapia?

a) A ação das saponinas na imunoterapia está relacionada à sua aplicação como imunoadjuvante, sendo altamente influenciada pela polaridade das substâncias ligadas à aglicona, bem como a presença de hidroxilas e metilas.
b) As saponinas são aplicadas na imunoterapia, pois sua ação está relacionada à polaridade dos glicosídeos ligados à aglicona.
c) Os glicosídeos ligados aos esteroides e triterpenos são os responsáveis pela ação das saponinas na imunoterapia.
d) Os glicosídeos conferem alta polaridade às saponinas e junto das hidroxilas e metilas ligadas aos triterpenos, exercem a ação imunológica.
e) Os esteroides são os maiores responsáveis pela ação das saponinas na imunoterapia, sendo influenciados pela polaridade dos glicosídeos e hidroxilas ligantes.

Referências

APERS, S. et al. Antiviral, haemolytic and molluscicidal activities of triterpenoid saponins from Maesa lanceolata: establishment of structure–activity relationships. *Planta Medica*, v. 67, p. 528-532, 2001.

BOMFORD, R. et al. Adjuvanticity and ISCOM formation by structurally diverse saponins. *Vaccine*, v. 10, p. 572-577, 1992.

BRUNETON, J. *Pharmacognosie, phytochimie, plantes me´dicinales*. 4. ed. Paris: Technique & Documentation, 2009.

CHEEKE, P. R. Actual and potential applications of Yucca schidigera and Quillaja saponaria saponins in human and animal nutrition. In: AMERICAN SOCIETY OF ANIMAL SCIENCE, 1999, Indianapolis. *Proceedings...* Indianapolis: ASAS, 1999. p. 1-10.

CHEEKE, P. R. Actual and potential applications of Yucca schidigera and Quillaja saponaria: saponins in human and animal nutrition. In: SIMPÓSIO SOBRE INGREDIENTES NA ALIMENTAÇÃO ANIMAL, 2002, Uberlândia. *Anais...* Campinas: CBNA, 2002. p. 217-237.

DELMAS, F. et al. Antileishmanial activity of three saponins isolated from ivy, -hederin, -hederin and hederacolchiside A1, as compared to their action on mammalian cells cultured in vitro. *Planta Medica*, v. 66, p. 343-347, 2000.

DEMATTÊ FILHO, L. C. *Aditivos em dietas para frangos de corte criados em sistema alternativo.* 2004. 95 f. Dissertação (Mestrado em Zootecnia)- Faculdade de Medicina Veterinária e Zootecnia, Universidade Estadual Paulista, Botucatu, 2004.

FENWICK, G. R. et al. Saponins. In: D'MELLO, F. J. P.; DUFFUS, C. M.; DUFFUS, J. H. (Ed.). *Saponins in toxic substances in crop plants.* Cambridge: The Royal Society of Chemistry, 1991.

FRANCIS, G. et al. The biological action of saponins in animal systems: a review. *British Journal of Nutrition*, v. 88, n. 6, p. 587-605, 2002.

GAUTHIER, C. et al. Synthesis and cytotoxicity of bidesmosidic betulin and betulinic acid saponins. *Journal of Natural Products*, v. 72, n. 1, 72-81, 2008.

KAISER, S.; PAVEI, C.; GONZALES ORTEGA, G. Estudo da relação estrutura-atividade de saponinas hemolíticas e/ou imunoadjuvantes mediante uso de análise multivariada. *Revista Brasileira de Farmacognosia*, v. 20, n. 3, p. 300-309, jun./jul. 2010.

KENSIL, C. R. et al. Structure/function relationship in adjuvants from Quillaja saponaria Molina. In: BROWN, F. et al. (Org.). *Vaccines 92*: modern approaches to new vaccines including prevention of AIDS. New York: Cold Spring Harbor Laboratory Press, 1992. p. 35-40.

MORRISSEY, J. P.; OSBOURN, A. E. Fungal resistance to plant antibiotics as a mechanism of pathogenesis. *Microbiological and Molecular Biological Reviews*, v. 63, p. 708-724, 1999.

SANTIAGO, G. M. P. et al. Evaluation of larvicidal activity of triterpenoid saponins isolated of Pentaclethra macroloba (Willd.) Kuntze (Fabaceae) and Cordia piauhiensis Fresen (Boraginaceae) against Aedes aeqypti. *Revista Brasileira de Farmacognosia*, v. 15, n. 3, p. 187-190, 2005.

SANTOS, F. M. et al. Otimização das condições de extração de saponinas em Ampelozyphus amazonicus usando planejamento experimental e metodologia de superfície de resposta. *Química Nova*, v. 34, n. 9, p. 1629-1633, 2011a.

SANTOS, J. P. F. et al. Yucca schidigera e zeólita em alimento para gatos adultos e seus efeitos na excreção de minerais. *Arquivo Brasileiro de Medicina Veterinária e Zootecnia*, v. 63, n. 3, p. 687-693, 2011b.

SIMÕES, C. M. O. et al. *Farmacognosia*: do produto natural ao medicamento. Porto Alegre: Artmed, 2017.

SOLTYSIK, S. Structure/function studies of QS-21 adjuvant: assessment of triterpene aldehyde and glucuronic acid roles in adjuvant function. *Vaccine*, v. 13, p. 1403-1410, 1995.

SPARG, S.; LIGHT, M. E.; VAN STADEN, J. Biological activities and distribution of plant saponins. *Journal of Ethnopharmacology*, v. 94, n. 2-3, p. 219-243, 2004.

VOUTQUENNE, L. et al. Structure-activity relationship of heamolytic saponins. *Pharmaceutical & Biology*, v. 40, p. 253-262, 2002.

WINA, E.; MUETZEL, S.; BECKER, K. The impact of saponins or saponin containing plant materials on ruminant production: a review. *Journal of Agricultural and Food Chemistry*, v. 53, n. 21, p. 8093-8105, 2005.

YOSHIKI, Y.; KUDOU, S.; OKUBO, K. Relationship between chemical structures and biological activities of triterpenoid saponins from soybean (Review). *Bioscience, Biotechnology and Biochemistry*, v. 62, p. 2291-2299, 1998.

Leituras recomendadas

AHUMADA, A. et al. Saponinas de quinua (Chenopodium quinoa Willd.): un subproducto con alto potencial biológico. *Revista Colombiana de Ciencias Químico-Farmacéuticas*, v. 45, n. 3, p. 438-469, 2016.

LUCAS, J. et al. Análise fitoquímica, índice de espuma e índice de cinzas totais e insolúveis em ácido das folhas de Smilax fluminensis. In: SEMINÁRIO INTERNO DE INICIAÇÃO CIENTÍFICA, 1., 2010. *Anais eletrônicos...* Disponível em: <https://repositorio.pgsskroton. com.br/handle/123456789/377>. Acesso em: 28 nov. 2018.

PAULINO, B. Utilização de saponinas triterpênicas no combate às larvas do Aedes aegypti. In: SIMPÓSIO DE CIÊNCIAS FARMACÊUTICAS, 3., 2014, São Camilo. *Anais...* São Camilo: Centro Universitário São Camilo, 2014.

UNIDADE **4**

Heterosídeos cardiotônicos

Objetivos de aprendizagem

Ao final deste texto, você deve apresentar os seguintes aprendizados:

- Reconhecer o conceito, biossíntese e estruturas químicas dos heterosídeos cardiotônicos.
- Descrever propriedades físico-químicas, extração e análise.
- Explicar as propriedades farmacológicas dos heterosídeos cardiotônicos.

Introdução

Os heterosídeos ou glicosídeos cardiotônicos possuem este nome devido à sua propriedade química mais conhecida, justamente, porque ela atua nos tecidos cardíacos. Por causa da presença dos glicosídeos em sua estrutura, várias atividades farmacológicas podem ser desempenhadas, sendo que, também, influenciam os métodos de solubilidade e extração.

Neste capítulo, você vai irá estudar o conceito, a biossíntese e as estruturas químicas dos heterosídeos cardiotônicos, além de percorrer as suas propriedades físico-químicas, extração, análise e farmacológicas.

Conceito, estruturas químicas e biossíntese dos heterosídeos cardiotônicos

Alguns esteroides possuem forte ação sobre os tecidos cardíacos. Estes compostos ocorrem na forma de heterosídeos, por isso são denominados heterosídeos cardiotônicos ou cardioativos. Eles são encontrados na natureza, em plantas da família das angiospermas e, também, em alguns anfíbios e lepidópteros, na produção de toxinas ou venenos contra predadores. No entanto, nos lepidópteros, como as lagartas, os heterosídeos são provenientes dos vegetais que servem de alimentação desses seres vivos. Uma das plantas mais conhecidas pela presença de heterosídeos cardiotônicos é a dedaleira (*Digitalis lanata* e *Digitalis purpúrea*), que recebeu este nome pela aparência de suas flore lembrarem um dedal (MIJATOVIC et al., 2007; SIMÕES et al., 2017).

Os heterosídeos cardiotônicos ou glicosídeos cardiotônicos representam um grupo de compostos que possui a capacidade de se ligar à superfície extracelular da principal proteína de transporte iônico da célula, a **bomba sódio potássio** (XIE; ASKARI, 2002; SCHATZMANN, 1953). Quimicamente, os heterosídeos cardiotônicos são compostos glicosilados com um núcleo esteroidal, uma lactona na posição 17 e açúcar ligado ao carbono 3 (MIJATOVIC et al., 2007).

Assim, sua estrutura química é constituída por moléculas de açúcares ligadas à aglicona esteroidal, por meio da hidroxila β-posicionada em C-3, sendo que a maioria apresenta de um a quatro hexoses, em ligações 1,4- β-glicosídicas. Todas as geninas apresentam duas hidroxilas β-posicionadas, uma secundária em C-3 e uma terciária em C-14; um hidrogênio ou uma hidroxila em C-5; e uma metila em C-13. Além de um anel lactônico α ou β, insaturado na posição C-17 β (SIMÕES et al., 2017).

As geninas podem ser separadas em duas classes de heterosídeos cardiotônicos: **cardenolídeos** (com um anel de butirolactona insaturada) e **bufadienolídeos** (com um anel de α-pirona) (MIJATOVIC et al., 2007). Agora, observe na Figura 1 a estrutura completa desse composto.

Desta maneira, os heterosídeos cardiotônicos são classificados em primários e secundários. Os **primários** são encontrados, geralmente, em plantas frescas e apresentam uma molécula de glicose que pode ser, facilmente, eliminada por hidrólise durante o procedimento de secagem, formando os heterosídeos **secundários** (SIMÕES et al., 2017).

Todas as agliconas têm em comum o esqueleto tetracíclico característico dos esteroides. Normalmente, em espécies vegetais *Digitalis* e *Strophantus* (por exemplo, digoxina e digitoxina), a junção dos anéis A/B é do tipo cis, raramente trans, B/C trans e C/D cis. Estas junções dão à estrutura da aglicona uma conformação característica em U, sendo a esteroquímica de ligação dos últimos anéis, específica dos heterosídeos cardiotônicos (MIJATOVIC et al., 2007; SIMÕES et al., 2017).

Heterosídeos cardiotônicos | 239

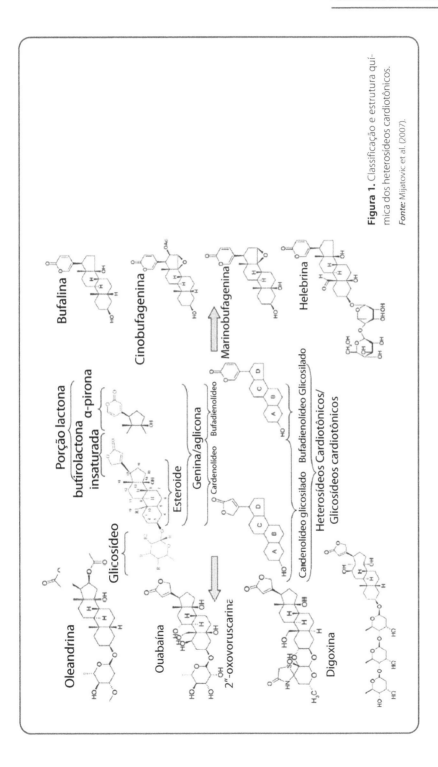

Figura 1. Classificação e estrutura química dos heterosídeos cardiotônicos.
Fonte: Mijatovic et al. (2007).

Estes compostos são produzidos por plantas da família Asclepiadacea (por exemplo, calactina, uscarina e 2"-oxovoruscarina), os anéis A/B são do tipo trans, resultando em estruturas bastante planas, como a molécula UNBS1450, que é um derivado sintético da 2"-oxovoruscarina (MIJATOVIC et al., 2007; VAN QUAQUEBEKE et al., 2005). Acompanhe na Figura 2 a representação espacial dos heterosídeos cardiotônicos das estruturas em U e plana.

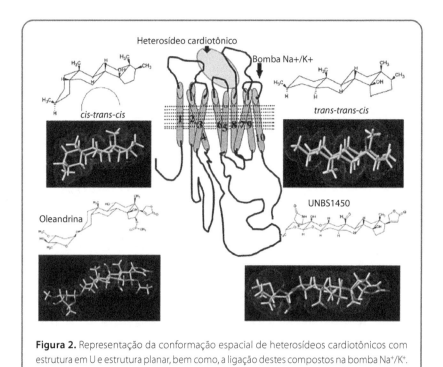

Figura 2. Representação da conformação espacial de heterosídeos cardiotônicos com estrutura em U e estrutura planar, bem como, a ligação destes compostos na bomba Na^+/K^+.
Fonte: Mijatovic et al. (2007).

Entre os monossacarídeos mais frequentes, podem ser destacadas as 2,6-didesóxi-hexoses, com a β-D-digitoxose e as 2,6-didesóxi-3-metil-hexoses, como a α-L-oleandrose e β-D-diginose. Também, são encontradas 6-desóxi-hexoses e 6-desóxi-3-metil-hexoses (SIMÕES et al., 2017).

Estudos de relação à estrutura-atividade dos heterosídeos cardiotônicos, levaram às seguintes conclusões para um modelo de receptor:

- ocorre a interação com a estrutura esteroidal por meio da ligação hidrofóbica;
- para interação com o anel lactona, é necessária uma interação eletrostática por intermédio de um átomo de β-carbono elétron-deficiente e uma ligação de hidrogênio ao oxigênio carbonílico;
- para interação com açúcar, é preciso uma ligação hidrofóbica através de C5' e ligação de hidrogênio a C3'-OH;
- ligações de hidrogênio para a face β da molécula poderiam ser estabelecidas (MELERO; MEDARDE; SAN FELICIANO, 2000).

Desta forma, segundo a estrutura-atividade, os heterosídeos são mais potentes que as geninas correspondentes, mas os efeitos tóxicos são similares. A aglicona do heterosídeo retém a atividade cardíaca e a parte osídica confere solubilidade, o que é importante na absorção e distribuição dessas moléculas (SIMÕES et al., 2017). As características estruturais responsáveis pela ação cardiotônica dos heterosídeos serão descritas no Quadro.

Quadro 1. Relação estrutura-atividade dos heterosídeos cardiotônicos

Parte da molécula	Características fundamentais	Características favoráveis	Características desfavoráveis
Anel lactônico	C-17 β-posicionado		Epimerização (C-17)
Anel esteroidal	Junção cis dos anéis C/D	Junção cis/ trans/ cis dos anéis A/B/C/D	Junção trans dos anéis A/B; Insaturação parcial do anel A
Substituintes	OH β-posicionada em C-14	OH β-posicionada em C-3	OH β-posicionada em C-16
Cadeia osídica		Ligação com orientação β em C-3; 6-desoxiaçúcares	Esterificação ou cetalização das hidroxilas osídicas

Fonte: Simões et al., 2017Adaptado de Simões et al. (2017).

Em relação ao anel lactônico, a presença de uma γ-lactona α,β-insaturada, β-posicionada em C-17, é fundamental para o desempenho da atividade biológica. A epimerização, que ocorre na ligação C-17, elimina a atividade cardiotônica, à medida que a saturação da lactona diminui, de forma acentuada, na atividade em questão. A atividade cardiotônica, também, tem sido relacionada à polarização da cadeia lactônica, na vizinhança do sítio receptor, para uma forma em que o oxigênio possui carga parcial negativa, enquanto que o carbono, na posição C-20, apresenta um caráter, parcialmente, positivo (SIMÕES et al., 2017).

Os substituintes, igualmente, interferem na atividade cardiotônica, pois a inversão da configuração β do C-3 reduz essa atividade. A orientação C-14β, também, é importante no desempenho da operação, sendo que o isômero C-14α é menos ativo. Outro fator que influencia a atividade biológica desses compostos, é a presença de grupos oxigenados que, de forma geral, reduzem a ação inotrópica positiva.

Os açúcares são fundamentais na atividade cardiotônica, porque a ligação dos grupos ao núcleo esteroidal modifica tanto a farmacocinética, quanto a farmacodinâmica. Por exemplo, as geninas livres são absorvidas mais rapidamente do que os glicosídeos e são armazenadas, em maior extensão, no Sistema Nervoso Central (SNC) e são com facilidade metabolizadas em epímeros C-3α OH menos ativo (SIMÕES et al., 2017).

Além disso, os resíduos de oses protegem a hidroxila em C-3β de reações de biotransformação, e os 6-desoxiaçúcares conferem maior potência, enquanto que a presença de uma OH equatorial em C-4 é importante para a atividade biológica. Já, a interação dos heterosídeos cardiotônicos com o receptor é influenciada pela esterificação ou cetalização de algumas hidroxilas das oses. O precursor da genina esteroidal é o esqualeno. Os cardenolídeos são formados, a partir da condensação de um derivado de série do pregnano (20-cetopregnano) funcionalizado (5β-pregnan-3,14,21-triol-20-ona) e uma unidade dicarbonada (acetato, no caso dos cardenolídeos) ou tricarbonada (propionato, no caso dos bufadienolídeos) (SIMÕES et al., 2017). Assim, veja na Figura 3 a biossíntese dos cardenolíneos.

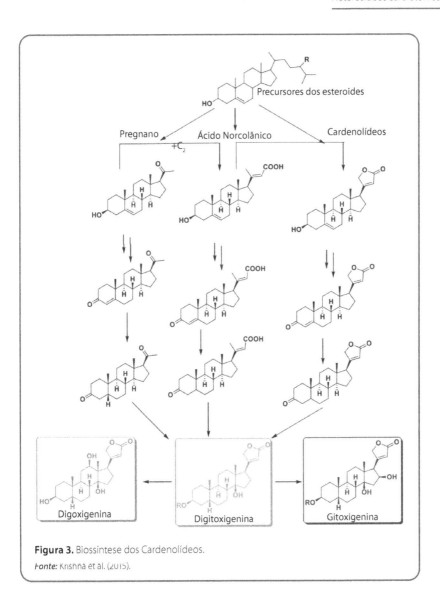

Figura 3. Biossíntese dos Cardenolídeos.
Fonte: Krishna et al. (2015).

A biossíntese dos cardenolídeos envolve a transformação dos esteroides em pregnenolona. Esta é convertida pela Δ5 -3β-hidroxiesteroide desidrogenase (3βHSD) em isoprogesterona, em que a isomeração forma a progesterona. A progesterona 5β-redutase (P5βR) catalisa a 5β-redução da progesterona, a 5βpreganan-3,20-diona. Todos os cardenolídeos são 5β configurados a 5β-redução estereoespecífica da progesterona, que é requerida como etapa para a biossíntese dos glicosídeos cardíacos, em plantas como a dedaleira (PEREZ-BERMUDEZ et al., 2010).

Em uma segunda reação estereoespecífica, a 3β-hidroxiesteroide-5β-oxidoredutase converte 5β-pregnan-3,20-diona em 5β-pregnan-3b-ol-20-ona. Sequencialmente, hidroxilações no C14, C21 e a formação do anel lactona no C17 levam à formação da digitoxigenina. As reações estereoespecíficas determinam que todos os cardenolídeos Digitalis são β-configurados C3, C5, C14 e C17.

Com isso, o papel terapêutico dos cardenolídeos é baseado, não só, na estrutura das agliconas, mas também, no tipo e número de unidades de açúcares ligados ao C3. Os cardenolídeos secundários (agliconas) são, ativamente, transportados pelo vacúolo na glicosideotranslocase primária, após a glicosilação por glicosiltransferases citoplasmáticas (LUCKNER; WICHTL, 2000).

A polaridade melhora após a glicosilação e, então, previne o efluxo passivo para fora do vacúolo. A interconversão dos cardenolídeos primários e secundários pode ser possível em vários tecidos de plantas, como o látex e o néctar de algumas serralhas (AGRAWAL et al., 2008; MANSON et al., 2012).

Propriedades físico-químicas, extração e análise

Os heterosídeos cardiotônicos são substâncias solúveis em água e, ligeiramente, solúveis em etanol e clorofórmio. A presença ou ausência de hidroxilas determina a polaridade da molécula, bem como o grau de lipofilia, definindo, também, a farmacocinética desses compostos. Os heterosídeos apresentam baixo teor nas plantas e, para seu isolamento, os extratos devem ser concentrados e purificados. Para extração dos heterosídeos primários, é preciso utilizar plantas frescas ou estabilizadas por congelamento, pois a inativação enzimática ajuda a manter as cadeias glicosídicas. Já, na extração dos heterosídeos secundários, se pode realizar a secagem da planta que contribui para a perda da molécula de açúcar terminal (SIMÕES et al., 2017).

No entanto, a técnica mais comum utilizada, inclusive, para a extração da digitoxina, consiste na extração a quente com misturas hidroalcoólicas e precipitação de macromoléculas, como a clorofila, com o uso do acetato de chumbo, além da partição com solventes de média polaridade, como o clorofórmio ou, ainda, misturas com o isopropanol. Para obtenção de agliconas livres, utilizar a solução extrativa hidroalcoólicas com ácido sulfúrico a 1 M, gerando hidrólise (SIMÕES et al., 2017).

Agora, para detectar a presença de heterosídeos cardiotônicos, aplicar análises específicas para as partes osídica ou aglicona. Na parte osídica, as reações que possuem maior interesse estão relacionadas ao 2,6-didesóxi-hexoses. Uma reação muito utilizada é a de *Keller-keliani*, em que é realizada uma solução extrativa com ácido acético concentrado, contendo sais férricos e adicionado ácido sulfúrico concentrado. A solução acética adquire coloração azul-esverdeada, quando na presença de desoxiaçúcares.

No caso dos cardenolídeos, é necessário o uso de reações específicas devido à existência da γ-lactona α,β-insaturada, como na reação de Kedde e de Baljet. Esta reação utiliza ácido 3,5-dinitrobenzoico, resultando em coloração vermelho-violácea estável. Em meio ácido desidratante, os heterosídeos são convertidos em derivados fluorescentes, a intensidade da detecção varia, de acordo com o tipo de genina. A farmacopeia brasileira preconiza a identificação do lanatosídeo C por CCD, em sílica gel e fase móvel com tolueno/etanol/diclorometano/água (60:30:20:1), utilizando-se como revelador uma solução de ácido sulfúrico a 5% (SIMÕES et al., 2017).

O doseamento das geninas dos cardenolídeos é realizado por método espectrofotométrico em 540 nm, empregando o princípio das técnicas qualitativas de Kedde e Baljet. Novamente, segundo a farmacopeia brasileira, é descrito o doseamento do lanatosídeo C por espectrofotometria de absorção atômica no visível de 484 nm. Entretanto, é possível realizar o doseamento da digitoxina e digoxina por Cromatografia Líquida de Alta eficiência (CLAE), conforme descrito na farmacopeia americana (USP 38/ NF33), utilizando-se coluna de fase reversa de octadecilsilano e eluição com água/acetonitrila (55:45), com detecção no ultravioleta em 218 nm (SIMÕES et al., 2017).

Propriedades farmacológicas dos heterosídeos cardiotônicos

Na antiguidade, gregos e romanos já utilizavam o suco da dedaleira para tratar entorses e contusões. Contudo, foi a partir de 1785, quando William Withering publicou seu livro *Por conta da dedaleira*, que os médicos começaram a utilizar a planta no tratamento de irregularidades cardíacas (STEYN; VAN HEERDEN, 1998; ARONSON, 1986).

Estes compostos de origem vegetal têm sido utilizados, ao longo dos anos, para o tratamento de falência cardíaca congestiva, como agentes inotrópicos positivos (GHEORGHIADE; ADAMS JR.; COLUCCI, 2004). Entre os heterosídeos cardiotônicos, a digoxina e o lanatosídeo C são utilizados, na prática clínica, para o tratamento da Insuficiência Cardíaca (IC) e controle da taxa de resposta ventricular, em pacientes com fibrilação arterial crônica (SIMÕES et al., 2017).

O lanatosídeo C pode ser empregado por via intravenosa, enquanto que a digoxina costuma ser associada ao uso de diuréticos, inibidores da enzima conversora de angiotensina, β-bloqueadores ou antagonistas de cálcio. Os heterosídeos cardiotônicos não são fármacos de primeira escolha no tratamento de doenças cardíacas, logo seu uso clínico é cada vez menor, devido ao baixo índice terapêutico dessas moléculas e ao desenvolvimento de fármacos mais potentes (SIMÕES et al., 2017).

Os heterosídeos cardiotônicos, como a digitoxina e digoxina, são, frequentemente, recomendados para aumentar a força de contração sistólica e prolongar a duração da fase diastólica, em caso de insuficiência cardíaca congestiva (MIJATOVIC et al., 2007). A digoxina é indicada em casos de pacientes com insuficiência, ou seja, comprometimento da função cardíaca que estão em ritmo sinusal e continuam a ter sinais, bem como sintomas, apesar da terapia padrão incluir a utilização de beta-bloqueadores (GHEORGHIADE; ADAMS JR.; COLUCCI, 2004; RAHIMTOOLA, 2004).

Fique atento

Os heterosídeos cardiotônicos, ainda, são empregados porque melhoram a qualidade de vida e reduzem a taxa de internação. No entanto, são contraindicados em casos de fibrilação ventricular, bloqueio atrioventricular e na idiossincrasia aos digitálicos (SIMÕES et al., 2017).

Com relação ao mecanismo de ação na IC, os heterosídeos cardiotônicos aumentam o débito cardíaco, melhoram o retorno venoso e reduzem a resistência à ejeção. Com isso, o débito renal e a diurese aumentam, o consumo de oxigênio diminui e a frequência cardíaca é retardada (SIMÕES et al., 2017).

Assim, estes compostos exercem uma ação inotrópica positiva sobre os músculos cardíacos, aumentando sua força contrátil. A ação inotrópica deriva de uma ligação específica e com alta afinidade à subunidade α da enzima Na^+/K^+ ATPase que, uma vez ocupada, provoca a paralisação da bomba Na^+/K^+. A inibição desta bomba causa aumento dos níveis intracelulares de Na^+ e Ca^+, sendo que o Ca^+, nas proximidades das miofibrilas, interage com a troponina, provocando uma alteração conformacional na tropomiosina, possibilitando a formação do complexo actina-miosina e aumentando a contração miocárdica ATP-dependente (MIJATOVIC et al., 2007; SIMÕES et al., 2017).

A farmacocinética dos cardenolídeos é dependente da polaridade das moléculas, ou seja, do grau de hidroxilação das geninas, como também, da presença e extensão da cadeia lateral de açúcares. Desta forma, quanto mais grupamentos hidroxila houver, mais rapidamente inicia-se a ação e a eliminação dos heterosídeos no organismo. A eliminação desses compostos ocorre por via renal, de 50 a 70% sob a forma não modificada. Sua biotransformação se faz pela hidrólise da ligação glicosídica em C-3β, seguida pelas etapas de oxidação de C-3, subsequente epimerização e conjugação com ácido glicurônico para produzir o glicuronato, principal produto de metabolização, eliminado pela urina (SIMÕES et al., 2017).

Além da ação cardíaca, os heterosídeos cardiotônicos têm sido estudados quanto a outras atividades farmacológicas, como na ação antiviral do vírus HSV-1, observado em estudos com digoxina, oubaína e digitoxina. Alguns estudos relataram a ação inibitória da replicação do HIV no extrato aquoso de Nerium oleander L. e o isolado oleandrina. Também, foi verificada a ação antiviral no vírus da dengue com o lanatosídeo C (SIMÕES et al., 2017).

Outros estudos epidemiológicos, acerca da utilização dos heterosídeos cardiotônicos, demonstraram que pouquíssimos pacientes tratados com esses compostos morreram em decorrência de câncer (STENKVIST, 2001). Logo, a comunidade científica despertou o interesse por estudar a capacidade antitumoral desses compostos, verificando sua ação em tumores renais, do trato urinário e leucemias. Hipoteticamente, postulou-se que as alterações no metabolismo dos próprios compostos e suas interações com a Na^+/K^+ ATPase podem estar associadas ao desenvolvimento do câncer (WEIDEMANN, 2005). Apesar de vários trabalhos envolvendo os heterosídeos cardiotônicos, o mecanismo antitumoral não está, totalmente, elucidado, uma das propostas é a ligação na subunidade da bomba Na^+/K^+ ATPase e ativação da cascata de sinalização intracelular que podem culminar em diferentes tipos de morte celular (SIMÕES et al., 2017).

Independentemente de suas aplicações terapêuticas, os heterosídeos cardiotônicos possuem, ainda, uma concentração plasmática tóxica muito próxima à concentração terapêutica. Portanto, a dose deve ser cuidadosamente avaliada, de forma individual, para os pacientes e com frequente monitoramento plasmático. Os efeitos adversos estão, geralmente, relacionados ao uso crônico, também, alguns fatores, como idade avançada, infarto do miocárdio, miocardite, insuficiência renal, hipotassemia, hipercalcemia, entre outras condições podem predispor à toxicidade. A principal toxicidade, mediada por heterosídeos cardiotônicos, é a intoxicação por digoxina, que pode causar arritmias e, também, anormalidades gastrointestinais e do sistema nervoso central (MIJATOVIC et al., 2007).

Exercícios

1. Os heterosídeos cardiotônicos são denominados por causa de sua propriedade farmacológica atuar em tecidos cardíacos. Mas, com base em sua estrutura química, como é possível definir esses compostos?
   a) Quimicamente, pode-se definir os heterosídeos cardiotônicos como compostos glicosilados, contendo um anel lactona na posição C3.
   b) Estes cardenolídeos podem ser definidos, quimicamente, como esteroides contendo um anel butirolactona no núcleo.
   c) Pode-se defini-los como geninas esteroidais, contendo um anel α-pirona no núcleo.
   d) Pode-se defini-los como esteroides glicosilados, em que o açúcar está ligado na posição C3 do núcleo esteroidal, além da presença de uma lactona na posição C-17 do núcleo.
   e) Estes compostos são definidos, quimicamente, como glicosídeos cardiotônicos, devido à presença de um açúcar na posição C3 do núcleo da aglicona.

2. Os heterosídeos cardiotônicos são compostos que contêm um núcleo esteroidal ligado a um açúcar e podem ser divididos em cardenolídeos e bufadienolídeos. Entretanto, esses compostos podem conter outras moléculas em sua estrutura, gerando duas novas classificações. Quais são elas?
   a) Os heterosídeos cardiotônicos devem ser classificados em digoxina e digitoxina.
   b) Os heterosídeos cardiotônicos podem ser classificados em primários e secundários.
   c) Estes compostos podem ser classificados em glicosídeos cardiotônicos e glicosídeos cardioativos.
   d) Os heterosídeos cardiotônicos são classificados em genina e aglicona.

e) Estes compostos são, também, classificados em monossacarídeos e aglicona.

3. Os glicosídeos cardiotônicos são compostos que se ligam à bomba Na^+/K^+ para desempenhar sua atividade cardíaca. Contudo, a estrutura destes compostos é fundamental para sua ligação no receptor e eficácia de sua ação farmacológica. Quais são as características estruturais que favorecem a ação farmacológica?

a) A ação farmacológica dos glicosídeos cardiotônicos é favorecida, quando os anéis A/B/C/D estão na posição cis/trans/cis e presença de γ-lactona α,β-insaturada, β-posicionada em C-17.

b) A ação farmacológica dos glicosídeos cardiotônicos é favorecida, quando o anel A é, parcialmente, insaturado pela junção dos anéis A/B/C/D que estão na posição cis/trans/cis.

c) A ação farmacológica dos glicosídeos cardiotônicos é favorecida pela presença de um anel lactônico C-17 β posicionado e ligantes como OH em C3 e 6-desoxiaçúcares em posição β.

d) A ação farmacológica dos glicosídeos cardiotônicos é favorecida pela junção dos anéis A/B/C/D na posição trans/trans/cis, além da presença de um ligante OH β-posicionada em C-16.

e) A ação farmacológica dos glicosídeos cardiotônicos é favorecida pela junção cis/trans/cis dos anéis A/B/C/D, bem como, pela presença de ligantes como OH em C3 e 6-desoxiaçúcares em posição β.

4. Os heterosídeos cardiotônicos são substâncias solúveis em água devido à presença de hidroxilas que determinam a polaridade da molécula. Todavia, sua concentração nos vegetais é baixa, sendo necessária a utilização de métodos extrativos específicos e a obtenção de extratos concentrados e purificados. Desta forma, como se pode realizar a detecção dos cardenolídeos?

a) Para a detecção dos cardenolídeos, é necessário o uso de técnicas específicas para a parte osídica ou para a aglicona.

b) Para a detecção dos cardenolídeos, é imprescindível o uso de técnicas específicas, como Cromatografia em Camada Delgada (CCD) em sílica gel.

c) Para a detecção dos cardenolídeos, é necessário o uso de técnicas específicas, como a reação de Kedde e de Baljet, em razão da presença da γ-lactona α, β-insaturada ligada ao núcleo esteroidal.

d) Para a detecção dos cardenolídeos, é necessário o uso de uma solução extrativa com ácido acético concentrado, adicionado ácido sulfúrico 5%.

e) Para a detecção dos cardenolídeos, pode-se realizar uma reação com solução extrativa de ácido acético concentrado, contendo sais férricos e adicionado ácido sulfúrico concentrado.

5. Os glicosídeos cardiotônicos são compostos conhecidos pela ação inotrópica positiva que exercem sobre os músculos cardíacos, por meio da inibição da bomba Na+/K+, o que leva ao aumento dos níveis intracelulares de Na+ e Ca+. Qual é a importância clínica desses compostos nos dias atuais?

a) Os glicosídeos cardiotônicos são importantes, clinicamente, como coadjuvantes do uso de beta-bloqueadores no tratamento de fibrilação arterial crônica.

b) Os glicosídeos cardiotônicos possuem importância clínica na terapia de pacientes que estão em ritmo sinusal, mas continuam a ter sinais e sintomas de comprometimento e insuficiência da função cardíaca, apesar do uso de beta-bloqueadores.

c) Os glicosídeos cardiotônicos são importantes, clinicamente, porque aumentam o débito cardíaco, melhoram o retorno venoso e reduzem a resistência à ejeção.

d) Os glicosídeos cardiotônicos possuem importância clínica, pois são fármacos de primeira escolha para tratar a insuficiência cardíaca.

e) Os glicosídeos cardiotônicos possuem importância clínica na terapia de pacientes com tratamento de insuficiência cardíaca e com fibrilação arterial crônica.

Referências

AGRAWAL, A. A. et al. Evolution of latex and its constituent defensive chemistry in milkweeds (Asclepias): a test of phylogenetic escalation II. *Entomologia Experimentalis et Applicata*, v.128, p. 126-138, 2008.

ARONSON, J. K. An account of the foxglove and its medical uses 1785-1985: incorporating a facsimile of William withering's 'an account of the foxglove and some of its medical uses' (1785). Oxford: Oxford Press, 1986.

GHEORGHIADE, M.; ADAMS JR., K. F.; COLUCCI, W. S. Digoxin in the management of cardiovascular disorders. *Circulation*, v. 109, p. 2959-2964, 2004.

KRISHNA, A. B. et al. Plant cardenolides in therapeutics. *International Journal of Indigenous Medicinal Plants*, v. 48, p. 1871-1896, 2015.

LUCKNER, M.; WICHTL, M. *Digitalis*. Stuttgart: Wissenschaftliche Verlagsgesellschaft, 2000.

MANSON, J. S. et al. Cardenolides in nectar may be more than a consequence of allocation to other plant parts: a phylogenetic study of Asclepias. *Functional Ecology*, v. 26, p. 110, 2012.

MELERO, C. P.; MEDARDE, M.; SAN FELICIANO, A. A short review on cardiotonic steroids and their aminoguanidine analogues. *Molecules*, v. 5, n. 1, p. 51-81, 2000.

MIJATOVIC, T. et al. Cardiotonic steroids on the road to anti-cancer therapy. *Biochimica et Biophysica Acta (BBA)*: reviews on cancer, v. 1776, n. 1, p. 32-57, 2007.

PEREZ-BERMUDEZ, P. et al. Digitalis purpurea P5bR2, encoding steroid 5βreductase, is a novel defense-related gene involved in cardenolide biosynthesis. *New Phytologist*, v. 185, p. 687-700, 2010.

RAHIMTOOLA, S. H. Digitalis therapy for patients in clinical heart failure. *Circulation*, v. 109, p. 2942-2946, 2004.

SCHATZMANN, H. J. Herzglykoside als hemmstoffe fur den aktiven kaliumund natriumtransport durch die erythrocytenmembran. *Helvetica Physiol Pharmacol Acta*, v. 11, p. 346-354, 1953.

SIMÕES, C. M. O. et al. *Farmacognosia*: do produto natural ao medicamento. Porto Alegre: Artmed, 2017.

STENKVIST, B. Cardenolides and cancer. *Anti-Cancer Drugs*, v. 12, p. 635-636, 2001.

STEYN, P. S.; VAN HEERDEN, F. R. Bufadienolides of plant and animal origin. *Natural Product Reports*, v. 15, p. 397-413, 1998.

VAN QUAQUEBEKE, E. et al., Identification of a novel cardenolide (200-oxovoruscharin) from Calotropis procera and the hemisynthesis of novel derivatives displaying potent in vitro antitumor activities and high in vivo tolerance: structure-activity relationship analyses. *Journal of Medical Chemistry*, v. 48, p. 849-856, 2005.

WEIDEMANN, H. Na/K-ATPase, endogenous digitalis-like compounds and cancer development: a hypothesis. *Frontiers in Bioscience*, v. 10, p. 2165–2176, 2005.

XIE, X.; ASKARI, A. Na^+/K^+-ATPase as a signal tranducer. *Europe Journal Biochemistry*, v. 269, p. 2434-2439, 2002.

Leituras recomendadas

KELLY, R. A. Tratamento farmacológico da insuficiência cardíaca. In: GILMAN, A. G. et al. (Ed.). *Goodman & Gilman*: as bases farmacológicas da terapêutica. 9. ed. Rio de Janeiro: McGraw-Hill Iteramericana, 1996. p. 160-193.

HOFMAN, B. F.; BIGGER, J. T. Digital e glicosídeos cardíacos. In. In. GILMAN, A. G. et al. (Ed.). *Goodman & Gilman*: as bases farmacológicas da terapêutica. 8. ed. Rio de Janeiro: Guanabara Koogan, 1991. p. 536-552.

Antraquinonas

Objetivos de aprendizagem

Ao final deste texto, você deve apresentar os seguintes aprendizados:

- Reconhecer o conceito, classificação e biossíntese das antraquinonas.
- Descrever métodos de extração, doseamento e identificação.
- Explicar as propriedades fisiológicas e farmacológicas das antraquinonas.

Introdução

As quinonas são compostos presentes em plantas e são utilizadas há séculos para tratar constipação. A babosa e o ruibarbo, por exemplo, são usados também como corantes naturais.

As quinonas têm diversas formas estruturais, sendo uma delas as antraquinonas, também conhecidas como antranoides, derivados antracênicos ou hidroxiantracênicos. Essas substâncias são conhecidas por suas propriedades laxativas. Entretanto, há estudos que relatam outras aplicações farmacológicas.

Além das propriedades fisiológicas e farmacológicas das antraquinonas, neste capítulo, você verá seu conceito, classificação, biossíntese, métodos de extração, doseamento e identificação.

Conceito, classificação e biossíntese das antraquinonas

As quinonas são compostos que podem ser encontrados em bactérias, fungos, líquens e plantas (folhas, galhos, caules e raízes) como gimnospermas e angiospermas. Também, foram encontradas quinonas no reino animal, como em esponjas, ouriços do mar e alguns artrópodes, como cochonilhas e os besouros-bombardeados. Estas substâncias apresentam vital importância, tanto para vegetais superiores, artrópodes e fungos, como para o próprio ser humano (MONKS et al., 1992; FERREIRA et al., 2010; SIMÕES et al., 2017). Em geral, os referidos compostos contribuem na defesa da planta contra insetos e outros patógenos. Além disso, são importantes para os organismos vivos, pois atuam como cofatores de proteínas no transporte de elétrons (SILVA et al., 2013).

Como as antraquinonas estão amplamente espalhadas no reino dos fungos, como por exemplo, as espécies de *Aspergillus* spp., *Eurotium* spp., *Fusarium* spp., *Drechslera* spp., *Penicillium* spp., *Emericella purpurea*, *Curvularia lunata*, *Mycosphaerella rubella*, *Microsporum* sp., entre outros. Estes organismos estão envolvidos em interações interespecíficas, e as antraquinonas, sintetizadas por fungos endofíticos, são necessárias para proteger a planta hospedeira contra insetos ou outros microrganismos. Ainda, elas possuem uma grande gama de atividades biológicas, como os efeitos bacteriostáticos, fungicidas, antivirais, herbicidas e inseticidas (CARO et al., 2012; GESSLER; EGOROVA; BELOZERSKAYA, 2013). Como exemplo será citada a benzoquinona primina, comum no gênero *Primula*, que demonstrou ação protetora contra insetos fitófagos. Outro fator, relacionado à função de defesa química atribuída às quinonas, é a ação alelopática que exercem sobre a germinação de diversas espécies (SIMÕES et al., 2017).

Exemplo

A juglona é uma naftoquinona excretada pelas raízes da *Juglans regia* L., conhecida como nogueira. Esta substância é capaz de inibir a germinação de outras plantas, tendo ação alelopática, protegendo a planta contra outros vegetais competidores. Outros exemplos de quinonas alelopáticas são: lawsona, 7-metiljuglona e plumbagina (SIMÕES et al., 2017).

As quinonas são produtos da oxidação de fenóis, sua principal característica é a presença de dois grupos carbonílicos que formam um sistema conjugado com, pelo menos, duas ligações duplas entre átomos de carbono C=C.

As *o*- e *p*-quinonas são 1,2- e 1,4-dicetonas cíclicas conjugadas; m- ou 1,3-quinonas não são encontradas naturalmente na natureza. Já, as unidades quinoides 1,4-dicetociclo-hexa-2,5-dieno ou 1,2-dicetociclo-hexa-3,5-dieno ocorrem com relativa abundância em substâncias de origem biológica (SIMÕES et al., 2017).

A nomenclatura das quinonas é definida pelo esqueleto do anel aromático, estabelecendo-se as posições dos dois grupos carbonílicos na molécula, situados na posição 1,2- ou orto-,1,4- ou para- e, acrescentando-se o sufixo quinona. Estas substâncias são classificadas, normalmente, de acordo com o tipo de ciclo em que o sistema de ligações duplas e cetonas conjugadas está inserido, podendo ser encontradas, assim: benzoquinonas, naftoquinonas, fenantraquinonas e antraquinonas. Entretanto, apenas algumas nafto-, antra- e fenatraquinonas podem ser consideradas como compostos com caráter aromático (SOUSA, 2012; SIMÕES et al., 2017). Agora, acompanhe na Figura 1 os tipos de classificação das quinonas, segundo o seu sistema cíclico:

Grupo		Sistema aromático	Estruturas Básicas
Benzoquinonas	→	Anel benzênico	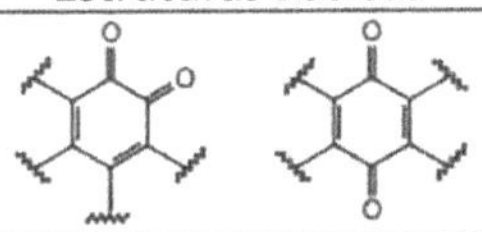
Naftoquinonas	→	Anel naftalênico	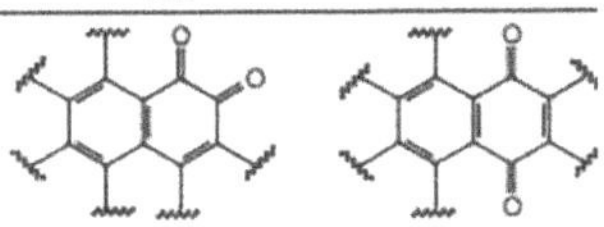
Antraquinonas	→	Anel antracênico	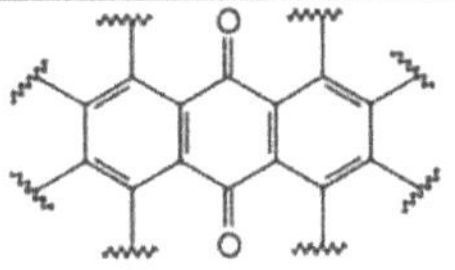
Fenantraquinonas	→	Anel fenantrênico	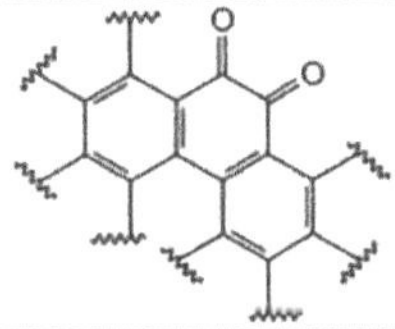

Figura 1. Classificação das quinonas em relação ao sistema cíclico.

Fonte: Adaptada de Sousa (2012).

Além desses compostos, são encontradas na natureza quinonas terpênicas e policíclicas de estruturas mais complexas, como as diterpenoquinonas, com esqueleto do tipo abietano e as derivadas de fenantrenoquinonas, com diferentes graus de instauração. As filoquinonas e plastoquinonas são metabólitos primários, presentes em plantas superiores e algas, bem como em todos os tecidos que realizam fotossíntese. As filoquinonas possuem função hormonal, necessária para a formação de raízes. Enquanto que as ubiquinonas têm sido encontradas em plantas e animais, diferenciando-se das plastoquinonas, pelo tipo de substituintes no anel (SIMÕES et al., 2017).

As naftoquinonas são metabólitos secundários produzidos por algas, fungos, plantas e animais. Dividem-se em 1,2- e 1,4-naftoquinonas, e em função do anel heterocíclico oxigenado. Estes compostos podem ser subdivididos em prenilnaftoquinonas, furanonaftoquinonas, difurnafatoquinonas e piranaftoquinonas (SILVA et al., 2013).

Fique atento

As ubiquinonas e as naftoquinonas da vitamina K são exemplos de bioquinonas que participam da cadeia de transporte de elétrons na respiração celular procariótica e eucariótica (SIMÕES et al., 2017).

As antraquinonas são encontradas em plantas superiores, das famílias *Rubiaceae, Fabaceae, Rhamnaceae, Verbenaceae, Asphodelaceae*, entre outras. Para a *Fabaceae*, são típicas as antraquinonas do tipo emodina-crisofanol, sendo muito importantes no gênero *Cassia* e *Senna*.

As antraquinonas ou derivados hidroxiantracênicos são formados a partir de unidades provenientes de acetil- ou malonilcoenzima A, levando à formação de policetídeos com grupos OH em C1, C8 e, algumas vezes, em C6, podendo, ainda, apresentar grupos CH_3, CH_2OH, CHO ou COOH em C3. É possível, também, que o grupo carbonila, da terceira unidade mevalonato, seja reduzido após a formação da cadeia de policetídeos, de modo que o derivado formado não apresente OH em C6 (SIMÕES et al., 2017). Veja observe na Figura 2 a biossíntese das antraquinonas:

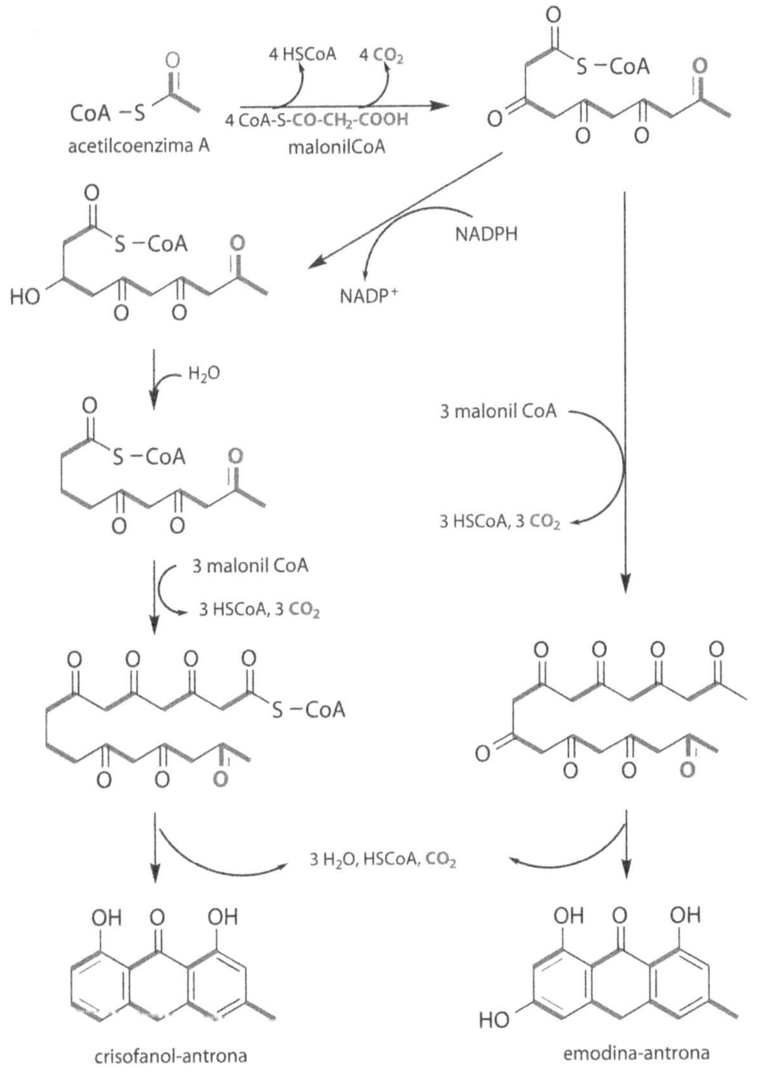

Figura 2. Biossíntese das antraquinonas pela via acetato/malonato.

Fonte: Simões et al. (2017, p. 251).

Outra via biossintética está relacionada ao ácido *o*-succinilbenzoico, em que são sintetizadas lawsona, filoquinona e juglona e naftoquinonas como a chiconina, formadas a partir do ácido *p*-hidroxibenzoico. As antronas e os antranóis são os primeiros policetídeos antranoides que se formam nas plantas, possuem função oxigenada apenas na posição C9, e a maioria ocorre na natureza, em forma de glicosídeos. As antraquinonas são mais estáveis, geralmente, são formadas por antronas livres, auto-oxidação ou ação de enzimas próprias das plantas, como peroxidases ou oxidases. As antronas são transformadas, também, em diantronas e naftodiantronas.

Nos derivados antracênicos, são característicos os grupos hidroxilas em C1 e C8, bem como a presença do grupo cetônico em C9 e C10. Grupamentos metila, metoxilas e carboxila podem estar presentes em C6. Grande parte desses derivados se apresenta, originalmente, como o-glicosídeos, com ligação glicosídica nos grupamentos hidroxilas, nos carbonos C1, C8 ou C6. Dessa forma, os compostos c-glicosídeos são derivados das antronas, sendo a ligação C-C ao açúcar sempre em C10 (SIMÕES et al., 2017).

As quinonas apresentam-se como substâncias cristalinas, variando da cor amarela à vermelha, e, ocasionalmente, azuis, verdes ou pretas. As antronas e antranóis costumam ser amarelados, enquanto que as antraquinonas costumam ser laranja ou vermelhas e as naftodiantronas cor violeta-avermelhada.

As estruturas quinoides condicionam uma alta reatividade química, conferindo às quinonas propriedades oxidantes em processos que reduzem as 1,4-benzoquinonas a hidroquinonas. Assim, derivados antracênicos contidos em drogas vegetais secas, costumam se apresentar em estado mais oxidado do que as substâncias desse mesmo grupo, presentes em plantas frescas.

As reações de oxidorredução são responsáveis pelo papel das quinonas como *carreadoras* de elétrons, nos processos metabólicos das células. Logo, as atividades e propriedades das quinonas baseiam-se em sua capacidade de interagir com sistemas redox ou transferir elétrons em ambiente físico ou biológico (SIMÕES et al., 2017). Estas propriedades, ainda, permitem que elas participem de reações do ciclo redox e reações de *Michael*. Desta forma, o potencial redox de uma quinona é, fortemente, influenciado pelo pH do meio e pela presença de substituintes em sua estrutura, pois a presença de moléculas receptoras de elétrons aumenta o poder antioxidante e, em contrapartida, moléculas doadoras de elétrons reduzem o potencial antioxidante (LITTLE; MASJEDIZADEH; WALLQUIST, 1995; MONKS et al., 1992).

As quinonas protonadas são oxidantes mais fortes do que as formas não protonadas. No caso das semiquinonas, que são geradas por redução envolvendo um elétron, elas não são suficientemente básicas para serem protonadas. Com isso, a maioria das semiquinonas está sob a forma de ânion-radical em pH fisiológico que, devido á repulsão entre as cargas, é um oxidante muito mais fraco do que a quinona original. Contudo, estes ânions-radicais semiquinonas podem causar mais danos às células em razão de sua habilidade de gerar peróxido de hidrogênio em ambiente biológico, via ciclo redox (SOUSA, 2012). Assim, analise na Figura 3 as semiquinonas produzidas a partir de um processo de redução:

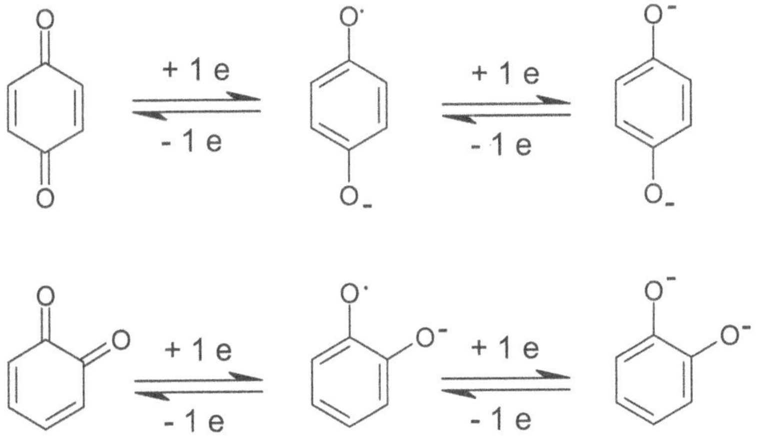

Figura 3. Semiquinonas produzidas pela redução de quinonas ou pela oxidação de para- e orto- difenóis.

Fonte: Budziak, Maia e Mangrich (2004, documento on-line).

Métodos de extração, doseamento e identificação

Para a extração de quinonas, é possível utilizar solventes orgânicos, como clorofórmio e acetona, sendo que o clorofórmio é melhor aplicável para obtenção de quinonas poliméricas. A extração desses compostos não é problemática, tendo em vista que são substâncias estáveis. Para a retirada de quinonas, a partir de material vegetal, emprega-se técnicas de pressurização, microondas e ultrassom, com auxílio de água. Entretanto, a extração com metanol pode levar à formação de artefatos metoxilados.

Entre os derivados antracênicos, as antraquinonas são as mais estáveis, ao mesmo tempo que as antronas e diantronas são relativamente estáveis em soluções aquosas acidificadas. Mas, as antraquinonas, na presença de álcalis, são rapidamente oxidadas. Em meio alcalino, elas se transformam em ânions fenolatos correspondentes, os quais apresentam intensa coloração que varia entre púrpura ae violeta. Os grupos de hidroxilas, na posição C1 e C8, possuem uma acidez comparável a dos ácidos orgânicos. A alcalinização necessária para essa reação, pode ser obtida, inclusive, com soluções de bases fracas, como por exemplo, o hidróxido de amônio. Esta reação em meio alcalino é denominada reação de *Bornträger* e é usada na detecção de compostos antraquinônicos hidroxilados. Também, permite diferenciar hidroxiantraquinonas, como alizarina que apresenta coloração azul-violeta, em meio alcalino, e 1,8-di-hidroxiantraquinonas, como a emodina, que apresentam coloração vermelha.

Assim, a reação de *Bornträger* é utilizada para ensaios qualitativos e quantitativos. Pode-se, por exemplo, determinar a concentração de antraquinonas em farmacógenos ou em extratos vegetais, por meio de técnicas espectrofotométricas. Já, a reação com o reagente de *Craven* (cianoacetato de etila e solução etanólica de hidróxido de amônio) permite detectar *p*--benzo- ou naftoquinonas que apresentam pelo menos um dos carbonos adjacentes a carbonilas livres de substituição, mediante produção de cor azul intensa.

Entre as metodologias analíticas mais comuns, que são usadas para quantificar as quinonas, estão os métodos cromatográficos, como Cromatografia Líquida de Alta Eficiência acoplada ao Espectro de Massas (CLAE-EM) e a Cromatografia Gasosa acoplada ao Espectro de Massas (CG-EM) que são técnicas versáteis e sensíveis (SOUSA, 2012).

Entretanto, o processo de isolamento dessas substâncias requer cuidado, pois são facilmente oxidáveis, quando não estão na matriz vegetal. Para resolver este problema, é possível utilizar técnicas de extração anaeróbicas, com o uso de CO_2 sólido ou nitrogênio líquido.

O isolamento e purificação das quinonas são, geralmente, realizados com técnicas cromatográficas, como cromatografia em coluna, utilizando-se gel de sílica ou resinas, como sephadex LH-20 e amberline XAD-2. Pode-se, também, realizar a separação por meio de Cromatografia em Camada Delgada (CCD) preparativa, cromatografia em contracorrente ou, ainda, Cromatografia Líquida de Alta Eficiência (CLAE) preparativa. Contudo, algumas quinonas, como a 7-metiljuglona, são instáveis e podem sofrer oxidação ou dimerização, quando em contato com gel de sílica durante processos cromatográficos.

Após o isolamento dessas substâncias, é identificada a estrutura química desses compostos por meio de técnicas espectroscópicas, como Espectroscopia de Infravermelho (Espectroscopia IV), Espectroscopia de Massas (EM), Espectroscopia de Ressonância Magnética (RMN) e difração em raio X. Ainda, no espectro de infravermelho, os grupamentos carbonila das quinonas apresentam bandas intensas e típicas, entre 1.630 a 1.700 cm^{-1}, diferentemente de cetonas, ésteres ou ácidos carboxílicos que costumam apresentar a banda carbonila acima de 1.700 cm^{-1} (SIMÕES et al., 2017).

Propriedades fisiológicas e farmacológicas das antraquinonas

Os compostos antracênicos constituem o maior grupo das quinonas, possuindo algumas propriedades oriundas de sua relação estrutura–atividade. Os compostos glicosilados, por exemplo, apresentam maior transporte e potência farmacológica, porém são menos absorvidos do que as antronas livres, devido à sua maior lipossolubilidade.

Já, as antronas e diantronas são 10 vezes mais ativas do que as formas oxidativas dos compostos antracênicos, sendo que os glicosídeos de antronas são mais potentes, enquanto que os glicosídeos de antraquinonas só têm ação laxante em doses bem maiores. Outro fator importante, é a presença de hidroxilas na posição C1 e C8, que são essenciais para a ação laxante.

A aplicação terapêutica mais conhecida das antraquinonas é a atividade laxante. Assim, esta utilização tem três mecanismos distintos: um deles é pelo estímulo direto da contração da musculatura lisa do intestino, aumentando a motilidade intestinal, o que pode estar relacionado ao aumento da síntese de histamina; Outro mecanismo proposto é a inibição da reabsorção de água pela inativação da bomba de Na^+/K^+-ATPase, pois a bomba de Na^+/K^+ parece se inibida por reína, frângula-emodina, antronas e antraquinonas contendo um grupamento de hidroxila fenólica adicional; O terceiro mecanismo em que ocorre inibição dos canais de Cl- para 1,8-hidroxiantranoides (antraquinonas e antronas) é mais intenso para aloe-emodina, que é utilizada pela indústria farmacêutica na síntese de antibióticos do grupo das antraciclinas.

Do mesmo modo, as naftoquinonas desenvolvem algumas atividades farmacológicas, porém o seu emprego como laxante é utilizado em menor frequência. Elas possuem diversas atividades biológicas, sendo uma das classes mais investigadas no âmbito da farmacologia. Popularmente, são utilizadas para tratar diversos males, como doenças parasitárias e alguns tipos de câncer. Parte da atividade destes compostos está associada ao caráter fortemente eletrofílico das naftoquinonas, que promove reações com os grupos tióis das proteínas, além de sua capacidade em induzir um ciclo redox, gerando espécies reativas ao oxigênio (SILVA et al., 2013).

Por exemplo, pesquisas demonstraram o potencial antitumoral de diversas espécies que contêm naftoquinonas, como o lapachol e a β-lapachona (FONSECA; BRAGA; SANTANA, 2003; HIRSCHMANN; PAPASTERGIOU, 2003). A β-lapachona demonstrou atividade contra linhagens de células malignas humanas em leucemia, melanoma, câncer colorretal, de mama e de próstata, apresentando, também, ação sinérgica no tratamento radioterápico de tumores, como melanoma humano, resistentes à radiação (FERREIRA et al., 2010).

Os efeitos adversos de drogas vegetais, contendo compostos antracênicos, estão associados a modificações morfológicas no reto e no cólon, como fissuras anais, prolapsos hemorroidais e outras alterações que não regridem espontaneamente, exigindo intervenção cirúrgica. Podem, assim, ocorrer processos inflamatórios e degenerativos, com risco de redução severa do peristaltismo, o que pode conduzir à atonia. Embora, haja poucos estudos envolvendo interações medicamentosas com as antraquinonas, existe a redução da absorção de alguns fármacos, quando ingeridos concomitantemente. Ainda, há relatos do uso de quinonas para outras atividades farmacológicas, como o derivado diacetilado da reína, (diacereína), um monofármaco utilizado no tratamento de artrite. Também, existem alguns nutracêuticos à base de ubiquinonas, conhecida como ubidecarenona ou coenzima Q10 (SIMÕES et al., 2017).

A espécie *Tabebuia avellanedae*, mais conhecida como ipê roxo, oriunda da América do Sul, bastante utilizada na medicina popular, contém como principais princípios ativos as quinonas, naftoquinonas, taninos e flavonoides. Esta planta é muito utilizada como auxílio no combate a determinados tipos de tumores cancerígenos, tendo reconhecida suas ações anti-inflamatória, analgésica, antibiótica e antineoplásica (MORESKI; BUENO; LEITE-MELLO, 2018).

Para finalizar, as quinonas possuem importância relevante na área alimentícia, pois são frequentemente utilizadas como corantes naturais em alimentos. Logo, neste grupo, estão as quinonas desprovidas de afeitos laxativos. Entre as quinonas que apresentam alto valor comercial, podem ser citadas as naftoquinonas chicona e alcalina.

Exercícios

1. As quinonas são compostos importantes aos seres vivos, encontradas em bactérias, fungos, líquens e diversas plantas, podem, ainda, estar presentes em espojas, ouriços do mar e alguns artrópodes. Nos vegetais superiores, as quinonas são detectadas em folhas, galhos, caules e raízes. Com isso, qual é a importância das quinonas para as plantas?
   a) Estes compostos são importantes porque atuam no sinergismo de outros metabólitos presentes na espécie, favorecendo o seu crescimento.
   b) As quinonas são vitais para as plantas, como defesa química, estimulando o crescimento de outras espécies.
   c) As quinonas são importantes para as plantas, atuando na defesa e alelopatia delas.
   d) Estas substâncias apresentam ação vital, devido à sua atividade protetora contra insetos fitófagos.
   e) As quinonas são importantes para o desenvolvimento das plantas, pois atuam como cofatores de proteínas no transporte de elétrons.

2. As quinonas são divididas de acordo com o tipo de ciclo em que o sistema de ligações duplas e cetonas conjugadas está inserido, podem ser classificadas como benzoquinonas, naftoquinonas, fenantraquinonas e antraquinonas. Tendo em vista a rota biossintética, qual é o precursor dos derivados hidroxiantracênicos?
   a) As antraquinonas são formadas por meio de policetídeos com grupos OH em C1 e C8.
   b) Os hidroxiantracênicos são gerados por meio da conjugação de anéis aromáticos com grupos OH em C6.
   c) As antraquinonas são encontradas em plantas superiores, como as da família *Rubiaceae*, sendo formadas por três unidades de mevalonato.
   d) A formação das antraquinonas é obtida pela conjugação da terceira unidade de mevalonato, que é reduzido para a formação da cadeia de policetídeos.
   e) As antraquinonas são formadas a partir de unidades de acetil- ou malonilcoenzima A.

3. As quinonas realizam reações de oxidorredução, participando como *carreadoras* de elétrons, nos processos metabólicos celulares. Assim, como a presença de grupos doadores de elétrons pode influenciar em sua atividade biológica?
   a) A presença de grupos doadores de elétrons induz a reações do ciclo redox e a reações de *Michael*, consequentemente, aumentam a atividade antioxidante desses compostos.
   b) O potencial antioxidante das quinonas é reduzido, quando ocorre a presença de ligantes capazes de doar elétrons em sua estrutura.
   c) O potencial antioxidante das quinonas torna-se fraco, quando

ocorre a formação de cátion radical em pH fisiológico.

d) A presença de grupos doadores de elétrons torna a molécula de quinona não protonada, gerando ação oxidante mais forte.

e) A presença de ligantes na estrutura, que são capazes de doar elétrons, aumenta o potencial antioxidante.

4. A extração de quinonas não apresenta muitos problemas e, pode ser realizada com o uso de solventes orgânicos, como clorofórmio e acetona. Já, para a sua detecção, se opta por técnicas específicas para a determinação de antraquinonas hidroxiladas. Desta forma, como é possível fazer a constatação das antraquinonas em material vegetal?

a) A detecção de antraquinonas hidroxiladas é realizada por meio da reação de *Bornträger* que gera, como subprodutos, compostos antronas.

b) Para avaliar a presença de antraquinonas em um material vegetal, é necessário a extração prévia com clorofórmio, seguida de uma reação em meio alcalino.

c) As antraquinonas hidroxiladas podem ser identificadas por meio de uma reação com cianoacetato de etila e solução etanólica de hidróxido de amônio, conhecida como reação de *Bornträger*.

d) As antraquinonas podem ser identificadas por meio da alcalinização do meio, utilizando-se, por exemplo, hidróxido de amônio.

e) Para identificar as antraquinonas, é necessário submeter o material vegetal a soluções aquosas acidificadas que permitem a reação, gerando diantronas de coloração púrpura.

5. A aplicação terapêutica das naftoquinonas são algumas atividades farmacológicas, todavia o seu emprego como laxante é utilizado em menor frequência. A atividade biológica das naftoquinonas pode estar relacionada a qual fator?

a) A reação com grupos tióis é o principal mecanismo de ação das naftoquinonas.

b) As naftoquinonas possuem uma estrutura química eletrofílica que confere a estas substâncias um forte potencial laxativo.

c) As propriedades biológicas das naftoquinonas estão relacionadas à sua estrutura química que promove reações com grupos tióis, além da formação de espécies reativas de oxigênio.

d) Como as naftoquinonas são moléculas que apresentam atividades laxativas em menor proporção do que as antraquinonas, seu principal efeito está relacionado à redução do ciclo redox.

e) As propriedades farmacológicas das naftoquinonas são obtidas pela presenta de grupos tióis que conferem ação antioxidante à molécula.

Referências

BUDZIAK, C. R.; MAIA, C. M. B. F.; MANGRICH, A. S. Transformações químicas da matéria orgânica durante a compostagem de resíduos da indústria madeireira. *Química Nova*, v. 27, n. 3, p. 399- 403, 2004. Disponível em: <http://www.scielo.br/pdf/qn/v27n3/20165.pdf>. Acesso em: 05 dez. 2018.

CARO, Y. et al. Natural hydroxyanthraquinoid pigments as potent food grade colorants: an overview. *Natural Products and Bioprospecting*, v. 2, n. 5, p. 174-193, 2012.

FERREIRA, S. B. et al. β-Lapachona: sua importância em química medicinal e modificações estruturais. *Revista Virtual de Química*, v. 2, n. 2, p. 140-160, 2010. Disponível em: <http://rvq.sbq.org.br/imagebank/pdf/v2n2a06.pdf>. Acesso em: 05 dez. 2018.

FONSECA, S. G.; BRAGA, R. M. C.; SANTANA, D. P. Lapachol–química, farmacologia e métodos de dosagem. *Revista Brasileira de Farmácia*, v. 84, n. 1, p. 9-16, 2003. Disponível em: <http://www.rbfarma.org.br/files/RBF_V84_N1_2003_PAG_9_16.pdf>. Acesso em: 05 dez. 2018.

GESSLER, N. N.; EGOROVA, A. S.; BELOZERSKAYA, T. A. Fungal anthraquinones. *Applied Biochemistry and Microbiology*, v. 49, n. 2, p. 85-99, 2013.

HIRSCHMANN, G.; PAPASTERGIOU, F. Naphthoquinone derivatives and lignans from the Paraguayan crude drug Tayi pyta (Bignoniaceae). *Zeitsch Naturforsch C*, v. 58, p. 495-501, 2003.

LITTLE, R.; MASJEDIZADEH, M.; WALLQUIST, O. The intramolecular Michael reaction. *Journal Organic Reactions*, v. 47, p. 315, 1995.

MONKS, T. J. et al. Quinone chemistry and toxicity. *Toxicology and Appllied Pharmacology*, v. 112, n. 1, p. 2-16, 1992.

MORESKI, D. B.; BUENO, F. G.; LEITE-MELLO, E. V. S. Ação cicatrizante de plantas medicinais: um estudo de revisão. *Arquivos de Ciências da Saúde da UNIPAR*, v. 22, n. 1, p. 63-69, 2018. Disponível em: <http://revistas.unipar.br/index.php/saude/article/view/6300/3564>. Acesso em: 05 dez. 2018.

SIMÕES, C. M. O. et al. (Org.). *Farmacognosia*: do produto natural ao medicamento. Porto Alegre: Artmed, 2017.

SILVA, A, M. P. et al. Atividade biológica de naftoquinonas de espécies de Bignoniaceae. *Revista Fitos Eletrônica*, v. 7, n. 4, p. 207-215, 2012. Disponível em: <http://revistafitos.far.fiocruz.br/index.php/revista-fitos/article/view/154/152>. Acesso em: 05 dez. 2018.

SOUSA, E. T. *Quinonas no ar atmosférico*: determinação, concentrações e correlação entre as fases vapor e particulada. 2012. p. 117. Tese (Doutorado em Química) – Universidade Federal da Bahia, Salvador, 2012.

Heterosídeos cianogenéticos

Objetivos de aprendizagem

Ao final deste texto, você deve apresentar os seguintes aprendizados:

- Reconhecer o conceito e classificação dos heterosídeos cianogenéticos.
- Descrever métodos de extração e identificação dos heterosídeos cianogenéticos.
- Explicar as propriedades fisiológicas e farmacológicas dos heterosídeos cianogenéticos.

Introdução

Os heterosídeos cianogenéticos são substâncias glicosiladas e, por isso, recebem, também, a denominação glicosídeos cianogenéticos. Assim, estes compostos são classificados de acordo com a origem biossintética, cujos precursores são os aminoácidos. A produção de compostos cianogênicos é influenciada por diversos fatores ambientais, além disso, sua distribuição no material vegetal é variável. Enquanto que a sua presença em alimentos é considerado um problema de saúde pública, em razão da liberação do ácido cianídrico que causa toxicidade ao indivíduo que consome um alimento com alto teor dessa substância. Mas, apesar da toxicidade, eles são extremamente importantes para o desenvolvimento da planta, pois estão associados à germinação e aos mecanismos de defesa. Ainda, alguns compostos podem ser utilizados no estudo e desenvolvimento de novos fármacos.

Neste capítulo, você irá estudar o conceito e a classificação dos heterosídeos cianogenéticos, Ainda, serão apresentados os principais métodos de extração e identificação destes compostos, além de suas propriedades fisiológicas e farmacológicas.

Conceito e classificação dos heterosídeos cianogenéticos

Os heterosídeos cianogenéticos, também conhecidos como glicosídeos cianogenéticos ou cianogênicos, são compostos glicosilados, contendo α-hidroxinitrilas ou cianohidrinas, com exceção de um pequeno número de cianogênicos lipídicos. Os glicosídeos são, geralmente, acompanhados por uma enzima β-glicosidase, capaz de produzir a cianoidrina correspondente (aglicona) e um açúcar (SEIGLER, 1991), conforme apresentado na Figura 1:

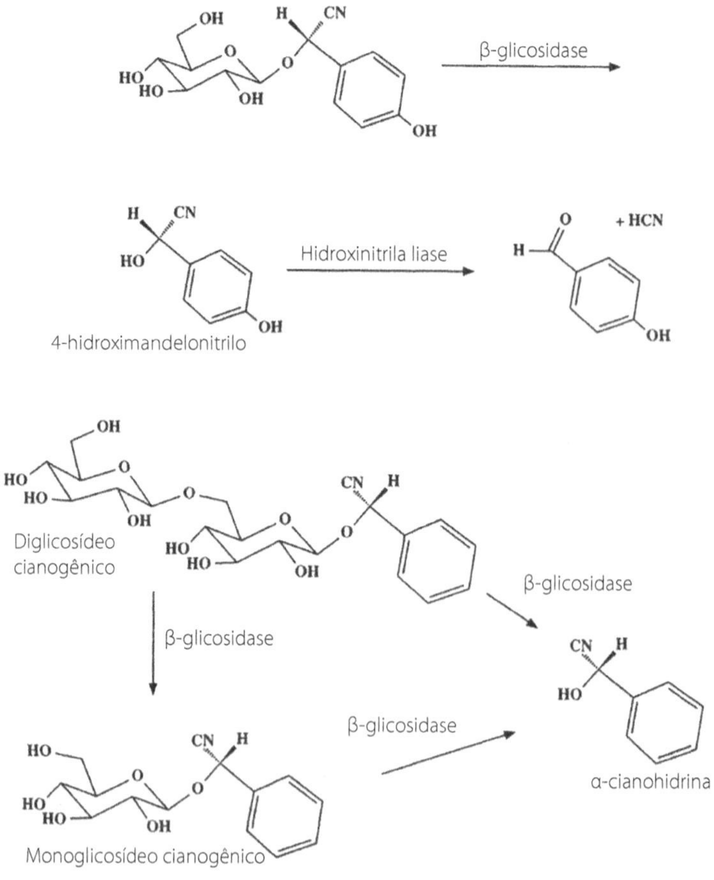

Figura 1. Catabolismo dos heterosídeos cianogênicos.
Fonte: Adaptada de Seigler (1991).

Um segundo tipo de enzima (hidroxinitrilaliase) catalisa a dissociação da cianoidrina, de um composto carbonila e cianeto de hidrogênio. Normalmente, o substrato e enzimas são compartimentalizados dentro da planta, e a liberação de cianeto não ocorre a menos que a planta seja danificada. Na família *Sapindaceae*, a α-hidroxinitrila é esterificada com uma cadeia longa de ácido graxo (C18 ou C20) para produzir os lipídios cianogênicos.

Apesar de muitas bactérias e fungos serem cianogênicos, os compostos cianogênicos, geralmente, são instáveis. A glicina é o precursor do cianeto de hidrogênio. Estudos de instabilidade indicam que a ligação de C-N não é quebrada durante a biossíntese do cianeto (HARRIS; BUNCH; KNOWLES, 1987).

Em alguns casos, as cianoidrinas são isoladas, mas estes compostos podem resultar de reações secundárias de cianeto de hidrogênio e outros metabólitos de fungos. A produção de cianeto, em muitas plantas, é extremamente variável. Todos os indivíduos, de algumas espécies, são cianogênicos, em outras populações de plantas os compostos variam de muito forte a fraco, em relação ao seu teor, já em outras, não apresentam cianogênicos. Ainda, há espécies em que algumas populações se apresentam completamente acianogênicas, enquanto outras exibem alguma cianogênese (SEIGLER, 1991).

A expressão da cianogênese, normalmente, é influenciada pelo estresse e outros fatores ambientais. Entretanto, a distribuição dos glicosídeos cianogênicos está associada a grupos específicos de plantas e, em uma mesma espécie, pode variar conforme alterações climáticas ou condições que influenciem o crescimento da planta, como por exemplo, adubação nitrogenada, deficiência de água e idade da planta. Quanto mais nova e de crescimento rápido, maior será o seu teor em glicosídeos cianogênicos. Em relação ao processo de desenvolvimento da planta, o aumento do teor de glicosídeos cianogênicos ocorre devido à intensa atividade celular observada, principalmente, nas folhas e sementes em germinação. Além disso, o teor de glicosídeos pode estar mais elevado durante prolongados períodos de seca, seguidos por um curto período chuvoso, quando a brotação é intensa. Outro fator observado, está relacionado à fertilização do solo, em que a disponibilidade de N (nitrogênio) gera um efeito sobre o teor de linamarina nas folhas e em raízes de mandioca, o que conduz a um aumento significativo do teor de dessa substância nas plantas (HEGNAUER, 1986; SAUPE, 1981).

A presença de compostos cianogênicos em alimentos e plantas de forragem, como a cassava e sorgo, cria problemas de saúde em muitos países tropicais. Isto ocorre, porque o cianeto é notoriamente tóxico, fato que está relacionado à sua ação inibitória na citocromo oxidase, o que resulta o bloqueio da cadeia de transporte de elétrons durante o processo de respiração celular (NAVES et al., 2010).

A porção aglicona dos compostos cianogênicos é derivada dos aminoácidos. A maioria destes compostos vem de um número relativamente baixo de precursores: L-tirosina, L-fenilalanina, vanilina, isoleucina e L-leucina, já a acalifina aparece como um derivado do ácido nicotínico. Vários cianogênicos têm agliconas que contêm um anel ciclopentenoide e são derivados do ácido amino não proteico, (2-ciclopentenil) glicina (SEIGLER, 1991).

Desta forma, é possível dividir os glicosídeos cianogênicos conforme a sua origem biossintética. O centro que suporta o grupo nitrila é, geralmente, quiral. Em muitos casos, (R)- e (S)- são formas conhecidas, ocasionalmente, ambos epímeros ocorrem em algumas plantas, compostos derivados da fenilalanina. Vários cianogênicos são derivados da L-fenilalanina. Assim, os compostos derivados desses precursores são encontrados, primariamente, nas famílias *Rosidae* e *Asteridae*. Entre os compostos da via biossintética, o mais conhecido é a amigdalina, que é amplamente distribuída em sementes de membros da *Rosaceae*, como maçãs, pêssegos, cerejas e damascos.

Derivados da fenilalanina incluem os monoglicosídeos (R)-prunasina, prunasina-6-malonato, prunasina 2'-glicosideo, amidgalina 6"(4-hidroxiben-zoato), amigdalina 6"[4-hidroxi-(E)-cinnamatel, oxiantina [2R-β-D-apio-D-furanosil-(16)-β-D-glicopiranosiloxifenilacetonitrila, e o 5" –benzoato de oxiantina (NAHRSTEDT; JENSEN; WRAY, 1989; SHIMOMURA; SASHIDA; ADACHI, 1987; ARITOMI; KUMORI; KAWASAKI, 1985; NAHRSTEDT; SATIAR; EL-ZALABANI, 1990; ROCKENBACH; NAHRSTBDT; WRAY, 1992).

A família *Asteraceae*, *Fabaceae* e *Rosaceae* são caracterizadas pela produção de prunasina e samburinigrina, que diferem entre si apenas pela configuração do carbinol. Os glicosídeos cianogênicos são mais restritos na distribuição. Amigdalina é encontrada precisamente em frutos da *Rosaceae*, sementes de lucumina da família *Sapotaceae*, *epelucumina* e seus derivados, apenas em frutos de Anthemis cairica (Asteraceae) e a vicianina em sementes de Vicia (Fabaceae) (NAHRSTEDT et al., 1983, SEIGLER, 1991).

Compostos derivados da tirosina

Entre os cianogênicos derivados da tirosina, o mais conhecido é a dhurrina encontrada no sorgo. Os derivados cianogênicos, como [(S)-dhurrina, (R)-taxifilina, e triglocinina, são amplamente distribuídos na natureza, enquanto que p-glucosiloximandelonitrila e proteacina são menos comuns. Os derivados da tirosina são encontrados comumente em angiospermas monocotiledôneas e magnolidae, mas também são encontrados em muitas outras famílias de plantas (HEGNAUER, 1977; SAUPE, 1981; HALKIER; MØLLER, 1989; SAUNDERS et al., 1977).

Em estudos com mudas de sorgo estiolado, dhurrina foi encontrada, primariamente, em tecidos da epiderme, já que a β-glicosidase correspondente ocorreu em tecidos do mesofilo. A localização subcelular de dhurrina β-glicosidase e hidronitrila liase no mesofilo e a UDP-glicose: cianohidrinas aldeído β-glicosil transferase em plastídeos da epiderme de lâminas de folhas de sorgo foram examinadas (THAYER; CONN, 1981; WURTELE; THAYER; CONN, 1982; KOJIMA et al, 1979).

Compostos derivados da valina e isoleucina

Os compostos cianofóricos linamarina (R)-Iotaustralina, (S)-epilotaustralina, linustatina, neolinustatina, e epoxido de sarmentosina são derivados da valina e isoleucina. Os primeiros dois compostos são largamente distribuídos e, provavelmente, encontrados em mais espécies de plantas do que os outros glicosídeos cianogênicos. A linamarina e lotaustralina quase sempre ocorrem juntos. Estes glicosídeos são muito comuns em *Asteraceae, Euphorbiaceae, Fabaceae e Linaceae.*

A (S)-Epilotaustralina foi primeiramente encontrada em *Triticum monococcum* (Poaceae) e, também, ocorre em *Passiflora warmingii*. Como os epímeros (R) e (S) são difíceis de distinguir e a maioria dos estudos não difere os dois, a (S)-epilotaustralina, talvez, seja a mais amplamente distribuída. (R)-Lotaustralina ocorre em *Berberidopsis beckleri*, considerado como membro primitivo de *Aacourtiaceae*. Os gentiobiosideos correspondentes, Iinustatina e neolinustatina, têm sido isolados de sementes de linho e de espécies de Passiflora (OLAFSDOTTIR; ANDERSEN; JAROSZEWSKI,1989; SMITH et al., 1980; SPENCER; SEIGLER; NAHRSTEDT, 1986; SEIGLER, 1991).

Compostos derivados da valina e Leucina

Outros grupos de compostos oriundos da leucina incluem a (S)-Proacacipetalina, (R)-epiproacacipetalina, (S)-proacaciberina, (S)-heterodendrina, (R)-epiheterodendrina, 3-hydroxyheterodendrina, (S)-cardiospermina, e os correspondentes sulfatos p-hidroxibenzoato, p-hidroxicinnamato. Destes compostos, proacacipetalina, epiproacacipetalina e proacaciberina são conhecidos apenas no gênero Acacia (SEIGLER, 1991).

O diglicosídeo proacaciberina, que contém a unidade vicianose, tem sido isolado da *Acacia sieberiana*. A heterodendrina e epiheterodendrina ocorrem somente na Sapindaceae e na Poaceae. As cardiospermas são conhecidas na *Sapindaceae*, o p-hidroxibenzoato é habitual na *Sorbaria arbórea*. A suterlandina é um composto cuja estrutura está relacionada aos compostos derivados da leucina e, em particular, a certos cianolipídeos, fracamente cianogênicos. Este composto ocorre na *Acacia sutherlandii*, em conjunto com a proacacipetalina e o dímero dos dois compostos (SWENSON; DUNN; CONN, 1987; NAHRSTEDT, 1987; BRIMER et al., 1981; NARTEY; BRIMER; BROGGER-CHRISTENSEN, 1981).

Cianolipídeos

Quatro cianolipídeos ocorrem no óleo de semente de plantas da *Sapindaceae*, apesar de, também, serem encontrados em *Hippocastancaeae* e *Boraginaceae*. Estes lipídeos são derivados da leucina. Em dois cianolipídeos, aparentemente, há rearranjos de produtos derivados do mesmo precursor, porém não são cianogênicos. Dois glicosídeos, 3-β-D-glicopiranosiloxi-4-metil-2(5H)-furanona e 4-β-glicopiranosiloxi-3-hidroximetilbutironitril-2-eno, foram isolados do hemolinfo de insetos adultos de *Leptocoris isolata* (Heteroptera) (SEIGLER, 1991; MIKOLAJCZAK, 1977; OSMAN; AHMAD, 1981).

Cianogênicos micosídeos com anel ciclopentenoide na estrutura

Um grupo de cianogênicos que contém um anel ciclopentenoide na estrutura é derivado da glicina (2-ciclopentenila), um amino ácido não proteico. Estes compostos incluem: deidaclina, tetrafilina A, tetrafilina B, volquenina (epitetrafilina B), taractofilina, epivolquenina, o 6'-O-(a-L-ramnopiranosídeos) de epivolquenina e taractofilina, ginocardina, tetrafilina B sulfato, passisuberosina, passibiflorina, passicapsina e passitrifasciatina. Eles ocorrem nas famílias *Flacourtiaceae, Turneraceae, Passifloraceae, Malesherbiaceae* e *Achariaceae* (SEIGLER, 1991; SEIGLER; SPENCER, 1989).

Métodos de extração e identificação dos heterosídeos cianogenéticos

Para análise qualitativa (presença ou ausência) ou semiquantitativa de cianeto, o método mais simples e confiável é o ensaio de *Feigl-Anger* ou papel de picrato de sódio. As reações dos testes são baseadas em outros métodos de detecção de glicosídeos cianogênicos, como descrito por Hegnauer (1986).

O papel de picrato de sódio é preparado mergulhando-se um papel filtro em uma solução aquosa de 0,5% de ácido pícrico e 5% de carbonato de sódio e, posteriormente, levado à secura. O limite de detecção do ensaio em plantas é entre 0,001 e 0,002% HCN por peso, o que corresponde em torno 0,01 e 0,02% prunasina (BRINKER; SEIGLER, 1989; HEGNAUER, 1986). O papel de *Feigl-Anger* é feito pela mistura de tetrabase [4,4'-tetrametildiaminodifenilmetanol e cobre etilacetoacetato]. Este ensaio é um pouco mais sensível do que o ensaio do papel picrato (BRINKER; SEIGLER, 1989, 1992; SEIGLER, 1991).

Os testes qualitativos são muito utilizados em *screening* ou triagem de um grande número de amostras, porque são testes simples, que não requerem equipamentos específicos, apenas frascos com rolhas. Eles são igualmente úteis no monitoramento da separação de compostos cianogênicos, a partir de placas de Cromatografia de Camada Delgada (CCD), durante o isolamento e purificação. Métodos para a quantificação de cianeto, em tecidos de plantas, envolvem processos de hidrólise dos glicosídeos cianogênicos e a liberação de HCN, determinado colorimetricamente (BRINKER; SEIGLER, 1989).

Emulsina, uma β-glicosidade de amêndoas, tem sido usada para muitas determinações de cianeto qualitativas e quantitativas. Esta enzima disponível em forma comercial, hidrolisa vários compostos cianogênicos, apesar de ser inativos para outros. Uma mistura de β-glicosidase, β-glicuronidase, sulfatase e β-D-mannosidase, também, é encontrada na forma comercial, é ativa contra um amplo espectro de glicosídeos cianogênicos. Em contraste, a maioria das β-glicosidase tem requisitos de substrato relativamente específicos.

Propriedades fisiológicas e farmacológicas dos heterosídeos cianogenéticos

Propriedades fisiológicas

Os compostos cianogênicos, algumas vezes, representam uma considerável porção do nitrogênio total das plantas e, em outros casos, este nitrogênio se torna disponível após a germinação das sementes, pois os compostos são convertidos em outros metabólitos. Por exemplo, o cianolipídeos da *Ungnadia speciosa* (Sapindaceae), que desaparece rapidamente após a germinação das sementes. Em outras circunstâncias, porém, os compostos cianogênicos são transferidos para outras partes da planta. A linamarina, em sementes de feijões lima (*Phaseolus lunatus*), parece ser transferida intacta para o cultivo de mudas (SEIGLER, 1991).

Mais de 90% dos compostos cianogênicos das sementes de *Hevea brasiliensis* são encontradas no tecido do endosperma. Contudo, o composto majoritário é a linamarina. Após a estocagem, linustatina e neolinustatina, também, são detectáveis. Durante a germinação das sementes e o desenvolvimento das mudas, o maior número destes compostos são convertidos em compostos não cianogênicos (SELMAR et al., 1991).

A β-glicosidade é capaz de quebrar o glicosídeo, principalmente, a linamarina e, é amplamente distribuída nos tecidos das plantas. A melhor atividade da β-cianoalanina sintase é encontrada em tecidos de mudas jovens. Portanto, isso leva a crer que a linamarina é transferida para os tecidos jovens, em que é metabolizada. Uma α-hidroxinitrila liase foi isolada das folhas de *Hevea brasiliensis*. A presença desta enzima acelera a liberação do cianeto de hidrogênio. Assim, o cianeto liberado é utilizado de maneira similar em muitas plantas. A glicosilação é um passo essencial para transporte dos glicosídeos cianogênicos para a semente, sendo metabolizados.

Os glicosídeos cianogênicos e seus produtos de decomposição quase, certamente, desempenham um papel de defesa na planta. Entretanto, o mecanismo exato desta interação é complexo. Uma das funções dos glicosídeos cianogênicos nas plantas está relacionada com a habilidade de produção de quantidades de tóxicas de cianeto de hidrogênio, que é extremamente tóxico na maioria dos organismos, pois causa inibição da citocromo oxidase e outras enzimas respiratórias. Muitas plantas, que contêm glicosídeos cianogênicos, são bem conhecidas pela literatura como plantas venenosas (SEIGLER, 1991; NAHRSTEDT; SCHWIND, 1992).

Apesar desses efeitos serem devido ao cianeto, ambos cianeto e agliconas (aldeídos e cetonas) resultam da hidrólise dos compostos cianogênicos, que podem ser tóxicos a animais não adaptáveis, fungos e outros organismos. Mesmo assim, vários animais têm a habilidade de detoxificar quantidades limitadas de cianeto. Já, os glicosídeos cianogênicos intactos não parecem ser altamente protetores contra insetos, estes animais são, basicamente, efetivos na detoxificação do cianeto.

Porém, é sugerido que os glicosídeos cianogênicos sirvam como impedimento aos herbívoros, porque mostram ser relativamente não tóxicos para a maioria dos organismos. O mecanismo menos efetivo de cianeto em muitas plantas parece estar relacionado à sua liberação durante a mastigação, e não aos níveis de glicosídeos cianogênicos presentes na planta. Outros trabalhos indicam que p-hidroxibenzaldeido pode estar envolvido na aceitação de larvas pelo sorgo (HRUSKA, 1988; NAHRSTEDT; SCHWIND, 1992).

Os glicosídeos cianogênicos, aparentemente, não são tóxicos para mamíferos, quando injetados na sua forma íntegra. Estes compostos são excretados rapidamente via urina, e não tóxicos na ingestão via oral em conjunto com a enzima correspondente β-glicosidase, que precisa ser ingerida ao mesmo tempo. A liberação do cianeto contido nos glicosídeos cianogênicos ocorre em duas etapas por meio da ação de enzimas endógenas da planta. Primeiramente, a enzima b-glicosidase catalisa a quebra dos hidratos de carbono e as porções cianohidrina ou aglicona. A cianohidrina é, então, dissociada pela enzima hidroxinitrila-liase em ácido cianídrico, na presença de aldeídos ou cetonas (SEIGLER, 1991).

Pequenas quantidades de cianeto inibem reversivelmente a nitrato redutase em plantas. Os compostos cianogênicos são sintetizados e catabolizados. O HCN produzido nas plantas intactas é subsequentemente incorporado á asparagina pela ação da β-cianoalanina sintase e β-cianoalanina hidrolase (Figura 2) (NAHRSTEDT; SCHWIND, 1992; VENNESLAND et al., 1981). Observe na Figura 2 a conversão do HCN em cianoalanina e asparagina:

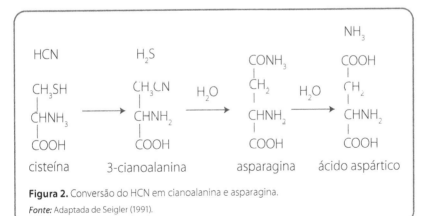

Figura 2. Conversão do HCN em cianoalanina e asparagina.
Fonte: Adaptada de Seigler (1991).

A maioria dos organismos possui a habilidade de detoxificar o cianeto. Um dos sistemas, aparentemente, em mamíferos, envolve a enzima rhodanese (tiossulfato enxofre transferase) e, pelo menos, mais duas enzimas que contêm uma molécula de enxofre. Esta enzima catalisa a reação do cianeto e tiossulfato para produzir o tiocianato e sulfeto. Em tecidos de animais, o enxofre da cisteína é utilizado. O tiocianato gerado é eliminado lentamente, acaba sendo responsável por muitos efeitos crônicos de envenenamento por cianeto. Muitos outros organismos contêm a enzima (β-cianoalanina sintase) que converte o cianeto de hidrogênio, cisteína ou serina em β-cianoalanina. Muitos fungos, também, convertem o cianeto de hidrogênio e água em formamida, que é relativamente não tóxica

Propriedades farmacológicas da amigdalina

A amigdalina, conhecida como laetrila, é um composto cianogênico aromatizado. Ela é um glicosídeo que pertence à família *Rosaceae*. Também, denominada vitamina B17, é facilmente isolada de castanhas, semente de damasco, amêndoas, cerejas, pêssegos e ameixas. Este composto possui atividades antipirética, antitussígeno, anticâncer e efeito refrescante, sendo muito utilizado para tratar inúmeras infecções, como asma, náusea, lepra, bronquite e vitiligo (QADIR; FATIMA, 2017; HOLZBECHER; MOSS; ELLENBERGER, 1984).

A amigdalina por si só não é tóxica, mas produz o HCN por meio de ação enzimática. Os efeitos farmacológicos da amigdalina, ainda, compreendem: antiaterogênica, reduzir fibrose renal, prevenir fibrose pulmonar, evitar hipóxia em injúria pulmonar, regular a imunidade, atuar como antitumoral e anti-inflamatório (DO et al., 2006).

O efeito antitumoral da amigdalina é regulado pelas substâncias carcinogênicas que são decompostas no corpo e destroem as células tumorais, bloqueando os nutrientes das células cancerígenas, prevenindo o crescimento das células tumorais e reduzindo o desenvolvimento do câncer de próstata.

Efeito antiasmático

A amigdalina é utilizada na prevenção da asma, na medicina tradicional coreana. Entretanto, seu mecanismo de ação não é totalmente elucidado. Ela mata as células T helper tipo 2, no entanto, não influencia a resposta celular das células T helper tipo 1. A administração deste composto em pacientes asmáticos, inclui a infecção das vias aéreas que resulta na inibição da resposta do alérgeno Th2 (HUAPING, et al., 2004).

Papel no sistema imune

A amigdalina pode promover o aumento de polihidroxialcanoatos (PHA), induzida pela proliferação de linfocitos T no sangue, melhorando a resposta imune. Devido ao estímulo das células T reguladoras, a substância demonstrou atividade antiaterosclerotica em ratos com deficiência em Apolipoproteinas E (ApoE -/-). A função da amigdalina depende do comportamento do TGF-β, pois estimula a morte celular mediada por caspase. Desta forma, possui ação terapêutica no tratamento e prevenção da aterosclerose (PEREZ; 2013; GUO et al., 2013).

Efeito no sistema digestivo

Quando a amigdalina é administrada oralmemente é, posteriormente, decomposta em prunasina, por meio da ação das enzimas presentes no trato digestivo, após a passagem pela saliva e etágios gastrointestinais. A prunasina é decomposta em mandelonitrila pelas β-glicosidase e hidroxilase na parede do intestino delgado, produzindo a hidroximandelonitrila. O benzoaldeido, também, é um componente da amigdalina, quando ela é decomposta pelas enzimas, pode reduzir a atividade da pepsina e causar danos na função digestiva (HEIKKILA; CABBAT, 1980; SHIM; KWON, 2010).

Inibição da hiperglicemia

A amigdalina previne a indução da hiperglicemia pela aloxana, o que depende da concentração efetiva do composto no sangue. Pesquisas têm demonstrado efeito terapêutico da amigadalina que, ainda, induz a angiogênise em ratos diabéticos. Em experimentos com animais, observou-se a proteção da amigdalina contra a ação diabética da aloxana, o que se deve à sua capacidade de capturar radicais livres, como o hidroxil produzido pela aloxana (HEIKKILA; CABBAT, 1980; SONG; XU, 2014).

Efeito antitumoral

A amigdalina é utilizada como antitumoral, pela medicina tradicional chinesa. Estudos com este componente, no instituto de pesquisas do câncer, nos Estados Unidos, desenvolveram uma formulação oral e intravenosa. Nos estudos clínicos realizados alguns pacientes apresentaram melhora no quadro oncológico, entretanto, sua ação antitumoral não foi inteiramente comprovada e, em 1979, a *Food and Drug Administration* (FDA) comprovou os efeitos tóxicos da amigdalina, que parou de ser importada para a América e México. Entretanto, como fármaco antitumoral, ela é produzida em grandes quantidades no México, pois vários experimentos demonstraram a atividade antitumoral da amigdalina. Outras pesquisas demonstraram que a amigdalina inicia a apoptose de células leucemicas promielociticas (HL-60). Também, há pesquisas que demonstraram a redução do câncer do cólon humano (SNU-C4).

A amigdalina inicia a apoptose regulando a expressão de Bax e Bcl-2, em células de câncer de prostata DU145 e LNCaP. Existem evdências da redução de células HeLa em ratos, em que a via mitocondrial endógena inicia a apoptose celular. Apesar dessas evidências, a ação antitumoral não é totalmente elucidada (CHEN et al., 2013; FUKUDA et al., 2003; QADIR; FATIMA, 2017).

Exercícios

1. Os heterosídeos cianogenéticos também são conhecidos como glicosídeos cianogenéticos ou cianogênicos. Estes compostos são responsáveis por diversas intoxicações de animais no campo, isto porque produzem uma substância tóxica, que é liberada após ação enzimática na planta. No entanto, a intoxicação depende, ainda, da concentração desses elementos na planta. Assim, baseado no teor dos heterosídeos cianogenéticos, o que pode influenciar sua síntese na planta?

   a) Os fatores ambientais, como a época do ano, afetam a cianogênese, no entanto, em qualquer idade da planta, o teor de cianogênicos é constante.

   b) A cianogênese é aumentada quando as plantas estão em desenvolvimento, principalmente, em condições de adubação nitrogenada.

   c) O teor de cianeto na planta aumenta conforme intensifica a agressão por insetos, e o teor de glicosídeos cianogênicos cresce, quando ocorre a redução da disponibilidade de nitrogênio no solo.

   d) Os compostos cianogênicos na planta aumentam, quando há grande disponibilidade de água e, principalmente, no momento em que a planta atinge a vida adulta.

   e) A cianogênese da planta aumenta durante os períodos de seca, em que há maior condições de brotação e acúmulo de cianeto.

2. Os heterosídeos cianogenéticos são encontrados, primariamente, em frutos da *Rosaceae*, sementes de lucumina da família *Sapotaceae*, epelucumina, em frutos de *Anthemis cairica* (Asteraceae) e a vicianina em sementes de Vicia (Fabaceae). No

entanto, a presença de compostos cianogênicos em alimentos e plantas de forragem, como a cassava e sorgo, cria importantes problemas de saúde em muitos países tropicais. Por que isso acontece?

a) Os heterosídeos cianogenéticos apresentam problemas de saúde pública, quando ingeridos em alimentos pouco processados.

b) O cianeto é um problema de saúde pública por causar toxicidade em animais de corte, devido à presença de β-glicosidases.

c) A toxicidade dos heterosídeos cianogenéticos ocorre devido à sua ação na enzima β-glicosidase.

d) Os heterosídeos cianogenéticos são substâncias consideradas antinutrientes que podem formar complexos com o nitrogênio de proteínas, reduzindo sua disponibilidade.

e) Isto ocorre devido à presença do componente tóxico cianeto, liberado por ação enzimática e capaz de atuar na respiração celular, causando asfixia ou, até mesmo, a morte.

3. A maioria dos compostos cianogênicos tem como precursores L-tirosina, L-fenilalanina, vanilina, isoleucina e L-leucina. Desta forma, pode-se dividir os heterosídeos cianogenéticos, de acordo com a origem biossintética. Entre os cianogênicos derivados da tirosina, o mais conhecido é a dhurrina, encontrada no sorgo. A toxicidade dos glicosídeos cianogênicos está relacionada à ação da enzima que hidrolisa esses compostos, liberando o cianeto.

Baseada em sua localização, onde são encontradas a dhurrina e a dhurrina β-glicosidase no sorgo?

a) A dhurrina é encontrada com facilidade nos tecidos da epiderme, no entanto a hidronitrila liase é encontra nos plastídeos da epiderme.

b) A epiderme das plantas cianogênicas é responsável pela compartimentalização da β-glicosidase e da dhurrina.

c) Pode ser encontrada a dhurrina em tecidos da epiderme, enquanto que a β-glicosidase está presente em tecidos do mesofilo.

d) A β-glicosidase e a dhurrina são compartimentalizados no mesofilo.

e) Compostos cianogênicos, como a dhurrina, são encontrados no mesofilo e sua enzima correspondente nos plastídeos da epiderme.

4. Os ensaios qualitativos são muito utilizados na triagem de um grande número de amostras para identificação da presença de compostos cianogênicos, pois são técnicas simples, que não requerem equipamentos específicos. Entre estas técnicas qualitativas, qual a mais sensível na identificação de heterosídeos cianogenéticos?

a) O teste de *Feigl-Anger* é mais sensível, porque apresenta um limite de detecção de 0,01 a 0,02% prunasina.

b) O ensaio com emulsina é mais sensível, tem sido usada para muitas determinações de cianeto, qualitativas e quantitativas, pois a enzima hidrolisa vários compostos cianogênicos.

c) A técnica de *Feigl-Anger* é mais sensível do que a do picrato de sódio, pois utiliza em sua reação 5% de carbonato de sódio.

d) O ensaio de picrato de sódio é mais sensível, pois possui um limite de detecção de cianeto de 001 a 0,002%.

e) A técnica mais sensível é o ensaio com tetrabase e cobre etilacetoacetato.

5. Apesar de sua toxicidade, os heterosídeos cianogenéticos podem ser detoxificados em muitos animais, quando ingeridos em pequenas quantidades. Porém, é sugerido que os compostos sirvam como mecanismos de defesa das plantas contra herbívoros e, quando ingeridos isoladamente pelo organismo humano não apresentem toxicidade. Por que isso ocorre?

a) Para causar toxicidade no organismo, os heterosídeos cianogenéticos precisam ser metabolizados em agliconas.

b) Os heterosídeos cianogenéticos são tóxicos, quando ingeridos juntamente com o HCN.

c) O cianeto é tóxico ao organismo, quando está na presença da β-glicosidase.

d) Para causar toxicidade os heterosídeos cianogenéticos devem ser ingeridos juntamente com β-glicosidase.

e) Os heterosídeos cianogenéticos não apresentam toxicidade, se forem hidrolisados em hidratos de carbono.

Referências

ARITOMI, M.; KUMORI, T.; KAWASAKI, T. Cyanogenic glycosides in leaves of Perilla frutescens var. acuta. *Phytochemistry*, v. 24, n. 10, p. 2438-2439, 1985.

BRIMER, L. et al. Structural elucidation and partial synthesis of 3-hydroxyheterodendrin, a cyanogenic glucoside from Acacia sieberiana var. woodii. *Phytochemistry*, v. 20, n. 9, p. 2221-2223, 1981.

BRINKER, A. M.; SEIGLER, D. S. Determination of cyanide and cyanogenic glycosides from plants. In: JACKSON, J. F.; LINSKENS, H. F. (Ed.). *Wine analysis*: modem methods of plant analysis. Berlin: Springer-Verlag, 1992. P. 359-381.

BRINKER, A. M.; SEIGLER, D. S. Methods for the detection and quantitative determination of cyanide in plant materials. *Phytochem.* v. 21, n. 2, p. 24-31, 1989.

CHEN, Y. et al. Amygdalin induces apoptosis in human cervical cancer cell line HeLa cells. *Immunopharmacology and immunotoxicology*, v. 35, n. 1, p. 43-51, 2013.

DO, J. S. et al. Antiasthmatic activity and selective inhibition of type 2 helper T cell response by aqueous extract of semen armeniacae amarum. *Immunopharmacology and immunotoxicology*, v. 28, n. 2, p. 213-225, 2006.

FUKUDA, T. et al. Anti-tumor promoting effect of glycosides from Prunus persica seeds. *Biological and Pharmaceutical Bulletin*, v. 26, n. 2, p. 271-273, 2003.

GUO, J. et al. Amygdalin inhibits renal fibrosis in chronic kidney disease. *Molecular Medicine Reports*, v. 7, n. 5, p. 1453-1457, 2013.

HALKIER, B. A.; MØLLER, B. L. Biosynthesis of the cyanogenic glucoside dhurrin in seedlings of Sorghum bicolor (L.) Moench and partial purification of the enzyme system involved. *Plant Physiology*, v. 90, n. 4, p. 1552-1559, 1989.

HARRIS, R. E.; BUNCH, A. W.; KNOWLES, J. Microbial cyanide and nitrile metabolism, *Science Progress Oxford*, v. 71, p. 293-304, 1987.

HEGNAUER, R. Cyanogene verbindungen. In: CHEMOTAXONOMIE der Pflanzen. Basel: Birkhiiser Verlag, 1986. v. 7.

HEGNAUER, R. Cyanogenic glycosides as systematic markers in Tracheophyta. *Plant Systematics and Evolution*, supl. 1, p. 191-209, 1977.

HEIKKILA, R. E.; CABBAT, F. S. The prevention of alloxan-induced diabetes by amygdalin. *Life sciences*, v.27, n. 8, p. 659-662, 1980.

HOLZBECHER, M. D.; MOSS, M. A.; ELLENBERGER, H. A. The cyanide content of laetrile preparations apricot, peach and apple seeds. *Journal of Toxicology*: Clinical Toxicology, v. 22, p. 341-347, 1984.

HRUSKA, A. J. Cyanogenic glucosides as defense compounds. *Journal of Chemical Ecology*, v. 14, p. 2213-2217, 1988.

HUAPING, Z. et al. Effect of amygdalin on the proliferation of hyperoxia-exposed type II alveolar epithelial cells isolated from premature rat. *Journal of Huazhong University of Science and Technology:* medical sciences, v. 24, n. 3, p. 223-225, 2004.

KOJIMA, M. et al. Tissue distributions of dhurrina and of enzymes involved in its metabolism in leaves of Sorghum bicolor. *Plant Physiology*, v. 63, n. 6, p. 1022-1028, 1979.

MIKOLAJCZAK, K. L. Cyanolipids. *Prog. Chem. Fats Other Lipids*, v. 15, p. 97-130, 1977.

NAHRSTEDT, A. Recent developments in chemistry, distribution, and biology of the cyanogenic glycosides. In: HOSTETTMANN, K.; LEA, P. J. (Ed.). *Biologically active natural products*. Oxford: Clarendon Press, 1987. p. 213-234.

NAHRSTEDT, A.; SATIAR, E. A.; EL-ZALABANI, S. M. H. Amygdalin acyl derivatives, cyanogenic glycosides from the seeds of Merremia dissecta *Phytochemistry*, v. 29, p. 1179-1181, 1990.

NAHRSTEDT, A.; JENSEN, P. S.; WRAY, V. Prunasin-6'-malonate, a new cyanogenic glucoside from Merremia dissecta. *Phytochemistry*, v. 28, p. 623-624, 1989.

NAHRSTEDT, A.; SCHWIND, P. Phenylalanine is the biogenetic precursor of meta-hydroxylated zierin, the aromatic cyanogenic glucoside of unripe akenes of Xeranthemum cylindraceum. *Phytochemistry*, v. 31, n. 6, p. 1997-2001, 1992.

NARTEY, F.; BRIMER, L.; BROGGER-CHRISTENSEN, S. Proacaciberin, a cyanogenic glycoside from Acacia sieberiana var. woodii. *Phytochemistry*, v. 20, p. 1311-1314, 1981.

NAVES, P. et al. Componentes antinutricionais e digestibilidade proteica em sementes de abóbora (Cucurbita maxima) submetidas a diferentes processamentos. *Ciência e Tecnologia de Alimentos*, v. 30, n. 1, 2010.

OLAFSDOTTIR, E. S.; ANDERSEN, J. V.; JAROSZEWSKI, J. W. Cyanohydrin glycosides of Passifloraceae. *Phytochemistry*, v. 28, n. 1, p. 127-132, 1989.

OSMAN, S. M.; AHMAD, F. Forest oilseeds. In: PRYDE, E. H.; PRINCEN, L. H.; MURKHERJEE, K. D. (Ed.). *New sources of fats and oils*. Champaign: American Oil Chemical Society, p. 109-127, 1981.

PEREZ, J. J. Amygdalin analogs for the treatment of psoriasis. *Future Medicinal Chemistry*, v. 5, n. 7, p. 799-808, 2013.

QADIR, M.; FATIMA, K. Review on pharmacological activity of amygdalin. *Archives in Cancer Research*, v. 5, n. 4, p. 1-3, 2017.

ROCKENBACH, J.; NAHRSTBDT, A.; WRAY, V. Cyanogenic glycosides from Psydrax and Oxyanthus species. *Phytochemistry*, v. 31, p. 567-570, 1992.

SAUNDERS, J. A. et al. Subcellular localization of the cyanogenic glucoside of Sorghum by autoradiography. *Plant Physiology*, v. 59, n. 4, p. 647-652, 1977.

SAUPE, S. G. Cyanogenic compounds and angiosperm phylogeny. In: YOUNG, D. A.; SEIGLER, D. S. (Ed.). *Phytochemistry and angiosperm phylogeny*. New York: Praeger, 1981. p. 80-116.

SEIGLER, D. Plant secondary metabolism. *Plant Growth Regulation*, v. 34, n. 1, p. 149, 1991a.

SEIGLER, D. S. *Plant secondary metabolism*. New York: Springer Science & Business Media, 1991b.

SEIGLER, D. S.; SPENCER, K. C. Corrected structures of passicoriacin, epicoriacin and epitetraphyllin B and their distribution in the Flacourtiaceae and Passifloraceae. *Phytochemistry*, v. 28, n. 3, p. 931-932, 1989.

SELMAR, D. et al. Changes in cyanogenic glucoside content in seeds and seedlings of Hevea species. *Phytochemistry*, v. 30, n. 7, p. 2135-2140, 1991.

SHIM, S. M.; KWON, H. Metabolites of amygdalin under simulated human digestive fluids. *International Journal of Food Sciences and Nutrition*, v. 61, n. 8, p. 770-779, 2010.

SHIMOMURA, H.; SASHIDA, Y.; ADACHI, T. Cyanogenic and phenylpropanoid glucosides from Prunus grayana. *Phytochemistry*, v. 26, n. 8, p. 2365-2366, 1987.

SMITH, C. R. et al. Linustatin and neolinustatin: Cyanogenic glycosides of linseed meal that protect animals against selenium toxicity. *Journal of Organic Chemistry*, v. 45, p. 507-510, 1980.

SONG, Z.; XU, X. Advanced research on anti-tumor effects of amygdalin. *Journal of Cancer Research and Therapeutics*, v. 10, n. 5, p. 3, 2014.

SPENCER, K.; SEIGLER, D. S.; NAHRSTEDT, A. Linamarin, lotaustralin, linustatin and neo-linustatin from Passiflora species. *Phytochemistry*, v. 25, p. 645-647, 1986.

SWENSON, W.; DUNN, J. E.; CONN, E. E. Cyanogenesis in Acacia sutherlandii. *Phytochemistry*, v. 26, p. 1835-1836, 1987.

SWENSON, W., Ph. D. thesis, University of Cali fomi a, Davis, 1986.

THAYER, S. S.; CONN, E. E. Subcellular localization of dhurrin β-glucosidase and hydroxynitrile lyase in the mesophyll cells of Sorghum leaf blades. *Plant Physiology*, v. 67, n. 4, p. 617-622, 1981.

VENNESLAND, B. et al. (Ed.). *Cyanide in biology*. London: Academic Press, 1981.

WURTELE, E. S.; THAYER, S. S.; CONN, E. E. Subcellular localization of a UDP-glucose: aldehyde cyanohydrin β-glucosyl transferase in epidermal plastids of Sorghum leaf blades. *Plant Physiology*, v. 70, n. 6, p. 1732-1737, 1982.

Leitura recomendada

NAHRSTEDT, A. Cyanogenesis and foodplants, in Phytochemistry and Agriculture. In: VAN BEEK, T. A.; BRETE, H. R. M. (Ed.). *Proceedings of the Phytochemistry Society of Europe*. Oxford: Oxford University Press, 1993. p. 107-129.

Da planta ao medicamento: produtos naturais e o desenvolvimento de fármacos

Objetivos de aprendizagem

Ao final deste texto, você deve apresentar os seguintes aprendizados:

- Reconhecer a importância dos produtos naturais como fonte para o desenvolvimento de fármacos.
- Identificar substâncias ativas, de produtos naturais, como protótipos de fármacos.
- Descrever as etapas do desenvolvimento de medicamentos a partir de plantas medicinais.

Introdução

O estudo sobre produtos naturais teve início com o uso das plantas medicinais pelos povos antigos. Atualmente, a busca por novos fármacos, a partir dos produtos naturais, ganhou força e importância na área farmacêutica. Isto ocorreu porque, ao longo dos anos, foram evidenciadas importantes aplicações desses produtos no tratamento de diversas enfermidades. Pode ser citado, por exemplo, o uso das cascas secas da *Cinchona* para baixar a febre, o que mais tarde ocasionou o isolamento da substância quinina, tornando-se um importante fármaco para o tratamento da malária.

Neste capítulo, você vai estudar a importância da natureza como principal responsável pela produção da maioria das substâncias orgânicas conhecidas, bem como verificar o uso de elementos naturais na pesquisa de protótipos para o desenvolvimento de fármacos e as principais etapas para o desenvolvimento de medicamentos naturais.

A importância dos produtos naturais como fonte para o desenvolvimento de fármacos

Da antiguidade até os dias atuais, a humanidade produz conhecimento sobre os produtos naturais por intermédio do uso de plantas medicinais. Assim, a pesquisa de novos fármacos, a partir de fontes naturais, inicia de estudos com plantas medicinais, microrganismos, esponjas, fungos endofíticos, artrópodes, entre outros. Dada a importância das plantas medicinais, no contexto histórico da busca de novos fármacos de origem natural, é preciso entender como o ser humano começou a fazer uso das plantas para fins terapêuticos e, por fim, utilizá-las como fonte de novas substâncias químicas ou protótipos de fármacos.

Pode-se definir as plantas medicinais como espécies vegetais, cultivadas ou não, utilizadas para fins terapêuticos. O uso terapêutico das plantas medicinais tem origem nas antigas civilizações, em que o homem manipulava as plantas para alimentação ou curar enfermidades. Em experimentos, foi percebido que as plantas, muitas vezes, curavam e, em outras, produziam efeitos colaterais, até mesmo, a morte. Este conhecimento foi passado de gerações em gerações, existindo relatos sobre o uso de plantas em rituais religiosos, nos quais eram atribuídos o potencial terapêutico das plantas, a poderes divinos (MONTEIRO; BRANDELLI, 2018).

A história do desenvolvimento das civilizações Oriental e Ocidental é rica em exemplos da utilização de plantas medicinais. Como por exemplo, a medicina tradicional chinesa, que se desenvolveu com tal eficiência que, ainda, hoje, muitas espécies e preparados vegetais são estudados na busca pelo entendimento de seu mecanismo de ação e no isolamento dos princípios ativos. Outro exemplo é a civilização Egípcia, em que os *Papiros de Ebers*, tratado histórico sobre os primórdios da medicina, já evidenciam o uso de plantas no tratamento de enfermidades, entendo a doença como resultado de causas naturais (VIEGAS JR.; BOLZANI; BARREIRO, 2006; MONTEIRO; BRANDELLI, 2018).

Os conhecimentos adquiridos pelos povos primitivos e pela população indígena foram fatores cruciais para o descobrimento de substâncias químicas tóxicas e terapêuticas. Um exemplo clássico, foi a descoberta do curare, em que diversas espécies de *Strychnos* e *Chondodendron* eram utilizadas pelos índios para produzir flechas envenenadas para caça e pesca (PINTO, 1995; DEWICK, 1997; VIEGAS JR.; BOLZANI; BARREIRO, 2006).

Outro exemplo marcante, na história dos produtos naturais, foi a descoberta do ópio, preparado dos bulbos de *Papaver somniferum*, que ficou conhecido por suas propriedades soporíferas e analgésicas. No ano de 1804, na França,

Armand Séquin, isolou o seu constituinte majoritário, a morfina. Mais tarde, outras substâncias importantes para a medicina moderna, foram descobertas, como os alcaloides codeína, tebaína, narcotina e a papaverina (HOSTETT-MANN; QUEIROZ; VIEIRA, 2003). Confira na Figura 1 a representação química de substâncias isoladas do ópio.

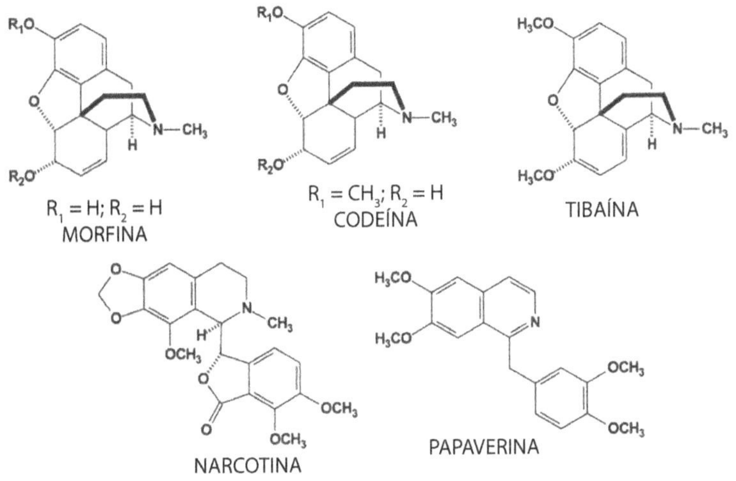

Figura 1. Substâncias químicas isoladas do Ópio.
Fonte: Viegas Jr., Bolzani e Barreiro (2006).

Ao longo dos anos, foram evidenciadas importantes aplicações dos produtos naturais no tratamento de diversas enfermidades. É possível citar, como exemplo, o uso das cascas secas da *Cinchona* pelo índios, para tratamento de alguns tipos de febre, sendo mais tarde isolada a quinina, importante fármaco no tratamento da malária que, após a II Guerra Mundial, deu origem aos antimaláricos sintéticos do grupo dos 4- e 8-aminoquinolínicos, do qual fazem parte a cloroquina e a primaquina.

Talvez, um dos marcos mais importantes da descoberta de novos fármacos, a partir de produtos naturais, tenha sido o descobrimento dos salicilatos obtidos de *Salix alba*, que deu origem ao primeiro fármaco sintetizado da história, o **ácido acetil salicílico (AAS)**, denominado, comercialmente, como Aspirina® (YUNES; CECHINEL FILHO, 2001; WEISSMANN, 1991).

A descoberta do AAS levou a um novo marco da história, em que as buscas por novas substâncias terapêuticas, de origem naturais, deixaram de ser realizadas ao acaso, para ser, estrategicamente, estudadas. Os fármacos descobertos neste segundo momento, incluem o barbital, epinefrina, seguida da procaína e da benzocaína, dois anestésicos locais pertencentes à classe dos ésteres do ácido *para*-aminobenzóicos, sintetizados a partir da estrutura da cocaína (YUNES; CECHINEL FILHO, 2001; DEWICK, 1997). Observe na Figura 2 a estrutura química da cocaína.

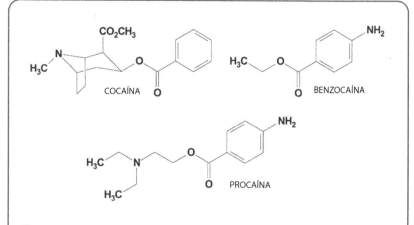

Figura 2. Estrutura química da cocaína, isolada das folhas da coca (*Erythroxylum coca*) e seus derivados sintéticos, benzocaína e procaína.
Fonte: Viegas Jr., Bolzani e Barreiro (2006).

Os primeiros estudos sobre a relação entre estrutura química e atividade, para o planejamento racional de moléculas bioativas, ganharam destaque durante a II Guerra Mundial. A pesquisa militar foi responsável por grandes avanços na química sintética, motivada pela necessidade de tratamento de infecções, dores, processos alérgicos e da depressão. Em vista disso, no ano de 1932, descobriu-se que o prontosil, que era utilizado como corante, ao se decompor, gerava a sulfonamida, que possui propriedade anti-infecciosa. Logo, esta descoberta deu origem à sulfaterapia (YUNES; CECHINEL FILHO, 2001).

Desde então, os antibióticos se desenvolveram para ganhar reconhecimento de suas propriedades antibacterianas. O que teve início com a penicilina-G, descoberta por Alexandre Fleming, que descobriu o fármaco por acidente, quando detectou a inibição do crescimento de placas de cultura semeadas com colônias de estafilococos contaminadas com fungos, do gênero *Penicillium*. Esta descoberta demonstra a importância, não apenas, das plantas, mas também, dos fungos, no desenvolvimento de novos fármacos (BARREIRO, 2001).

A partir disso, houve um aumento no planejamento racional de fármacos, baseado no estudo do metabolismo, o que levou à descoberta da oxamniquina, um dos poucos fármacos esquistossomicidas que se originou da hicantona, desenvolvida por estudos do metabolismo de sua precursora, a lucantona. Desta forma, o aprendizado e desenvolvimento de novas moléculas sintéticas ganharam força no mercado farmacêutico, o que só foi possível, devido à contribuição da fitoquímica, bem como das pesquisas com os metabólitos secundários e suas propriedades terapêuticas. O isolamento e a elucidação da estrutura desses metabólitos complexos, além dos estudos de ecologia química, concomitantemente, com pesquisas biossintéticas, ajudaram, também, a impulsionar vários campos da fitoquímica, como por exemplo, a quimiotaxonomia (YUNES; CECHINEL FILHO, 2001; BARREIRO, 2001).

Pode-se dizer que, a natureza, de um modo geral, é a responsável pela produção da maioria das substâncias orgânicas conhecidas, sendo que o reino vegetal é responsável pela maior parcela da diversidade química conhecida e registrada na literatura. O estudo da variedade e a complexidade das micromoléculas que constituem os metabólitos secundários de plantas e dos organismos marinhos, ainda precisa ser explorada (MONTANARI; BOLZANI, 2001).

Vários são os metabólitos de organismos marinhos que se têm revelado eficientes sobre alvos biológicos importantes, como as fosfolipases, receptores de adenosina e modelos de diversos tumores. Como exemplos de alguns desses metabólitos candidatos a fármacos ou protótipos estruturais para fármacos, são citados o manoalido (inibidor irreversível de fosfolipase A2 — PLA2), o lufarolido (citotóxico em células de linfoma humano) e a azidovudina, inspirada na estrutura química de uma substância de origem marinha (BARREIRO, 2001; NEWMAN; CRAGG; SNADER, 2003).

Mesmo após o surgimento da química combinatória e a expansão de fármacos sintéticos, os produtos naturais vêm ganhando, novamente, espaço e importância na indústria farmacêutica. Vários fitoterápicos são descritos nas farmacopeias em todo o mundo. São exemplos, os extratos de *ginseng* e de *Hypericum,* o fitoterápico TMPZ-2 (extrato de *Ligusticum chuanxiong,* utilizado no tratamento da angina), *Crategus bu-wang* (anticolesteromêmico) e o *Ginkgo biloba* usado no controle de problemas vasculares cerebrais, de memória e com propriedades neuroprotetoras (YUNES; CECHINEL FILHO, 2001).

Fique atento

É preciso notar algumas definições, pois, segundo a farmacopeia brasileira, fitoterápico é o produto obtido de planta medicinal ou de seus derivados, exceto substâncias isoladas farmacologicamente ativas, com finalidade profilática, curativa ou paliativa. Em contrapartida, planta medicinal é a espécie vegetal, cultivada ou não, utilizada com propósitos terapêuticos e/ou profiláticos. Já, o extrato é uma preparação de consistência líquida, sólida ou intermediária, obtida a partir do insumo farmacêutico ativo vegetal (BRASIL, 2011).

Substâncias ativas de produtos naturais como protótipos de fármacos

Como visto, as plantas são fontes importantes de substâncias químicas biologicamente ativas, que podem servir como protótipos para a síntese de novos fármacos (WALL; WANI, 1996). Principalmente, porque algumas substâncias bioativas de origem vegetal não possuem propriedades de absorção e distribuição ideais para que se tornem um fármaco, entretanto, suas estruturas químicas podem passar por modificações moleculares, racionalmente, planejadas em um projeto de química medicinal para obtenção de moléculas mais eficientes e com menor produção de efeitos adversos (NIERO et al, 2003).

Os compostos resultantes do metabolismo das plantas podem ser divididos em dois grupos: os produtos do **metabolismo primário**, que são os carboidratos, lipídios e proteínas, e os do **metabolismo secundário**, que são os compostos terpenos, alcaloides, flavonoides, glicosídeos e entre outros. Na pesquisa fitoquímica, os metabólicos de origem secundária apresentam maior interesse no desenvolvimento de novos fármacos, já que podem levar à descoberta de moléculas orgânicas com atividades biológicas (BRAZ-FILHO, 1994).

Com isso, é possível relembrar que existem três grandes grupos de metabólitos secundários, os terpenos, os compostos fenólicos e os alcaloides. Sendo que os terpenos são sintetizados, a partir do ácido mevalônico (no citoplasma) ou do piruvato e 3-fosfoglicerato (no cloroplasto). Os compostos fenólicos são originários do ácido chiquímico ou ácido mevalônico. E por fim, os alcaloides são derivados de aminoácidos aromáticos (triptofano, tirosina) que, por sua vez, são derivados do ácido chiquímico e, também, de aminoácidos alifáticos (ornitina, lisina) (PERES, 2004).

Diante do isolamento de compostos bioativos naturais, podem ser obtidos modelos ou protótipos de novos fármacos, bem como, modificada a estrutura química a fim de adquirir uma relação com a atividade farmacológica. Como exemplo de substância extraída de plantas, é citada a artemisinina, importante protótipo natural antimalárico, isolado de *Artemisia annua*, planta popularmente conhecida e utilizada na medicina chinesa (AVERY; CHONG; WHITE, 1992; ROBERT; MEUNIER, 1998). Porém, devido à sua baixa solubilidade e propriedades farmacocinéticas inadequadas ao uso terapêutico, vários análogos modificados foram sintetizados.

Desta forma, estudos de Relação Estrutura-Atividade (SAR) revelaram que a função endoperóxido, contida no sistema trioxânico da artemisina, representa sua subunidade farmacofórica. Entre os derivados ativos, alcançados por semi-síntese, encontra-se o β-arteméter, o arte-éter e o artesunato de sódio; (ROBERT; MEUNIER, 1998) nos quais as limitações de biodisponibilidade da estrutura química original foram contornadas, mantendo-se a unidade farmacofórica trioxânica e modificandos os substituintes em C-10, o que deu origem ao análogo furânico e seu isóstero *N*-metil- pirrólico, que se constituem nos primeiros compostos trioxânicos ativos, por via oral, contra o *Plasmodium falciparum*, o mais letal agente causador da malária (BARREIRO, 2001). Agora, veja na Figura 3 a estrutura química da artemisina e seus derivados.

Já, o estudo com agentes antineoplásicos levou à descoberta da camptotecina e seu isolamento, a partir de uma árvore chinesa, *Camptotheca acuminata.* Entretanto, esta substância não se mostrou adequada para desenvolvimento farmacêutico devido à sua reduzida solubilidade. Mesmo as pesquisas com o sal sódico da camptotecina não obtiveram resultados promissores, pois a abertura do anel lactônico, para preparação do sal sódico, resulta na inativação da substância. Todavia, a descoberta abriu caminhos para a primeira geração de fármacos análogos da camptotecina, como o topotecan (Hycantina®) e o irinotecan (CPT-11, Camptosar®) (WALL et al., 1966; OBERLIES; KROLL, 2004).

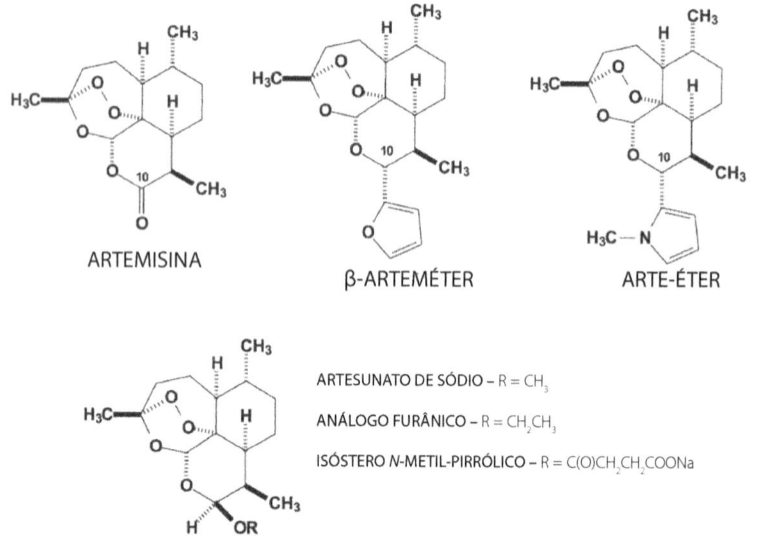

Figura 3. Estrutura química da Artemisina e seus derivados semi-sintéticos antimaláricos. *Fonte:* Viegas Jr., Bolzani e Barreiro (2006).

Outra descoberta importante, envolve o taxol (paclitaxel) que foi identificado e isolado das cascas de *T. brevifolia*. Durante os primeiros estudos com esta molécula, surgiu o questionamento da viabilidade de sua comercialização como fármaco antineoplásico, tendo em vista que os compostos químicos, de origem natural, podem apresentar baixo rendimento, e no caso do taxol, a complexidade de sua estrutura poderia ser um problema para a síntese em laboratório. Porém, no ano de 1988, foi proposta uma abordagem sintética para a obtenção do taxol, a partir da 10-desacetil-bacatina III, obtida da folhas de *T. baccata*. A rota semissintética empregada, consiste em quatro etapas sintéticas consecutivas, fornecendo o taxol rendimentos de 52%, a contar do substrato natural de partida (DENIS et al., 1988; AVERY; CHONG; WHITE, 1992). Assim, analise na Figura 4 a síntese do taxol, a partir bacatina III.

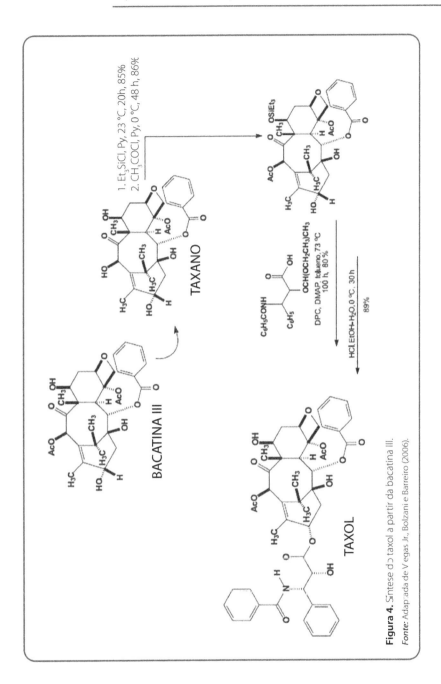

Figura 4. Síntese do taxol a partir da bacatina III.
Fonte: Adaptada de Vegas Jr., Bolzani e Barreiro (2006).

A partir do taxol, foi desenvolvido um análogo semi-sintético, o taxotere (Docetaxel), com potencial terapêutico duas vezes maior, além de uma metodologia de síntese mais eficiente. Esta abordagem baseou-se na reação de esterificação entre de uma molécula análoga (i), protegida em C-7 e C-10 pelo grupamento tricloroetoxicarbonila (Troc), a partir da 10-desacetil-bacatina III e a subunidade-*N-terc*-butoxicarboniloxi na cadeia lateral de um outro análogo (ii), após remoção dos grupos protetores (KANAZAWA; DENIS; GREENE, 1994), conforme está demonstrado a seguir, na Figura 5.

A síntese total do taxol representou um marco importante da síntese orgânica de produtos naturais. Os estudos sintéticos permitindo acesso a quantidades maiores de taxol contribuíram para a compreensão do seu mecanismo de ação, estabelecido pelo aumento do nível de estabilidade dos microtúbulos durante o processo de multiplicação celular mitótico (NICOLAOU et al., 1994; OBERLIES; KROLL, 2004).

Além disso, foi determinante, também, para a identificação das diferentes contribuições dos grupos farmacofóricos das subunidades estruturais do taxol, em que modificações químicas na sua molécula, possibilitaram correlacionar os principais grupos e subunidades moleculares com a atividade. Portanto, deveriam ser preservados ou modificados no planejamento e na otimização da potência de análogos semissintéticos. Na Figura 6, é possível fazer a identificação dos grupos farmacológicos do taxol.

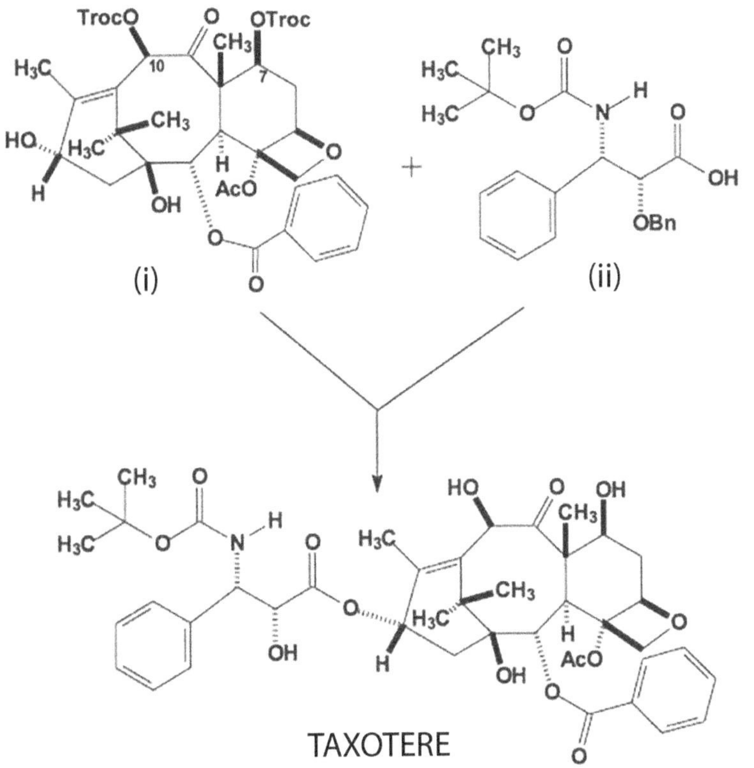

Figura 5. Metodologia de obtenção do taxotere.

Fonte: Viegas Jr., Bolzani e Barreiro (2006).

Além de protótipos naturais, oriundos de plantas, serão citados alguns exemplos importantes, relacionados às substâncias ativas obtidas de fungos, como o derivado policetídeos, compactina (Mevastatina), isolada do fungo fermentado *Penicillum brevicompactum*, que possui em sua estrutura a função δ-lactona-β-hidroxilada que, na forma acíclica, mimetiza o intermediário envolvido na redução promovida pela HMG-CoA redutase, antecipando a possibilidade de que esta enzima possa reconhecer o produto natural, face à analogia estrutural com seu substrato natural (DEWICK, 1997).

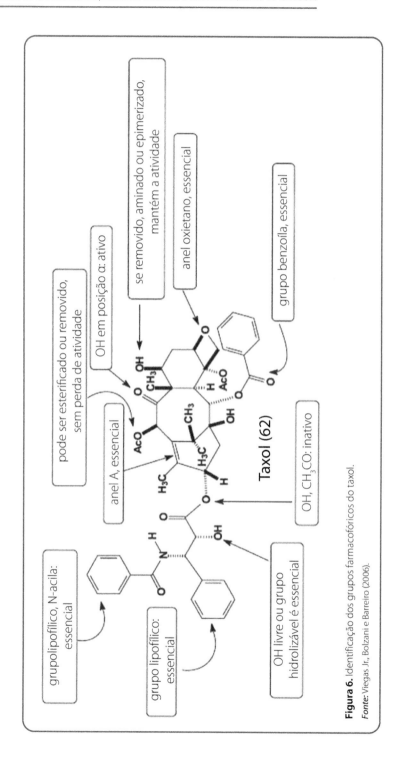

Figura 6. Identificação dos grupos farmacofóricos do taxol.
Fonte: Viegas Jr., Bolzani e Barreiro (2006).

O reconhecimento desta similaridade molecular incentivou diversos laboratórios a dedicarem esforços na busca de inibidores da HMGCo-AR. E, no ano de 1979, a lovastatina (Mevacor®), homólogo em C-7 da compactina, que foi isolada a partir de culturas de *Monascus ruber* (DEWICK, 1997), demonstrou redução significativa do colesterol LDL, em ensaios clínicos.

Novos estudos foram realizados com a lovastatina, buscando otimizar seus efeitos terapêuticos, o que levou à síntese do análogo simvastatina (Zocor®), que representa, ao mesmo tempo, a simplificação molecular do produto natural original e sua otimização, visto que o centro esterogênico presente na cadeia de C-9 foi retirado, seguido pela introdução de uma segunda metila. Desta maneira, a sinvastatina ingressou no mercado farmacêutico, na década de 1970, como o primeiro fármaco antilipêmico ou anticolesterolêmico sintético, atuando como inibidor de HMGCo-AR, representando, portanto, autêntica inovação terapêutica para controle do colesterol plasmático (VIEGAS JR.; BOLZANI; BARREIRO, 2006; HOFFMAN et al., 1986).

Como visto, as plantas, fungos, insetos, organismos marinhos e bactérias são fontes importantes de substâncias biologicamente ativas, sendo que, a maioria dos fármacos, em uso clínico, ou é de origem natural ou foi desenvolvido por síntese química planejada, a partir de produtos naturais (BARREIRO; BOLZANI, 2009), conforme demonstrado nos exemplos citados. Entretanto, há inúmeros outros exemplos de plantas que foram utilizadas como protótipos de fármacos. Verifique estes dados no Quadro 1.

Quadro 1. Exemplos de alcaloides protótipos de fármacos

Protótipo natural	Fármaco descoberto	Indicação terapêutica
Qunina	Mefloquina	Antimalárico
Pilocarpina	Pilocarpina	Colinesterásico
Tubocurarina	Hexametônio	Bloqueador ganglionar
Papaveria	Sildenafila	Antidisfunção erétil
Reserpirina	Reserpina	Antiarritímico
Mescalina	Anfetamina	Anoréxico
Vincristina	Vincristia	Anticâncer

(Continua)

(Continuação)

Quadro 1. Exemplos de alcaloides protótipos de fármacos

Protótipo natural	Fármaco descoberto	Indicação terapêutica
Galantamina	Galantamina	AntiAlzheimer
Camptotecina	Exatecan	Inibidor de topoisomara-2
Huperzina-A	Selagina	AntiAlzhheimer
Epibatidina	ABT-418	Analgésico periférico

Fonte: Barreiro e Bolzani, 2009.Adaptado de Barreiro e Bolzani (2009).

Assim, é importante, também, destacar que a biodiversidade do Brasil é considerada uma fonte de substâncias biologicamente ativas e sua preservação é fundamental, tanto pelo valor intrínseco dessa imensa riqueza biológica, como pelo seu enorme potencial para fonte de novos fármacos.

Etapas de desenvolvimento de medicamentos a partir de plantas medicinais

Os produtos naturais, com propriedades terapêuticas, podem ser empregados *in natura*, na forma de chás, preparações galênicas simples, tinturas, extratos fluidos, adicionados em formulações e formas farmacêuticas, como fitoterápicos, ou, ainda, ser empregados em sua forma pura e isolada, como ativo de medicamentos. Como apresentado, estes podem dar embasamento para a descoberta de novas moléculas e, até mesmo, passar por um processo de otimização de sua estrutura molecular (SIMÕES et al., 2017).

Entretanto, para que um candidato a fármaco seja aprovado pelas agências regulamentadoras e tenha sua comercialização autorizada, diversas etapas devem ser cumpridas. Estas etapas são importantes para assegurar a qualidade, eficácia e segurança do futuro medicamento, logo, constituem um processo longo, complexo e interdisciplinar (SIMÕES et al., 2017).

O desenvolvimento de novos fármacos é divido em quatro grandes fases clínicas (SIMÕES et al., 2017; LOMBARDINO; LOWE, 2004):

1. identificação de protótipos moleculares ou moléculas líder (*Lead compounds*);
2. otimização dos protótipos, por meio do emprego de ferramentas da química medicinal;
3. farmacologia e toxicologia pré-clínica;
4. farmacologia e toxicologia clínica.

No início da fase de descoberta, as pesquisas concentram-se na identificação e otimização de moléculas com potencial terapêutico e, consequentemente, potencial clínico. É aqui, também, que podem ser identificadas moléculas de baixa potência e afinidade que devam ser otimizadas em relação a uma série de propriedades farmacodinâmicas (por exemplo, potência, afinidade e seletividade) e farmacocinéticas (por exemplo, absorção, metabolismo e biodisponibilidade). Os compostos otimizados são selecionados como compostos líderes ou protótipos, como visto, para posteriormente tornarem-se candidatos a fármacos (GUIDO; ANDRICOPULO, 2008; GUIDO; ANDRICOPULO; OLIVA, 2010).

Saiba mais

As moléculas bioativas são obtidas por meio da extração e isolamento de produtos naturais identificados, a partir de triagens fitoquímicas, biológicas, bioquímicas ou virtuais, como em testes computacionais ou coleções combinatórias, mediante planejamento racional.

O processo de pesquisa e desenvolvimento de novos fármacos está, intimamente, relacionado à química medicinal e com os métodos auxiliares da química medicinal ou química farmacêutica, é possível explorar o imenso espaço químico delineando o trabalho de identificação, seleção e otimização de moléculas capazes de interagir em alta afinidade e seletividade com o alvo molecular selecionado, como por exemplo, enzimas e receptores que representam o espaço biológico. Além disso, várias estratégias podem ser empregadas para a investigação do espaço químico-biológico, tais como: a organização de bases de dados, a aplicação de filtros moleculares, o emprego de triagens biológicas automatizadas em alta escala e o uso da triagem virtual (GUIDO; ANDRICOPULO; OLIVA, 2010).

Assim, o conhecimento das estruturas de alvos macromoleculares ou de complexos do tipo ligante-receptor permite a aplicação de estratégias de planejamento de fármacos baseadas na estrutura do receptor. Quando a estrutura do alvo eleito não é conhecida, métodos de planejamento de fármacos baseados na estrutura do ligante podem ser utilizados, explorando propriedades e características de séries de ligantes bioativos. Logo, a biotecnologia e a descoberta de fármacos podem andar interligados, pois o estudo genômico, genômico funcional, proteômico, metabolômico e citômico fornecem informações extremamente úteis para a descoberta de fármacos (GUIDO; ANDRICOPULO; OLIVA, 2010).

Entretanto, a taxa de sucesso em estudos clínicos posteriores, com produtos naturais, ainda, é baixa, o que demonstra que as ferramentas utilizadas, de forma isolada, apresentam potencial limitado na previsão da eficácia terapêutica clínica. Desta forma, novas abordagens para o desenvolvimento de fármacos, a partir de fontes naturais, têm sido propostas, entre elas a fusão de tecnologias ômicas com etnomedicina e biologia sistêmica (SIMÕES et al., 2017). Você pode acompanhar no Quadro 2 exemplos de estratégias e métodos para a descoberta de novos fármacos.

Quadro 2. Exemplos de estratégias e métodos biotecnológicos para descoberta de novos fármacos

Estratégia	Amostra	Tecnologia	Informação	Vantagens	Limitações
Genômica	DNA	Sequenciamento de DNA	Sequência de nucleotídeos.	Eficiência na geração de dados.	Geração excessiva de dados.
Genômica funcional	RNA	Determinação de transcritos — RNAm	Padrões de hibridização de RNAm.	Eficiência na geração de dados.	Extrapolação da transcrição do RNA para a expressão de proteínas.
Proteômica	Proteínas	Espectroscopia de massa, eletroforese em gel, chips de proteínas, arranjos de anticorpos	Sequenciamento de aminoácidos, modificações pós-traducionais, interações entre proteínas.	Dados gerados em média-escala; Relevantes indicações para a descoberta de novos alvos.	Baixa eficiência na geração de dados; Ruído associado.
Metabolômica	Metabólitos	Espectroscopia de massa, RMN, CLAE	Moléculas que constituem os metabólitos.	Triagem em altas escalas com significativa capacidade de transferência para estudos.	Misturas complexas; Ruído associado; Reprodutibilidade.
Citômica	Células	Imagem digital, fluorescência imunohistoquímica	Fótons.	Otimização da visualização temporal e espacial dos efeitos celulares dos fármacos.	Dificuldade em obter biomarcadores relevantes.

Fonte: Adaptado de Guido, Andricopulo e Oliva (2010).

A escolha da estratégia de planejamento molecular mais adequada para o desenho de um protótipo, depende do nível de conhecimento da estrutura do alvo terapêutico eleito. De modo simplório, pode-se dizer que as estratégias modernas de planejamento racional de candidatos a fármacos, se baseiam na abordagem fisiológica (BARREIRO; BOLZANI, 2009). Confira na Figura 7 a ilustração do modelo hierárquico do processo de descoberta/invenção de um novo fármaco pela abordagem fisiológica.

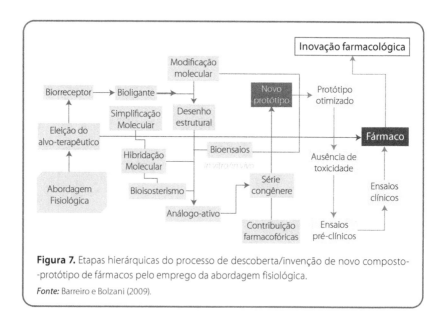

Figura 7. Etapas hierárquicas do processo de descoberta/invenção de novo composto-protótipo de fármacos pelo emprego da abordagem fisiológica.
Fonte: Barreiro e Bolzani (2009).

Neste ambiente interdisciplinar, a capacidade de coordenação e ordenação da equipe de pesquisa envolvida é o fator determinante de sucesso, sendo, portanto, imprescindível a estreita aproximação entre o químico medicinal, o químico computacional ou bioinformático e o farmacólogo (LOMBARDINO; LOWE, 2004).

Assim, com o conhecimento da molécula-alvo, bem como, de sua estrutura tridimensional e o sítio de reconhecimento molecular envolvido, a busca por um ligante seletivo pode ocorrer, por exemplo, por intermédio de uma avaliação de quimiotecas de compostos naturais (SIEGEL; VIETH, 2007).

Após a descoberta de um fármaco em potencial, são necessários os cumprimentos de outras etapas, independente, se as características dos produtos avaliados são de origem natural ou sintética. Entre elas, a avaliação farmacológica que compreende estudos farmacodinâmicos, que determinam a eficácia, a efetividade e o mecanismo de ação e os estudos farmacocinéticos. Posteriormente, serão necessários, também, estudos de toxicidade pré-clínica e estudos de farmacovigilância em humanos, para determinação da segurança do fármaco (SIMÕES et al., 2017).

Saiba mais

Todos os estudos devem seguir princípios éticos, sejam para utilização de animais, como para estudos em humanos:
- os estudos realizados com animais devem seguir diretrizes e princípios publicados pelo Conselho Nacional de Controle de Experimentação Animal (CONCEA) e pela Comissão de Ética para Uso de Animais (CEUA), ambos criados pela lei Arouca (Lei nº. 11.794), em 2008, normatizando os procedimentos para uso científico de animais (GUIMARÃES; FREIRE; MENEZES, 2016);
- os estudos com humanos são regulamentados no Brasil, pela resolução n° 251, de 1997 e pela resolução nº. 466, de 2012, ambas editadas pelo Conselho Nacional de Saúde (SIMÕES et al., 2017).

Na avaliação farmacológica pré-clínica, são realizados vários ensaios biológicos, com diferentes graus de complexidade, envolvendo células, tecidos, órgãos, em testes *in vitro, in situ, ex vivo*, ou, ainda, em modelos animais (*in vivo*) de doenças e sintomas (SIMÕES et al., 2017).

Os testes com alvos moleculares, como ligação a receptores e a inibição de proteínas-chave, em alguma doença, são importantes no processo de descoberta de substâncias biologicamente ativas, como por exemplo, a busca de inibidores da enzima conversora de angiotensina, da tripanotiona-redutase, da protease do HIV, da fosfodiesterase, entre outros (SIMÕES et al., 2017).

Já, os ensaios celulares representam outra modalidade de estudos pré-clínicos amplamente utilizados. São realizados em culturas de células humanas ou de mamíferos. Geralmente, estão inclusas diferentes linhagens celulares, como tumores de mama, pulmão, renais, hepáticos, entre outras. Pode-se, também, avaliar células sadias para investigar o efeito em processos celulares, como cascata inflamatória, substâncias com atividade antimicrobiana e antiprotozoárias (SIMÕES et al., 2017).

Os ensaios *ex vivo* são aqueles realizados com preparações isoladas, como tecidos ou órgãos, possibilitando a investigação de mecanismos de ação multimediados ou desconhecidos, dada a preservação da diversidade das vias de sinalização e alguns sistemas inter-regulação envolvidos. Como modelos de ensaios *ex vivo*, pode ser citada a avaliação da resposta vasodilatadora e, potencialmente, anti-hipertensiva conduzida com preparações isoladas de artérias de ratos e camundongos, para avaliação da atividade relaxante da musculatura uterina, entre outras (SIMÕES et al., 2017).

O uso de modelos animais, com doenças humanas, é mais complexo, porém, apresenta maior valor preditivo como candidato a fármacos. Este ensaio tem como objetivo caracterizar as bases fisiopatológicas de uma determinada doença, possibilitando estabelecer a farmacocinética e farmacodinâmica. Entretanto, o modelo animal ou bioensaio deve ser relevante, ou seja, capaz de prever a indicação terapêutica do composto ou da formulação. Portanto, os modelos animais devem apresentar validade preditiva, com analogia de sintomas, em que haja correlação com a eficácia clínica e validade de construto, no qual apresentará a analogia com o substrato biológico, além de alterações bioquímicas e/ou da etiologia da doença (SIMÕES et al., 2017).

Com a escolha do modelo animal adequado, é preciso reparar no veículo utilizado para solubilização da amostra para o teste, principalmente, quando se trata de produtos naturais que apresentam maior dificuldade de solubilização em água, por exemplo. Na literatura, alguns veículos são descritos como interferentes nos resultados, inviabilizando seu uso em alguns estudos, como o efeito modulatório do dimetilsulfóxido (DMSO), na atividade antinociceptiva da morfina (SIMÕES et al., 2017).

Os estudos de toxicidade pré-clínica envolvem a avaliação da toxicidade aguda, subaguda, crônica, toxicocinética, bem como, toxicidade genética e reprodutiva, seguindo as normativas da *Organisation for Economic Co-operation and Development* (OECD) e do *International Council for Harmonisation of Technical Requirements for Pharmaceuticals for Human Use* (ICH). Alguns estudos com toxicidade aguda, subaguda e crônica são realizados em roedores ou, ainda, em modelos não mamíferos, como *Artemia salina* e *Danio rerio* (peixe-zebra) (SIMÕES et al., 2017).

A duração do teste pré-clínico toxicológico está relacionada com a duração do uso terapêutico, sendo importante neste estágio, além da avaliação dos efeitos do composto sobre a fertilidade e a reprodução, testes de teratogenicidade, testes para mutagenicidade e carcinogenicidade, além de testes relacionados à estabilidade do novo composto, possibilidade de produção em larga escala, bem como, estudos de formulação (SMITH; ARONSON, 2004).

As disposições da Agência Nacional de Vigilância Sanitária (Anvisa), para a realização de testes toxicológicos pré-clínicos, com vista a registros de novos medicamentos, são alinhadas às normativas da OECD, ICH e agências internacionais reconhecidas, como por exemplo, *Food Drug Administration* (FDA) (SIMÕES et al., 2017).

Na avaliação clínica, o principal objetivo é medir a tolerância e determinar a posologia segura para seres humanos, além de estabelecer a eficácia e efetividade do novo fármaco. Assim, as diretrizes determinam que esta avaliação só pode ser executada, mediante apresentação de dados consistentes de eficácia e segurança, obtidos em estudos prévios com animais. Porém, no caso de produtos à base de plantas, utilizados tradicionalmente, a OMS e a legislação brasileira admitem a documentação comprobatória de uso tradicional pelas comunidades, como indicativo de eficácia e segurança, flexibilizando algumas exigências (SIMÕES et al., 2017; FERREIRA et al., 2009). Veja na Figura 8 que os estudos de fase clínica são agrupados em quatro fases: fase I, fase II, fase III e fase IV.

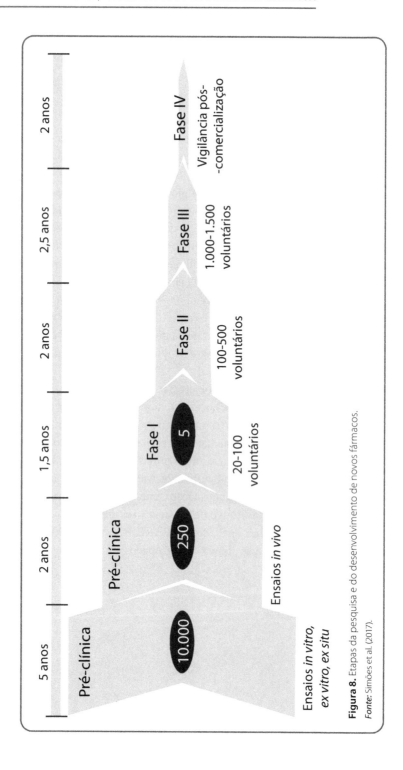

Figura 8. Etapas da pesquisa e do desenvolvimento de novos fármacos.
Fonte: Simões et al. (2017).

A **fase I** é constituída de estudos não cegos e não controlados, realizados com um número reduzido de voluntários sadios. Três ou mais voluntários, podendo chegar até 80, possui o objetivo de avaliar os parâmetros farmacocinéticos de dose única e/ou múltiplos, em especial, a biodisponibilidade absoluta da forma farmacêutica, de modo a estabelecer a dose e regime posológico. Simultaneamente, uma avaliação da segurança da substância, também, é realizada (SIMÕES et al.; FERREIRA et al., 2009; LIMA et al., 2003; BRICK; HOSSNE; HOSSNE, 2008).

A **fase II** visa a estudar a eficiência terapêutica, intervalo de dose, cinética e metabolismo. Consiste em estudos randomizados, conduzidos com pacientes para testar a tolerabilidade e as diferenças de intensidade ou de doses de intervenção em biomarcadores ou desfechos clínicos. Nesta fase, um pequeno número de indivíduos, com atenção específica, é selecionado, e são determinadas as primeiras evidências de eficácia clínica, além dos parâmetros farmacocinéticos para o estabelecimento de regimes terapêuticos (BRICK; HOSSNE; HOSSNE, 2008; SIMÕES et al., 2017).

A **fase III** destina-se a testar a eficácia e segurança por meio de um grande número de amostras. É um estudo de porte maior, randomizado, controlado e cego, conduzido em pacientes com o objetivo de avaliar, conclusivamente, os efeitos do novo agente terapêutico nos desfechos clínicos e eventos adversos. Os estudos desta Fase, também, denominados estudos de eficácia comparativa, consistem do aumento da amostragem e diversificação da gama de pessoas nos testes. São inclusos tratamentos mais prolongados com o composto, cerca de 6 a 12 meses, visando a flexibilidade na dosagem, bem como, a coleta de dados sobre a segurança e eficácia (SIMÕES et al., 2017; PIMENTEL et al., 2006; BRICK; HOSSNE; HOSSNE, 2008).

A **fase IV** destina-se a testar a eficácia e a segurança por intermédio de um grande número de amostras, depois que o medicamento foi comercializado. Estes estudos, também, são chamados de Farmacovigilância e têm por objetivo obter mais informações sobre os seus efeitos, suas interações medicamentosas e, sobretudo, ampliar as avaliações de segurança realizadas por estudos farmacoepidemiológicos (LIMA et al., 2003; BRICK; HOSSNE; HOSSNE, 2008).

Ainda, esta fase é de responsabilidade do órgão regulamentador, e o estudo do uso do fármaco é da prática médica. A farmacovigilância, que ocorre após a aprovação do medicamento pela Anvisa, é necessária para fornecer um *feedback* do uso, em grande escala, do fármaco. Nesta fase, podem ser descobertos novos efeitos terapêuticos ou tóxicos, incluindo efeitos a longo prazo ou raros que não eram discerníveis em um pequeno grupo de indivíduos (SEVALHO, 2001; PIMENTEL et al., 2006).

Como visto, a descoberta e desenvolvimento de um novo medicamento é um processo complexo e longo, podendo levar de 12 a 24 anos para que um único medicamento seja lançado, desde a sua etapa de planejamento. Muitos projetos de pesquisa são caros e não conseguem disponibilizar um medicamento comercializável, sendo necessários custos elevados para o estudo de um novo fármaco (quase 1,4 bilhões de dólares) (LOMBARDINO; LOWE, 2004).

Além disso, muitos projetos de pesquisa onerosos e de longo prazo não conseguem produzir um medicamento comercializável. Durante todo o processo de desenvolvimento, aproximadamente, 1 em cada 25 candidatos a medicamentos passam pelos testes de eficácia e segurança. Para aqueles que passam pelo processo, alguns não recuperam o custo demandado após a comercialização, devido ao mercado competitivo.

Portanto, o desenvolvimento de um novo medicamento é uma aposta alta, arriscada e cara, entretanto, pode trazer benefícios potenciais a milhões de pacientes com doenças graves, o que é o ponto principal de motivação para os pesquisadores (LOMBARDINO; LOWE, 2004).

Exercícios

1. As plantas medicinais têm sido utilizadas pelo homem deste a antiguidade e, nos dias atuais, são fontes promissoras de novas moléculas terapêuticas, além de candidatos a fármacos. Também, as plantas podem ser utilizadas na sua forma industrializada, para tratar diversas patologias. Neste contexto, como podem ser definidas as plantas medicinais?
   a) As plantas medicinais podem ser definidas como plantas ou alimentos utilizados para curar enfermidades.
   b) As plantas medicinais podem ser definidas como aquelas que passam por processo de secagem, estabilização e extração, podendo, ainda, ser denominadas fitoterápicos.
   c) As plantas medicinais ou fitoterápicos são aquelas utilizadas para fins terapêuticos ou profiláticos.
   d) As plantas medicinais são aquelas utilizadas para fins terapêuticos ou profiláticos, sem que tenham passado por processos de industrialização.
   e) Define-se como plantas medicinais, aquelas capazes de prevenir doenças, podendo passar por processos de industrialização para otimizar seus efeitos.

2. A natureza dispõe de uma ampla variabilidade de substâncias orgânicas que são conhecidas na atualidade. O reino vegetal é o responsável pela maior parcela dessa diversidade química registrada na literatura. Assim, qual é a importância do estudo das plantas no desenvolvimento de novos fármacos, desde a antiguidade até a atualidade?

a) A importância das plantas medicinais está relacionada aos seus compostos bioativos que podem ser isolados e sintetizados.

b) Desde a medicina antiga até a atualidade, as plantas medicinais impulsionaram a curiosidade humana, sendo responsáveis, principalmente pela descoberta dos metabólitos secundários.

c) Os papiros de Ebers foram primordiais no estudo das plantas medicinais, tornando-se importantes no desenvolvimento de fármacos.

d) A partir do estudo dos produtos naturais, foi possível, ao ser humano, a descoberta do primeiro fármaco sintetizado da história, o ácido acetil salicílico.

e) O estudo com as plantas medicinais impulsionou a curiosidade humana sobre as propriedades terapêuticas dos seus metabólitos, levando ao posterior desenvolvimento de técnicas de isolamento, síntese e estratégias de modificação estrutural.

3. A descoberta do taxol foi um dos fatos importantes no processo de descoberta de novos fármacos. Entretanto, o taxol, isolado das cascas de T. brevifolia gerou questionamentos quanto à sua comercialização. Em vista disso, quais são os problemas relacionados ao desenvolvimento de novos fármacos, a partir de fontes naturais?

a) Uma das grandes dificuldades é que as fontes naturais podem apresentar moléculas complexas, o que dificulta o processo de hidrólise em uma semi-síntese.

b) Algumas espécies podem apresentar baixo rendimento da substância ativa, o que pode dificultar estudos posteriores de otimização molecular, estrutura-atividade, estudos farmacológicos e toxicológicos.

c) As fontes naturais são um problema, quando o composto bioativo não é passível de absorção pelo organismo, impedindo sua utilização.

d) Quando as moléculas produzem efeitos adversos, não é usual fazer modificações em sua estrutura química para reduzi-los, o que dificulta o estudo dessas substâncias.

e) Algumas moléculas, de origem natural, são descobertas por acaso, o que dificulta o conhecimento de suas atividades terapêuticas e otimização molecular.

4. Os produtos naturais, com potencial terapêutico, podem ser empregados em formulações e formas farmacêuticas, como os fitoterápicos ou, ainda, ser empregados em sua forma pura e isolada, como ativo de medicamentos. No entanto, para que um candidato a fármaco seja comercializado, ele precisa ser aprovado pelas agências regulamentadoras, mas,

para isso, algumas exigências precisam ser cumpridas durante o desenvolvimento dos fármacos. Quais são esses requisitos?

a) O desenvolvimento de novas moléculas com potencial terapêutico depende dos testes pré-clínicos e clínicos.

b) Nenhum fármaco pode ser aprovado para sua comercialização, sem ter passado por todas as etapas de desenvolvimento e estudos clínicos.

c) O desenvolvimento de fármacos exige a identificação e otimização de protótipos, bem como ensaios farmacológicos, de toxicidade e ensaios clínicos.

d) Para ter aprovação junto aos órgãos regulamentadores, os ensaios pré-clínicos podem ser dispensáveis, no entanto, os ensaios clínicos são obrigatórios.

e) É necessário que, no desenvolvimento de novos fármacos, eles tenham origem natural ou semi-sintética.

5. No desenvolvimento de novos fármacos, a avaliação clínica tem como objetivo principal, avaliar a tolerância e determinar a posologia segura em seres humanos, além de determinar a eficácia e efetividade do novo produto. As diretrizes determinam que, esta avaliação, só possa ser executada por meio de apresentação de dados consistentes de eficácia e segurança, obtidos em estudos prévios com animais. Porém, após aprovação pelo órgão regulamentador federal (Anvisa) e a comercialização do fármaco, esses estudos continuam. De que forma isso acontece?

a) Ocorre pelo estudo de fase IV, realizado pela Anvisa, em que ocorre a farmacovigilância para obter informações de efeito, interações e segurança.

b) Pode-se realizar este estudo na fase III e IV, em que, ainda, podem ser descobertos novos efeitos terapêuticos ou tóxicos do medicamento.

c) Ocorre na fase de farmacovigilância, na qual o medicamento possui autorização para venda, mas, ainda, não foi regulamentado.

d) Pode-se obter mais informações sobre o fármaco comercializado por meio de estudos a longo prazo, em grupos numerosos de pessoas.

e) Após a comercialização, a fase de desenvolvimento do fármaco está encerrada, e começa a fase de farmacovigilância, que ocorre depois da aprovação do medicamento pela Anvisa.

Referências

AVERY, M. A.; CHONG, W. K. M.; WHITE, C. J. Stereoselective total synthesis of (+)-artemisinin, the antimalarial constituent of Artemisia annual. *Journal of the American Chemical Society*, v. 114, n. 3, 974-979, 1992.

BARREIRO, E. J.; BOLZANI, V. D. S. Biodiversidade: fonte potencial para a descoberta de fármacos. *Química Nova*, v. 32, n. 3, p. 679-688, 2009.

BARREIRO, E. J.; FRAGA, C. A. M. *Química medicinal*: as bases moleculares da ação dos fármacos. Porto Alegre: Artmed, 2001.

BRASIL. Agência Nacional de Vigilância Sanitária. *Formulário de fitoterápicos da farmacopeia brasileira*. Brasília, DF: ANVISA, 2011.

BRAZ-FILHO, R. Química de produtos naturais: importância, interdisciplinaridade, dificuldades e perspectivas: a peregrinação de Pacatupano. *Química Nova*, v. 17, n. 5, p. 405-445, 1994.

BRICK, V. S.; HOSSNE, W. S.; HOSSNE, R. S. Clinical research on new drugs (Phase I). Profile of scientific publications: data from the pre-clinical phase and bioethical aspects. *Acta Cirúrgica Brasileira*, v. 23, n. 6, p. 531-535, 2008.

DENIS, J-N. et al. Highly efficient, practical approach to natural taxol. *Journal of the American Chemical Society*, v. 110, n. 17, p. 5917-5919, 1988.

DEWICK, P. M. *Medicinal natural products*: a biosynthetic approach. New York: John Wiley & Sons, 1997.

FERREIRA, F. G. et al. Fármacos: do desenvolvimento à retirada do mercado. *Revista Eletrônica de Farmácia*, v. 6, n. 1, p. 14-24, 2009.

GUIDO, R. V. C.; ANDRICOPULO, A. D. Modelagem molecular de fármacos. *Revista Processos Químicos*, v. 2, n. 4, p .24-26, 2008.

GUIDO, R. V.; ANDRICOPULO, A. D.; OLIVA, G. Planejamento de fármacos, biotecnologia e química medicinal: aplicações em doenças infecciosas. *Estudos Avançados*, v. 24, n. 70, p. 81-98, 2010.

GUIMARÃES, M. V.; FREIRE, J. E. da. C.; MENEZES, L. M. B. Utilização de animais em pesquisas: breve revisão da legislação no Brasil. *Revista Bioética*, v. 24, n. 2, p. 217-224, 2016.

HOFFMAN, W. F. et al. 3-Hydroxy-3-methylglutaryl-coenzyme A reductase inhibitors. 4. Side chain ester derivatives of mevinolin. *Journal of Medicinal Chemistry*, v. 29, n. 5, p. 849-852, 1986.

HOSTETTMANN, K.; QUEIROZ, E. F.; VIEIRA, P. C. *Princípios ativos de plantas superiores*. São Carlos: EDUFSCAR, 2003.

KANAZAWA, A. M.; DENIS, J-N.; GREENE, A. E. Highly stereocontrolled and efficient preparation of the protected, esterification-ready docetaxel (taxotere) side chain. *Journal of Organic Chemistry*, v. 59, n. 6, p. 1238-1240, 1994.

LIMA, J. S. et al. Pesquisa clínica: fundamentos, aspectos éticos e perspectivas. *Revista da Sociedade de Cardiologia do Estado do Rio de Janeiro*, v. 16, n. 4, p. 225-233, 2003.

LOMBARDINO, J. G.; LOWE, J. A. 3rd. The role of the medicinal chemist in drug discovery: then and now. *Nature Reviews Drug Discovery*, v. 3, n. 10, p. 853-862, 2004.

MATOS, F. J. A. *Introdução à fitoquímica experimental.* Fortaleza: UFC Edições, 1997.

MONTANARI, C. A.; BOLZANI, V. S. Planejamento racional de fármacos baseado em produtos naturais. *Química Nova*, v. 24, n. 1, p. 105-111, 2001.

MONTEIRO, S. da. C.; BRANDELLI, C. L. C. (Org.). *Farmacobotânica*: aspectos teóricos e aplicação. Porto Alegre: Artmed, 2018.

NEWMAN, D. J.; CRAGG, G. M.; SNADER, K. M. Natural products as sources of new drugs over the period 1981-2002. *Journal of Natural Products*, v. 66, n. 7, p. 1022-1037, 2003.

NICOLAOU, K. C. et al. Total synthesis of taxol. *Nature,* v. 367, p. 630-634, 1994.

NIERO, R. et al. Aspectos químicos e biológicos de plantas medicinais e considerações sobre fitoterápicos. In: BRESOLIN, T. M. B.; CECHINEL FILHO, V. (Ed.). *Ciências farmacêuticas*: contribuições ao desenvolvimento de novos fármacos e medicamentos. Itajaí, SC: Ed. UNIVALI, 2003. p. 10-56.

OBERLIES, N. H.; KROLL, D. J. Camptothecin and taxol: historic achievements in natural products research. *Journal of Natural Products*, v. 67, n. 2, p. 129-135, 2004.

PERES, L. E. P. *Metabolismo secundário.* Piracicaba, SP: Escola Superior de Agricultura Luiz de Queiroz, 2004.

PIMENTEL, L. C. F. et al. O inacreditável emprego de produtos naturais químicos perigosos no passado. *Química Nova,* v. 29, n. 5, p. 1138-1149, 2006.

PINTO, A. C. O Brasil dos viajantes e dos exploradores e a química de produtos naturais brasileira. *Química Nova*, v. 18, n. 6, p. 608-615, 1995.

ROBERT, A.; MEUNIER, B. Is alkylation the main mechanism of action of the antimalarial drug artemisinin? *Chemical Society Reviews*, v. 27, n. 4, p. 273-274, 1998.

SEVALHO, G. Farmacovigilância: bases históricas, conceituais e operacionais. In: GOMES, M. J. V. M.; REIS, A. M. M. (Org.). *Ciências farmacêuticas*: uma abordagem em farmácia hospitalar. São Paulo: Atheneu, 2001. p. 109.

SIEGEL, M. G.; VIETH, M. Drugs in other drugs: a new look at drugs as fragments. *Drug Discovery Today*, v. 12, n. 1-2, p. 71-79, 2007.

SIMÕES, C. M. O. et al. *Farmacognosia*: do produto natural ao medicamento. Porto Alegre: Artmed, 2017

SMITH, D. G. G.; ARONSON, J. K. *Tratado de farmacologia clínica e farmacoterapia.* 3. ed. Rio de Janeiro: Nova Guanabara, 2004.

VIEGAS JR., C.; BOLZANI, V. D. S.; BARREIRO, E. J. Os produtos naturais e a química medicinal moderna. *Química Nova*, v. 29, n. 2, p. 326-337, 2006.

WALL, M. E; WANI, M. C. Camptothecin and taxol: from discovery to clinic. *Journal for Ethnopharmacology*, v. 51, p. 239-254, 1996.

WALL, M. E. et al. Plant Antitumor Agents. I. The Isolation and Structure of Camptothecin, a Novel Alkaloidal Leukemia and Tumor Inhibitor from Camptotheca acuminate. *Journal of the American Chemical Society*, v. 88, n. 16, p. 3888-3890, 1966.

WEISSMANN, G. Aspirin. *Scientific American*, p. 58-64, jan. 1991.

YUNES, R. A.; CECHINEL FILHO, V. Breve análise histórica da química de plantas medicinais: Sua importância na atual concepção de fármaco segundo os paradigmas ocidental e oriental. In: YUNES, R. A.; CALIXTO, J. B. (Org.). *Plantas medicinais sob à ótica da química medicinal moderna*. Chapecó, SC: Argos, 2001. p. 18-44.

Leituras recomendadas

ALBERTS, A. W. et al. Mevinolin: a highly potent competitive inhibitor of hydroxymethylglutaryl-coenzyme A reductase and a cholesterol-lowering agent. *Proceedings of the National Academy of Sciences*, v. 77, n. 7, p. 3957-3961, 1980.

BARREIRO, E. J. Produtos naturais bioativos de origem vegetal e o desenvolvimento de fármacos. *Química Nova*, v. 13, n. 1, p. 29-39, 1990.

PICCIRILLO, E.; AMARAL, A. T. D. Virtual screening of bioactive compounds: concepts and aplications. *Química Nova*, v. 41, n. 6, p. 662-677, 2018.